सर्व सुलभ जड़ी-बूटियों द्वारा रोगों का इलाज

भारतीय जन-जीवन में सर्वाधिक विश्वसनीय औषधियों द्वारा चिकित्सा तथा स्वास्थ्यवर्द्धन के लिए आसान और उपयोगी पुस्तक

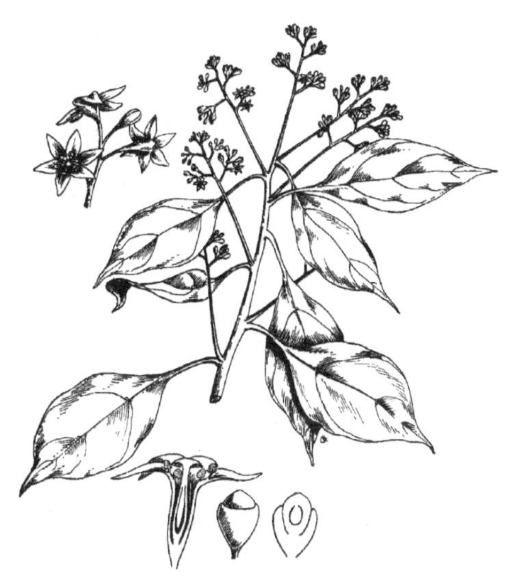

बहुता तत्र योग्यत्वमनेक विधकल्पना।
संपच्चेति चतुष्कोऽयं द्रव्याणां गुण उच्येत॥

-चरक संहितासूत्र

अधिक मात्रा में उपलब्धता, रोग को नष्ट करने की सामर्थ्य रखना, अनेक रूपों में गुणकारी होना और रस, गुण, वीर्य, विपाक आदि गुणों से युक्त होना-ये चारों उत्तम औषधि के गुण माने गए हैं।

चिकित्सा एवं स्वास्थ्य की सर्वश्रेष्ठ पुस्तकें

सर्व सुलभ जड़ी-बूटियों द्वारा रोगों का इलाज

डॉ. प्रकाशचंद्र गंगराड़े

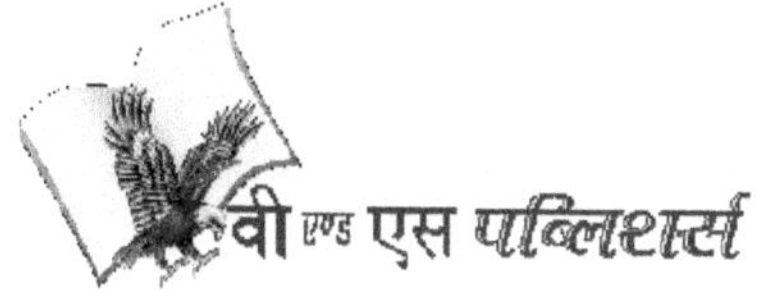

प्रकाशक

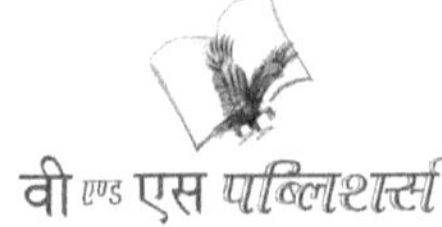

वी एण्ड एस पब्लिशर्स

F-2/16, अंसारी रोड, दरियागंज, नई दिल्ली-110002
23240026, 23240027 • फैक्स: 011-23240028
E-mail: info@vspublishers.com • *Website:* www.vspublishers.com

क्षेत्रीय कार्यालय : हैदराबाद
5-1-707/1, ब्रिज भवन (सेन्ट्रल बैंक ऑफ इण्डिया लेन के पास)
बैंक स्ट्रीट, कोटी, हैदराबाद-500 095
040-24737290
E-mail: vspublishershyd@gmail.com

शाखा : मुम्बई
जयवंत इंडस्ट्रिअल इस्टेट, 2nd फ्लोर - 222,
तारदेव रोड अपोजिट सोबो सेन्ट्रल मॉल, मुम्बई - 400 034
022-23510736
E-mail: vspublishersmum@gmail.com

फ़ॉलो करें: 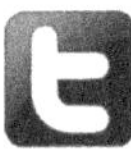 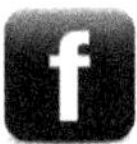 

हमारी सभी पुस्तकें **www.vspublishers.com** पर उपलब्ध हैं

ISBN 978-93-814484-5-8

संस्करण: 2015

मुद्रक: परम ऑफसेटर्स, ओखला, नई दिल्ली-110020

अपनी बात

एक बार ब्रह्मा जी ने जीवक ऋषि को आदेश दिया कि पृथ्वी पर जो भी पौधा, वृक्ष, वनस्पति व्यर्थ दिखे, उसका पत्ता तोड़ लाओ। ग्यारह वर्षों तक पूरी पृथ्वी पर भटकते हुए उन्होंने पाया कि कोई भी वनस्पति ऐसी नहीं है, जो किसी-न-किसी रोग को दूर करने में सहायक न हो। इस दृष्टांत से पेड़-पौधों के औषधीय गुणों का ज्ञान होता है।

इसमें कोई संदेह नहीं कि ब्रह्मा ने सृष्टि की उत्पत्ति के साथ ही रोग रूपी शत्रुओं से शरीर की सुरक्षा के लिए विशेष औषधीय गुणों से युक्त वनस्पतियों को भी इस जगत में पैदा किया, जिनका उपयोग हम जड़ी-बूटियों के रूप में करते हैं। इनमें औषध तत्व होने से रोगों को दूर करने की अपूर्व क्षमता होती है। अपने प्राकृतिक गुणों के कारण ये हमारे शरीर के अंदर आसानी से पच जाती हैं और शीघ्र ही शोषित भी कर ली जाती हैं, लेकिन ये जड़ी-बूटियां हमारे लिए अमृत तुल्य तभी हो सकती हैं, जब उनके उचित प्रयोग का समुचित ज्ञान हो। इसके अभाव में रोगों की चिकित्सा में सफलता पाना संभव नहीं है।

आपको यह जानकर आश्चर्य होगा कि जड़ी-बूटियों के बल पर व्यक्ति का कायाकल्प हो सकता है, नष्ट हुआ स्वास्थ्य और यौवन पुन: लौटाया जा सकता है, निरोग रहकर आयु को बढ़ाया जा सकता है। यहां तक कि कठिन-से-कठिन रोगों का भी उपचार किया जा सकता है। प्राचीनकाल से हमारे ऋषि-मुनियों, वैद्यों द्वारा अपनाई जाने वाली जड़ी-बूटियों को आज खूब अपनाया जाने लगा है, जो छोटी-मोटी बीमारियों को चन्द दिनों में ही पूरी तरह ठीक कर देती हैं।

आज की बढ़ती हुई महंगाई के कारण जहां आम आदमी का जीवन यापन मुश्किल हो रहा है, ऐसी परिस्थितियों में यदि घर का कोई सदस्य बीमार पड़ जाए, तो गरीबी में आटा गीला वाली कहावत चरितार्थ हो जाती है।

डॉक्टर की फीस, रोग निदान हेतु विभिन्न जांचें और महंगी एलोपैथिक दवाओं का व्यय निश्चय ही अब असह्य हो गया है। इसके बावजूद यदि रोगी को इन दवाओं के दुष्प्रभावों (साइड इफेक्ट्स), प्रतिक्रिया (रिएक्शन), बाद के दुष्परिणामों (आफ्टर इफेक्ट्स) रूपी नुकसानों को भी अलग भुगतना पड़े, तो कम पीड़ा नहीं होती। कभी-कभी तो ऐसा लगने लगता है कि मर्ज बढ़ता गया, ज्यों-ज्यों दवा की। अतः आज आवश्यकता इस बात की है कि हम प्रकृति से जुड़ें और उससे प्राप्त जड़ी-बूटियों से अपने रोगों को दूर करने में रुचि लें।

छोटी-छोटी बीमारियों के लिए डॉक्टरों के चक्कर लगाने की बजाए घेरलू जड़ी-बूटियों से आप स्वयं ही इलाज कर सकते हैं और वह भी कम-से-कम खर्च में तथा बिना किसी दुष्प्रभाव के। हां, इतना अवश्य ध्यान रखा जाना चाहिए कि जड़ी-बूटी विश्वसनीय और प्रतिष्ठित दुकान से ही खरीदें। खरीदते समय उसकी पहचान का विशेष ध्यान रखें। विकार युक्त हो या खराब हालत में मिले, तो न खरीदें। जहां तक हो सके, इन्हें पहचान कर ताजा ही प्राप्त करने की कोशिश करें। इन बातों का ध्यान रखेंगे, तो आपको जड़ी-बूटी से इच्छित लाभ अवश्य मिलेगा, इसमें संदेह नहीं।

इस पुस्तक में ऐसी ही 101 जड़ी-बूटियों का चयन किया गया है, जो आसानी से उपलब्ध हो सकें, जिनकी पहचान करना कठिन न हो और उनके प्रयोग में किसी प्रकार का कोई विशेष झंझट न हो। अतः सरलतम नुसखों का चयन किया गया है। पाठक इन जड़ी-बूटियों के गुणों को जानकर आम जीवन की सामान्य बीमारियों के उपचार में ही लाभ उठा पाएंगे, तो मैं अपना यह प्रयास सफल समझूंगा।

अंत में इस पुस्तक को लिखने के लिए मैंने जिन अनेक ग्रंथों से संदर्भ सामग्री उद्धृत की है, उन सभी के रचयिताओं और प्रकाशकों के प्रति मैं अपना आभार प्रकट करता हूं।

भोपाल [म. प्र.]

- डॉ. प्रकाशचंद्र गंगराड़े

क्रम

1. अदरक

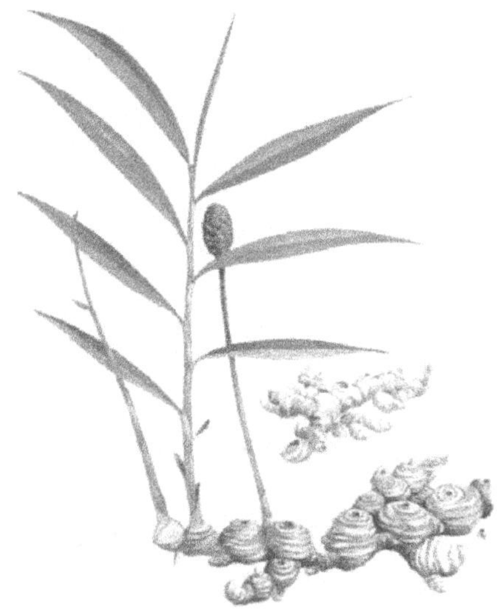

सामान्य परिचय

भोजन को स्वादिष्ठ व सुपाच्य बनाने के लिए अदरक का उपयोग आमतौर पर हर घर में किया जाता है। वैसे तो यह सभी प्रदेशों में पैदा होता है, लेकिन अधिकांश उत्पादन केरल राज्य में किया जाता है। यह सूखी और गीली दोनों अवस्थाओं में मिलता है। शुष्क अवस्था में इसे सोंठ या शुंठी तथा गीली (आर्द्र) अवस्था में आद्रक या अदरक के नाम से जाना जाता है। गीली मिट्टी में दबाकर रखने से यह अगले काफी समय तक ताजा बना रहता है। इसका कंद हलका पीलापन लिए, बहुखंडी और सुगंधित होता है।

विभिन्न भाषाओं में नाम

संस्कृत आद्रक। हिंदी अदरक। मराठी आले। गुजराती आदु। बंगाली आदा। अंग्रेजी जिंजर रूट (Ginger Root) लैटिन जिंजिबर आफिशिनेल (Zingiber Officinale)।

गुण

अदरक में अनेक औषधीय गुण होने के कारण आयुर्वेद में इसे महा औषध माना गया है। यह गरम, तीक्ष्ण, भारी, मलभेदक, पाक में मधुर, भूख बढ़ाने वाला, पाचक, चरपरा, रुचिकारक, त्रिदोषमुक्त यानी वात, पित्त और कफ नाशक होता है।

वैज्ञानिक मतानुसार अदरक की रासायनिक संरचना में 80 प्रतिशत भाग जल होता है, जबकि सोंठ में इसकी मात्रा लगभग 10 प्रतिशत होती है। इसके अलावा स्टार्च 53 प्रतिशत, प्रोटीन 12.4 प्रतिशत, रेशा (फाइबर) 7.2 प्रतिशत, राख 6.6 प्रतिशत, तात्त्विक तेल (इसेन्शियल ऑइल) 1.8 प्रतिशत तथा औथियोरेजिन मुख्य रूप से पाए जाते हैं।

सोंठ में प्रोटीन्स, नाइट्रोजन, अमीनो एसिड्स, स्टार्च, ग्लूकोज, सुक्रोस, फ्रूक्टोस, सुगंधित तेल, ओलियोरेसिन, जिंजीबरीन, रैफीनीस, कैल्शियम, विटामिन बी और सी, प्रोटिथीलिट एन्जाइम्स और लोहा भी मिलते हैं। प्रोटिथीलिट एन्जाइम के कारण ही सोंठ कफ़ हटाने व पाचन संस्थान में विशेष गुणकारी सिद्ध हुई है।

हानिकारक प्रभाव

अदरक की तासीर गर्म होने के कारण जिन्हें ग्रीष्म ऋतु में गर्म प्रकृति का भोजन न पचता हो, कुष्ठ, पीलिया, रक्तपित्त, व्रण, ज्वर, शरीर से रक्तस्राव की स्थिति, मूत्रकृच्छ्, दाह जैसी बीमारियों में इसका सेवन नहीं करना चाहिए।

मात्रा

अदरक 5 से 10 ग्राम, सोंठ का चूर्ण 1 से 3 ग्राम, स्वरस 5 से 10 मिलीलीटर, अर्क और शरबत 10 से 30 मिलीलीटर।

विभिन्न रोगों में प्रयोग

वमन (उलटी) : अदरक और प्याज का रस एक-एक चम्मच की मात्रा में मिलाकर पिलाएं।

हिचकी : सभी प्रकार की हिचकियों में अदरक की साफ की हुई छोटी डली चूसनी चाहिए। एक कप दूध को उबालकर उसमें आधा चम्मच सोंठ का चूर्ण डाल दें और ठंडा करके पिलाएं।

पेट दर्द : अदरक और लहसुन को बराबर की मात्रा में पीसकर एक चम्मच की मात्रा में पानी से सेवन कराएं।

पिसी हुई सोंठ, सेंधानमक और हींग बराबर की मात्रा में मिलाकर आधा चम्मच की मात्रा में गर्म पानी के साथ खिलाएं।

मुंह की दुर्गंध : एक गिलास गर्म पानी में दो चम्मच अदरक का रस मिलाकर दिन में 2-3 बार कुल्ले कराएं।

जोड़ों के दर्द : अदरक का रस गुनगुना गर्म करके इससे मालिश करें।

दांत दर्द : महीन पिसा हुआ सेंधानमक अदरक के रस में मिलाकर दर्दवाले दांत पर लगाएं।

भूख की कमी, अरुचि : अदरक के छोटे-छोटे टुकड़ों को नीबू के रस में भिगोकर इसमें सेंधानमक मिला लें, इसे भोजन करने से पहले नियमित रूप से खिलाएं।

खांसी : आधा चम्मच अदरक का रस एक चम्मच शहद में मिलाकर दिन में 3-4 बार पिलाएं।

सर्दी-जुकाम : पानी में गुड़, अदरक, नीबू का रस, अजवाइन, हलदी को बराबर की मात्रा में डालकर उबालें और फिर इसे छानकर पिलाएं।

स्वरभंग : अदरक, लौंग, हींग और नमक को मिलाकर पीस लें और इसकी छोटी-छोटी गोलियां तैयार करें। दिन में 3-4 बार एक-एक गोली चूसें।

कान दर्द : कपड़े से छना अदरक का रस गुनगुना गर्म करके 3-4 बूंद कान में टपकाएं।

लकवा : घी में उड़द की दाल भूनकर, इसकी आधी मात्रा में गुड़ और सोंठ इसमें मिलाकर पीस लें। इसे दो चम्मच की मात्रा में 3 बार खिलाएं।

पेट और सीने की जलन : एक गिलास गन्ने के रस में दो चम्मच अदरक का रस और एक चम्मच पुदीने का रस मिलाकर पिलाएं।

वात, कमर का दर्द : अदरक का रस नारियल के तेल में मिलाकर मालिश करें और सोंठ को देशी घी में मिलाकर खिलाएं।

बुखार : एक चम्मच शहद के साथ इतनी ही मात्रा में अदरक का रस मिलाकर दिन में 3-4 बार पिलाएं।

2. अजवायन

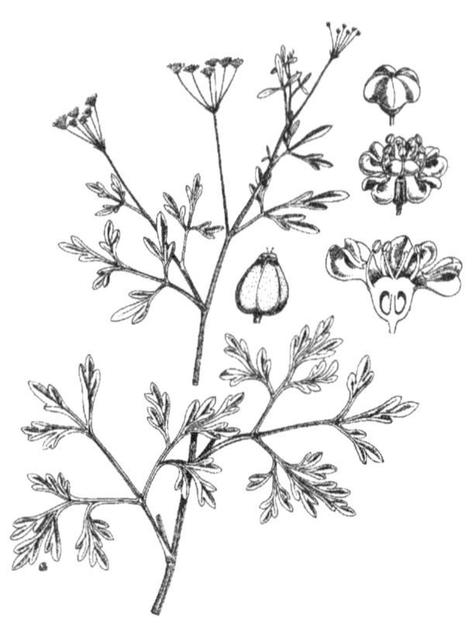

सामान्य परिचय

इसका पौधा वैसे तो सारे भारतवर्ष में लगाया जाता है, लेकिन बंगाल, दक्षिणी प्रदेश और पंजाब में अधिकता से पैदा होता है। इसके पौधे 2-3 फुट ऊंचे और पत्ते छोटे आकार में कुछ कंटीले होते हैं। डालियों पर सफेद पुष्प गुच्छे के रूप में लगते हैं, जो पक कर एवं सूख जाने पर अजवायन के दानों में परिवर्तित हो जाते हैं। ये दानें ही हमारे घरों में मसाले के रूप में और औषधियों में उपयोग किए जाते हैं।

विभिन्न भाषाओं में नाम

संस्कृत यवानी, यवानिका। हिंदी अजवायन, अजवाइन। मराठी ओवा। गुजराती अजमो, जवाइन। बंगाली यमानी। अंग्रेजी बिशप्स वीडसीड (Bishop's Weed Seed)। लैटिन केरम कोपटिकम (Carum Copticum) टाइकोटिस अजोवान (Ptychotis Ajowan)।

गुण

अजवायन की प्रशंसा में आयुर्वेद में कहा गया है 'एका यमानी शतमन्न पाचिका' अर्थात् इसमें सौ प्रकार के अन्न पचाने की ताकत होती है।

आयुर्वेदिक मतानुसार अजवायन पाचक, चरपरी, रुचिकारक, गरम, तीक्ष्ण, दीपन, कड़वी, शुक्रदोष निवारक, वीर्यजनक, पित्तजनक, हृदय के लिए हितकारी, कफ को हरने वाली, गर्भाशय को उत्तेजना देने वाली, ज्वर नाशक, शोथनाशक, मूत्रकारक, कृमिनाशक, वमन, शूल, उदर रोग, आमवात, बादी, बवासीर, प्लीहा के रोगों का नाश करने वाली, ऊष्णवीर्य औषधि है।

यूनानी मतानुसार अजवायन आमाशय, यकृत, वृक्क को ऊष्णता और शक्ति देने वाली, आर्द्रता शोषक, वातनाशक, कामोद्दीपक, कब्ज़ दूर करने वाली, पसीना, मूत्र, दुग्ध, आर्त्तव निकालने वाली, तीसरे दर्जे की गर्म और रुक्ष होती है।

वैज्ञानिक मतानुसार अजवायन की रासायनिक संरचना में आर्द्रता 7.4 कार्बोहाइड्रेट 24.6, वसा 21.8, प्रोटीन 17.1, खनिज 7.9 प्रतिशत, कैल्शियम, फास्फोरस, लौह, पोटेशियम, सोडियम, रिबोफ्लेविन, थायमिन, निकोटिनिक एसिड अल्प मात्रा में, आंशिक रूप से आयोडिन, शर्करा, सेपोनिन, टेनिन, केरोटिन और स्थिर तेल 14.8 प्रतिशत पाया जाता है। इसमें मिलने वाला सुगंधित तेल 2 से 4 प्रतिशत होता है, जिसमें 35 से 60 प्रतिशत मुख्य घटक थाइमोल (Thymol) पाया जाता है। मानक रूप से अजवायन के तेल में थाइमोल 40% होना चाहिए।

मात्रा

2 से 5 ग्राम, तेल 1 से 3 बूंद।

विभिन्न रोगों में प्रयोग

पेट में कृमि : एक चौथाई चम्मच नमकीन अजवायन बच्चों को दिन में 3 बार नियमित रूप से खिलाते रहने से कुछ ही दिनों में सारे कृमि मर जाएंगे। 4-5 बूंद अजवायन का तेल सोते समय देने से लाभ होता है।

गठिया : जोड़ों के दर्द में पीड़ित स्थानों पर अजवायन के तेल की मालिश करने से राहत मिलेगी।

शीत पित्त : आधा चम्मच अजवायन और एक चम्मच गुड़ मिलाकर सेवन करें।

मिट्टी या कोयला खाने की आदत : एक चम्मच अजवायन का चूर्ण रात में सोते समय नियमित रूप से तीन हफ्ते तक खिलाएं। इससे मिट्टी खाने की आदत छूट जाती है।

पेट दर्द : एक ग्राम काला नमक और दो ग्राम अजवायन गर्म पानी के साथ सेवन कराएं।

स्त्री रोगों में : प्रसूता को एक चम्मच अजवायन और दो चम्मच गुड़ मिलाकर दिन में 3 बार खिलाने से कमर का दर्द दूर होकर गर्भाशय की शुद्धि होती है। साथ ही भूख लगती एवं बल में वृद्धि होती है। मासिक धर्म की अनेक तकलीफें इसी प्रयोग से दूर हो जाती हैं।

खांसी : एक चम्मच अजवायन को अच्छी तरह चबाकर गर्म पानी सेवन करें। रात में लगने वाली खांसी को दूर करने के लिए पान के पत्ते में आधा चम्मच अजवायन लपेटकर चबाएं और चूस-चूसकर उसका रस निगल जाएं।

बिस्तर में पेशाब करना : सोने से पूर्व एक ग्राम अजवायन का चूर्ण कुछ दिनों तक नियमित खिलाएं।

बहुमूत्र : समान मात्रा में अजवायन और गुड़ मिलाकर 5-5 ग्राम की गोलियां बना लें। दिन में 3-4 बार सेवन कराएं।

गैस : काला नमक और अजवायन समान मात्रा में पीसकर एक चम्मच की मात्रा में एक कप छाछ के साथ दिन में दो बार भोजन के बाद पिलाएं।

मुंहासे : 2 चम्मच अजवायन को 4 चम्मच दही में पीसकर रात में सोते समय पूरे चेहरे पर मलकर लगाएं और सुबह गर्म पानी से साफ कर लें।

दांत दर्द : पीड़ित दांत पर अजवायन का तेल लगाएं। एक घंटे बाद गर्म पानी में एक-एक चम्मच पिसी अजवायन और नमक मिलाकर कुल्ला करें।

जुकाम : अजवायन को पीसकर एक पोटली बना लें, उसे दिन में कई बार सूंघें, इससे बंद नाक खुल जाएगी।

अपच, मंदाग्नि में : भोजन के बाद नियमित रूप से एक चम्मच सिंकी हुई व सेंधानमक लगी अजवायन चबाएं।

जूं, लीख : एक चम्मच फिटकिरी और दो चम्मच अजवायन को पीसकर एक कप छाछ में मिलाकर बालों की जड़ों में सोते समय लगाएं और सुबह धो लें।

त्वचा रोग : फुंसियों, दाद, खाज-खुजली पर गर्म पानी में पिसी हुई अजवायन का लेप दिन में तीन बार लगाएं।

3. अनार

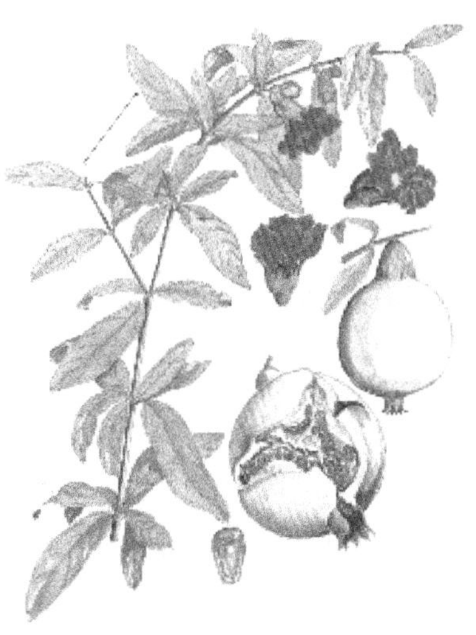

सामान्य परिचय

हमारे देश में इसका पेड़ सभी जगह उगाया जाता है। कन्धार, काबुल और भारत के उत्तरी भाग में पैदा होने वाले अनार बहुत रसीले और अच्छी किस्म के होते हैं। इसका कई शाखाओं से युक्त पेड़ 20 फीट तक ऊंचा होता है। इसकी छाल चिकनी, पतली, पीली या गहरे भूरे रंग की होती है। पत्ते कुछ लंबे व कम चौड़े होते हैं। इसके फूल नारंगी व लाल वर्ण, कभी-कभी पीले 5-7 पंखुड़ियों युक्त एकल या 3-4 के गुच्छों में होते हैं। फल गोलाकार, लगभग दो इंच व्यास का होता है। इसका आवरण लाल या पीलापन लिए हुए काफी कड़ा और मजबूत होता है। फल का छिलका हटाने के बाद सफेद, लाल या गुलाबी आभा वाले रसीले दाने होते हैं। रस की दृष्टि से यह फल मीठा, खट्टा-मीठा और खट्टा तीन प्रकार का होता है।

विभिन्न भाषाओं में नाम

संस्कृत दाड़िम। हिंदी अनार। मराठी डालिंब। गुजराती दाड़म। बंगाली दालिम। अंग्रेजी पोमेग्रेनेट (Pomegranate)। लैटिन प्युनिका ग्रेनेटम (Punica Granatum)।

गुण

रोगियों के लिए शक्तिदायक और रोग प्रतिरोधक सिद्ध होने के कारण यह फल 'एक अनार और सौ बीमार' वाली कहावत को चरितार्थ करता है। यों तो अनार

एक स्वादिष्ठ, पौष्टिक आहार है, लेकिन इसका उपयोग फल के रूप में कम व औषधि के रूप में अधिक किया जाता है। इसके पत्ते, जड़, छाल, फूल, बीज, फल के छिलके सभी उपयोगी होते हैं।

आयुर्वेद शास्त्र के मतानुसार मीठा अनार वात, पित्त और कफ़ तीनों का नाश करता है। यह शीतल, तृप्तिकारक, वीर्यवर्धक, स्निग्ध, पौष्टिक, हलका, संकोचक, कृमिनाशक होने के साथ-साथ प्यास, जलन, ज्वर, हृदय रोग, कंठ रोग, मुख की दुर्गंध को भी दूर करता है। जबकि खट्टा-मीठा अनार पित्त, जठराग्निवर्द्धक, रुचिकारी, हलका व थोड़ा पित्तकारक होता है। खट्टा अनार खट्टे स्वाद का, वात, कफ़ को नाश करने वाला, पित्त को उत्पन्न करने वाला होता है।

यूनानी चिकित्सकों के मतानुसार मीठा अनार पहले दर्जे का शीतल, स्निग्ध, हृदय और यकृत के लिए बलदायक, दाह शांत करने वाला, गले और छाती में मृदुता लाने वाला फल है। पत्तों की अपेक्षा गूदा, गूदे की अपेक्षा छाल, फूल की अपेक्षा कली और जड़ की छाल में अधिक औषधीय गुण होते हैं।

वैज्ञानिकों के मतानुसार रासायनिक संगठन ज्ञात करने पर अनारदाना में आर्द्रता 78, कार्बोहाइड्रेट 14.5, प्रोटीन 1.6, वसा 0.1 प्रतिशत होती है। इसके अलावा फास्फोरस, कैल्शियम, सोडियम, मैगनेशियम, पोटेशियम, आक्जलिक अम्ल, तांबा, लोहा, गंधक, टेनिन, शर्करा, विटामिन्स होते हैं। फल की छाल में 25 प्रतिशत, तने के गूदे में 25 प्रतिशत तक, पत्तियों में 11 प्रतिशत और जड़ की छाल में 28 प्रतिशत टैनिन होता है।

हानिकारक प्रभाव

यह फल शीत प्रकृति वालों के लिए नुकसानदेह है।

मात्रा

फल का रस 20 से 25 मिलीलीटर, बीजों का चूर्ण 6 से 9 ग्राम, छाल का चूर्ण 3 से 5 ग्राम, पुष्प कलिका 4 से 5 ग्राम।

उपलब्ध आयुर्वेदिक योग

अनारदाना चूर्ण स्वादिष्ठ, भोजन पचाने वाला और भूख बढ़ाने वाला होता है। दाड़िमाष्टक चूर्ण मंदाग्नि, वायुगोला, अपच, अतिसार, गले के रोग, कमजोरी और खांसी में लाभप्रद है।

विभिन्न रोगों में प्रयोग

नाक से खून (नकसीर) : अनार का रस नथुनों में डालें।

मूत्र की अधिकता : एक चम्मच अनार के छिलकों का चूर्ण एक कप पानी के साथ दिन में 3 बार सेवन करें।

चेहरे का सौंदर्य : गुलाब जल में अनार के छिलकों का बारीक चूर्ण का अच्छी तरह बनाए लेप को सोते समय नियमित रूप से लगाकर सुबह चेहरा धो लें। इससे दाग के निशान, झांइयों के धब्बे दूर हो जाएंगे।

पेट दर्द : नमक और काली मिर्च का पाउडर अनार के दानों में मिलाकर सेवन करें।

शरीर की गर्मी : अनार का रस पानी में मिलाकर पीने से गर्मी के दिनों में बढ़ी शरीर की गर्मी दूर होती है।

अजीर्ण : 3 चम्मच अनार के रस में एक चम्मच जीरा और इतना ही गुड़ मिलाकर भोजन के बाद सेवन कराएं।

दांत से खून आना : अनार के फूल छाया में सुखाकर बारीक पीस लें। इसे मंजन की तरह दिन में 2-3 बार मलें। खून आना बंद होकर दांत मजबूत हो जाएंगे।

खांसी : अनार के छिलकों पर सेंधानमक लगाकर चूसें।

अरुचि : अनार दानों पर सेंधानमक, काली मिर्च, जीरा, हींग अल्प मात्रा में डालकर मिला लें, फिर चबाकर सेवन करें।

कृमि रोग : अनार के सूखे छिलकों का चूर्ण एक चम्मच की मात्रा में दिन में 3 बार नियमित रूप से कुछ दिन सेवन करें। यही प्रयोग **खूनी दस्त, खूनी बवासीर, स्वप्नदोष, अत्यधिक मासिकस्राव** में भी लाभप्रद है।

वमन : अनार के बीज पीसकर उसमें थोड़ी-सी काली मिर्च और नमक मिलाकर खाने से पित्त की वमन और घबराहट में आराम मिलता है।

4. अमरूद

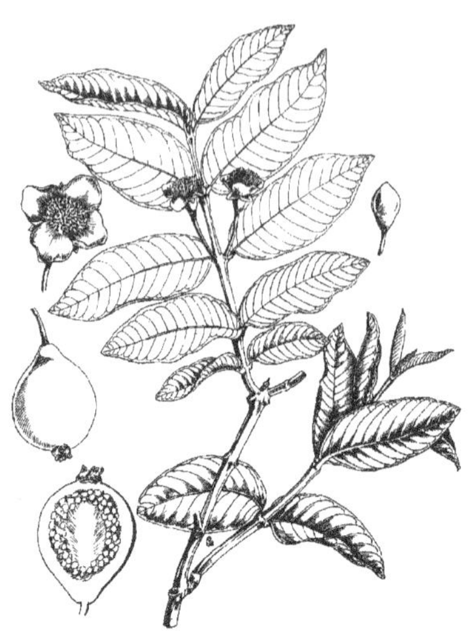

सामान्य परिचय

इसका पेड़ प्रायः भारत के सभी राज्यों में उगाया जाता है। उत्तर प्रदेश का इलाहाबादी अमरूद विश्व विख्यात है। यह विशेष रूप से स्वादिष्ठ होता है। इसके पेड़ की ऊंचाई 10 से 20 फीट होती है। टहनियां पतली-पतली और कमजोर होती हैं। तने का पृष्ठ चिकना, भूरे रंग का, पतली सफेद छाल से आच्छादित रहता है। छाल के नीचे की लकड़ी चिकनी होती है। पत्ते हलके हरे रंग के, स्पर्श में खुरदरे, 3 से 4 इंच लंबे, आयताकार, सुगंधयुक्त, डंठल छोटे होते हैं।

अमरूद लाल और पीताभ सफेद रंग लिए हुए होते हैं। बीज वाले और बिना बीज वाले तथा अत्यंत मीठे और खट्टे-मीठे प्रकार के अमरूद आमतौर पर देखने को मिलते हैं। सफेद की अपेक्षा लाल रंग के अमरूद गुणकारी होते हैं। सफेद गूदे वाले अमरूद अधिक मीठे होते हैं। फल का भार आमतौर पर 30 से 450 ग्राम तक होता है।

विभिन्न भाषाओं में नाम

संस्कृत पेरूक, अमरूफल। हिंदी अमरूद, बिही। मराठी पेरू, जाम। गुजराती जामफल। बंगाली पियारा। अंग्रेजी कामन गुआवा (Common Guava)। लैटिन सिडियम गुआजावा (Psidium Guajava)।

गुण

आयुर्वेदिक मतानुसार अमरूद एक कसैला, स्वादिष्ठ, भारी, शीतल, कफ़कारक, अम्लीय, वात-पित्त शामक, शुक्रजनक, तीक्ष्ण, तृष्णा, कृमि, मूर्च्छा, भ्रम, उन्माद, शोथ, विषम ज्वर नाशक फल है। पेट साफ कर कब्ज़ियत दूर करने में सर्वोत्तम है। भोजन के पश्चात् खाने से पाचन क्रिया सुधारता है और भोजन के पूर्व खाने से अतिसार में लाभकारी है। शीतकाल के फल अधिक बलकारी और तृप्तिदायक होते हैं।

यूनानी मतानुसार अमरूद में पहले दर्जे की ठंडी और दूसरे दर्जे की ऊष्ण प्रकृति होती है। यह रक्तदोष जन्य शरीर के चकत्ते, दूषित व्रण व मसूढ़ों की सूजन को दूर करने में सर्वोत्तम है।

वैज्ञानिक मतानुसार अमरूद की रासायनिक बनावट में पानी 89.9, कार्बोहाइड्रेट 14.9, प्रोटीन 1.5, वसा 1.2, खनिज-लवण 1.8 प्रतिशत पाए जाते हैं। इसके अलावा पर्याप्त विटामिन 'सी', कैल्शियम, फास्फोरस व आयरन भी पाया जाता है। अमरूद के पत्तों में राल, वसा, काष्टोज, टेनिन, उड़नशील तेल और खनिज लवण होते हैं।

हानिकारक प्रभाव

शीत प्रकृति वालों को और जिनका आमाशय कमजोर हो, उनके लिए अमरूद हानिकारक होता है। वर्षा ऋतु में उत्पन्न अमरूद के अंदर सूक्ष्म धागे जैसे सफेद कृमि पैदा होने से खाने वाले व्यक्ति को पेट दर्द, अफ़ारा, हैजा जैसे विकार हो सकते हैं। इसके बीज सख्त होने के कारण आसानी से नहीं पचते और यदि ये एपेन्डिक्स में चले जाएं, तो एपेन्डिसाइटिस रोग पैदा कर सकते हैं। अतः इनके बीजों के सेवन से बचना चाहिए।

विभिन्न रोगों में प्रयोग

शक्ति और वीर्य वृद्धि : अच्छी तरह पके नरम, मीठे अमरूदों को मसलकर दूध में फेंट लें और फिर छानकर इनके बीज निकाल लें। आवश्यकतानुसार शक्कर मिलाकर प्रातः नियमित रूप से 21 दिन सेवन करें।

पेट दर्द : नमक के साथ पके अमरूद खाने से आराम मिलता है।

कब्ज़ : नाश्ते में अमरूद का सेवन करें। सख्त कब्ज़ में सुबह-शाम अमरूद खाएं। अमरूद को काली मिर्च, काला नमक, अदरक के साथ खाने से अजीर्ण, गैस, अफ़ारा की तकलीफ दूर होकर भूख बढ़ जाएगी।

बवासीर (पाइल्स) : सुबह खाली पेट 200-300 ग्राम अमरूद नियमित रूप से सेवन करें।

सूखी खांसी : गर्म रेत में अमरूद को भूनकर खाने से सूखी, कफ़ युक्त और कुकर खांसी में आराम मिलता है। यह प्रयोग दिन में तीन बार करें।

दांत दर्द : अमरूद के पत्तों को दांतों से चबाने से आराम मिलेगा।

सिर दर्द : आधे सिर के दर्द में कच्चे अमरूद को सुबह पीसकर लेप बनाएं और उसे मस्तक पर लगाएं।

जुकाम : रुके हुए जुकाम को दूर करने के लिए बीज निकला हुआ अमरूद खाएं और ऊपर से नाक बंद कर एक गिलास पानी पी लें। जब दो-तीन दिन के प्रयोग से स्राव बढ़ जाए, तो उसे रोकने के लिए 50-100 ग्राम गुड़ खा लें। बाद में पानी न पिएं।

मुंह के छाले : अमरूद के पत्ते पर कत्था लगाकर पान की तरह इसे दिन में 3-4 बार चबाएं और यह प्रयोग 2-3 दिन करें।

मलेरिया : इसके ज्वर में अमरूद का सेवन लाभप्रद है। नियमित सेवन से तिजारा और चौथिया ज्वर में भी आराम मिलता है।

भांग का नशा : अमरूद के पत्तों का रस या केवल पके अमरूद खिलाने से भांग का नशा दूर हो जाता है।

पागलपन, उन्माद : सुबह खाली पेट पके अमरूद चबा-चबाकर खाने से मानसिक चिंताओं का भार कम होकर धीरे-धीरे पागलपन के लक्षण दूर हो जाते हैं और शरीर की गर्मी निकल जाती है।

5. असगन्ध/अश्वगन्धा

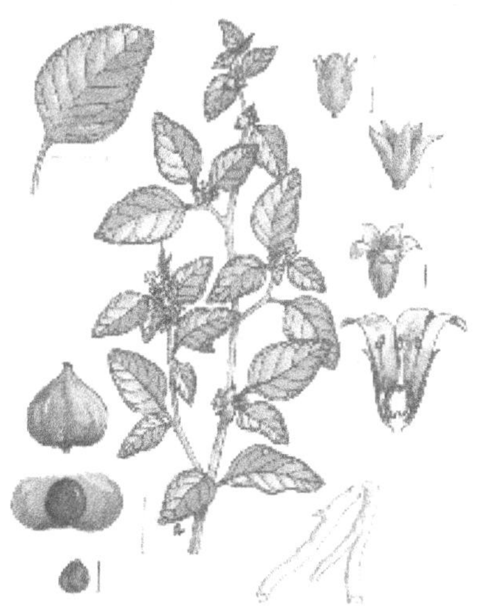

सामान्य परिचय

असगन्ध का पौधा आमतौर पर देश के सभी राज्यों में पैदा होता है, लेकिन मध्य प्रदेश के मन्दसौर जिले की मनासा तहसील में इसकी पैदावार सर्वाधिक होती है। भावप्रकाश के अनुसार असगन्ध में घोड़े के पेशाब जैसी गंध आने के कारण इसका नाम अश्वगन्धा पड़ा है। जैसे-जैसे इसकी जड़ सूखती जाती है, वैसे-वैसे गंध दूर हो जाती है। इसका झाड़ीदार पौधा 2 से 3 फुट लंबा होता है, लेकिन इसकी जड़ ही औषधि में प्रयुक्त होती है। जड़ ऊपर से मटमैली, अंदर से सफेद, कठोर, मोटी-पतली और 4 से 8 इंच लंबी होती है। जड़ को छाया में सुखाकर प्रयोग में लाया जाता है। पौधे पर पुष्प प्रायः 5 के चूड़ाकार गुच्छे में पीले और हरे रंग के लगते हैं। फल 2 से 3 इंच के गोलाकार रसभरी के समान लाल रंग के होते हैं। इसके बीज पीले रंग के छोटे, चपटे और चिकने होते हैं।

विभिन्न भाषाओं में नाम

संस्कृत अश्वगन्धा। हिंदी असगन्ध। मराठी आसगन्ध। गुजराती आसन्ध। बंगाली अश्वगन्धा। अंग्रेजी विन्टर चेरी (Winter Cherry)। लैटिन विदैनिया सोम्नीफेरा (Withania Somnifera)।

गुण

असगन्ध एक बलकारक, पुष्टिकारक और शारीरिक सौंदर्य बढ़ाने वाली जड़ी है, जिसके बाजीकरण गुणों की प्रधानता के कारण इसकी जनरल टॉनिक के रूप में सभी चिकित्सा पद्धतियों में मान्यता प्रदान की गई है।

आयुर्वेदिक मतानुसार असगन्ध हलकी, तिक्त, कटु, मधुर रस युक्त, तासीर गरम, स्निग्ध, कफ़-वात शामक, अत्यंत वीर्यवर्धक, बलवर्धक रसायन, कसैली, कड़वी, कांतिजनक एवं पुष्टिकारक है, साथ ही कृमि, सूजन, कण्डू, व्रण, कास, श्वास, क्षय, श्वेत कुष्ठ, आमवात नाशक जड़ है। इसके अलावा मांसवर्धक, स्तन्यवर्धक, गर्भधारण में सहायक, अवसादक भी है। इस जड़ी को लगातार एक वर्ष तक सेवन करने से शरीर निर्विकार बन जाता है।

यूनानी मतानुसार यह जड़ी तीसरे दर्जे की उष्ण है। स्त्री-पुरुष की कामशक्ति बढ़ाने और कटिशूल को दूर करने में यह बहुत प्रभावी है। वीर्य के पतलेपन को यह दूर करती है।

आधुनिक वैज्ञानिकों के मतानुसार यह उत्तम पौष्टिक जड़ी है। रासायनिक संगठन ज्ञात करने पर पता चला है कि असगंध में एनाहिग्रिन, कुसिओहाइग्रिन, एनाफेरिन, ट्रोयूडोस्पीन, बिदासोमिन, ट्रोपिन, सोम्निफेरिन आदि क्षारीय तत्व पाए जाते हैं, जो बलकारक, रसायन, निद्राजनक गुण रखते हैं। इसके अलावा स्टार्च, शर्करा, अम्ल, ग्लाइकोसाइड, एमिनो एसिड भी पाए जाते हैं।

मात्रा

जड़ का चूर्ण 3 से 6 ग्राम, काढ़ा 15-20 मिलीलीटर।

उपलब्ध आयुर्वेदिक योग

अश्वगन्धादि चूर्ण, अश्वगन्धारिष्ठ, अश्वगन्धादि गुग्गुल, अश्वगन्धादि घृत, अश्वगन्धा तेल आदि।

विभिन्न रोगों में प्रयोग

आधे सिर का दर्द : इसे आधा सीसी भी कहते हैं। इसमें असगन्ध की ताजा जड़ या फिर पानी में एक-दो घंटे भीगी सूखी जड़ को पत्थर पर घिसकर बने लेप को मस्तिष्क पर लेप करें और दिन में दो बार असगन्ध का चूर्ण एक-एक चम्मच की मात्रा में एक कप दूध के साथ सेवन करें।

श्वेत प्रदर : असगंध का चूर्ण और मिसरी एक-एक चम्मच मिलाकर एक कप गर्म दूध के साथ सुबह-शाम नियमित रूप से कुछ हफ्ते सेवन करने से न केवल श्वेत प्रदर की शिकायत दूर होगी। बल्कि शारीरिक दुर्बलता भी समाप्त हो जाएगी।

अनिद्रा : सोने के समय से एक घंटा पूर्व एक चम्मच असगन्ध चूर्ण को घी तथा शक्कर में मिलाकर एक कप दूध के साथ सेवन करें।

याददाश्त की कमी : असगन्ध और ब्राह्मी का चूर्ण एक-एक चम्मच मिलाकर दो चम्मच शहद के साथ सेवन कराएं।

स्तनों का पुष्टीकरण : असगन्ध की जड़ को घी में घिसकर लेप बनाएं और इससे स्तनों की सुबह-शाम नियमित रूप से मालिश करने से न केवल वे पुष्ट होंगे, बल्कि कठोर भी हो जाएंगे।

स्तनों में दूध वृद्धि : असगंध, मुलेठी, शतावर, विदारीकन्द को बराबर की मात्रा में लेकर पीस लें। तैयार चूर्ण की एक चम्मच मात्रा दिन में 3 बार एक कप दूध के साथ सेवन कराएं।

बच्चों का दुबलापन : असगन्ध का आधा चम्मच चूर्ण और एक चम्मच देसी घी को आधा कप दूध में मिलाकर सुबह-शाम खाने के बाद नियमित पिलाएं।

कमर दर्द : असगन्ध, विदारीकन्द समान मात्रा में मिलाकर, इससे दो गुनी मात्रा में मिसरी के साथ पीस लें। तैयार चूर्ण एक चम्मच की मात्रा में दिन में तीन बार सेवन करें।

गर्भाधान के लिए : एक चम्मच असगन्ध का चूर्ण, एक चम्मच देसी घी के साथ मिलाकर मिसरी मिले दूध के साथ मासिक धर्म के छठें दिन से पूरे माह पीने से बंध्यापन दूर होकर गर्भधारण होता है। यह प्रयोग सुबह खाली पेट और जब तक लाभ न हो, तब तक जारी रखें।

वीर्यवृद्धि हेतु : एक चम्मच असगन्ध चूर्ण, आधा चम्मच शुद्ध देसी घी और दो चम्मच शहद मिलाकर सुबह खाली पेट मिसरी मिला पीठा दूध एक गिलास नियमित रूप से कुछ माह सेवन करें।

बादी बवासीर : असगन्ध आधा चम्मच, काले तिल दो चम्मच और मक्खन एक चम्मच, सबको मिलाकर सुबह खाली पेट नियमित रूप से दो हफ्ते तक सेवन कराएं।

शिश्न की शिथिलता : चमेली के तेल में असगन्ध के महीन चूर्ण को अच्छी तरह मिलाकर, शिश्न की चमड़ी पर मालिश करते रहने से कुछ माह में शिथिलता दूर हो जाएगी।

हृदय पीड़ा : असगन्ध और बहेड़ा समान मात्रा में मिलाकर गुड़ के साथ गोली बना लें। बेर के बराबर बनी गोली दिन में तीन बार लें।

पौष्टिक, बलवर्द्धक, वातनाशक योग : असगन्ध का महीन चूर्ण दोगुनी मात्रा के शुद्ध घी में मिलाकर रख लें। एक चम्मच की मात्रा एक कप दूध के साथ दिन में दो बार नियमित रूप से सेवन कराएं।

6. अशोक

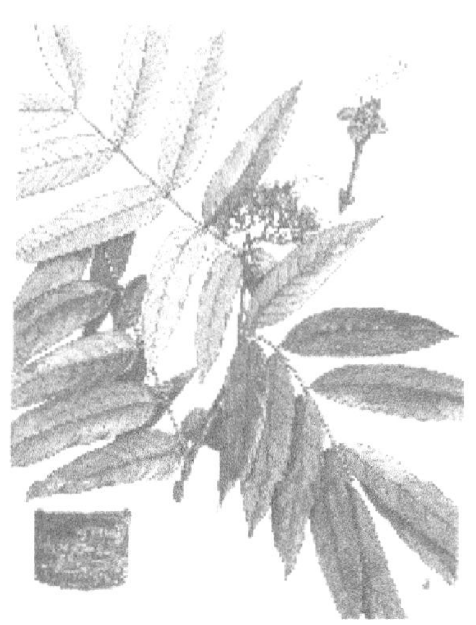

सामान्य परिचय

ऐसा कहा जाता है कि जिस वृक्ष के नीचे बैठने से शोक नहीं होता, उसे अशोक कहते हैं, अर्थात् जो स्त्रियों के सारे शोकों को दूर करने की शक्ति रखता है, वही अशोक है। इसका वृक्ष आम के वृक्ष की तरह सदा हरा-भरा रहता है, जो 25 से 30 फुट ऊंचा, अनेक शाखाओं से युक्त होता है। तना आमतौर पर सीधा लालिमा लिए और भूरे रंग का होता है। यह वृक्ष सारे भारत में आसानी से मिलता है। इसके पत्ते डंठल के दोनों ओर 5-6 के जोड़ों में 9 इंच लंबे, गोल व नोकदार होते हैं। प्रारंभ में पत्तों का रंग ताम्रवर्ण होता है, जो बाद में रक्ताभ होकर गहरा हरा हो जाता है। सूखने के बाद पत्तों का रंग लाल हो जाता है। पुष्प प्रारंभ में सुंदर, पीले, नारंगी रंग के होते हैं। वसंत ऋतु में लगने वाले पुष्प गुच्छाकार, सुगंधित, चमकीले, सुनहरे रंग के होते हैं, जो बाद में लाल वर्ण के हो जाते हैं। ज्येष्ठ माह में लगने वाली फलियां 4 से 10 इंच लंबी, चपटी, 1 से 2 इंच चौड़ी होती हैं, जिसमें डेढ़ इंच लंबे 4 से 10 बीज होते हैं। फली पहले गहरे जामुनी रंग की होती है, जो पकने पर काले वर्ण की हो जाती है। वृक्ष की छाल मटमैले रंग की बाहर से दिखती है, लेकिन अंदर से रक्त वर्ण की होती है।

विभिन्न भाषाओं में नाम

संस्कृत अशोक, हेमपुष्प, ताम्रपल्लव। हिंदी, मराठी, गुजराती अशोक। अंग्रेजी

अशोका ट्री। लैटिन सराका इंडिका (Saraca Indica), सराका अशोका (Saraca Ashoca)।

गुण

आयुर्वेदिक मतानुसार अशोक का रस कड़वा, कसैला, शीत प्रकृति युक्त, वर्ण निखारक, तृष्णा, दाह, कृमि, शूल, विष, रक्त विकार, उदर रोग, सूजन दूर करने वाला, गर्भाशय की शिथिलता, सभी प्रकार के प्रदर, ज्वर, जोड़ों के दर्द की पीड़ा नाशक होता है।

होम्योपैथी मतानुसार अशोक की छाल के बने मदर टिंचर से गर्भाशय संबंधी सभी रोगों में लाभ मिलता है और बार-बार पेशाब करने की इच्छा होना, मूत्र कम मात्रा में होना, मासिक धर्म के साथ पेट दर्द, अनियमित स्राव, रक्त प्रदर में भी कष्ट दूर होता है।

वैज्ञानिक मतानुसार, अशोक का मुख्य प्रभाव पेट के निचले भागों यानी योनि, गुर्दों, मूत्राशय पर होता है। गर्भाशय के अलावा ओवरी पर इसका उत्तेजक असर पड़ता है। यह महिलाओं में प्रजनन शक्ति को बढ़ाता है। इसकी रासायनिक संरचना करने पर अशोक की छाल में टैनिन्स 7 प्रतिशत, कैटेकॉल 3 प्रतिशत, इसेन्शियल आइल 4 प्रतिशत, कैल्शियम युक्त कार्बनिक 2 प्रतिशत, लौह खनिज 4 प्रतिशत, ग्लाइकोसाइड्स तथा सैपोनिन्स 2 प्रतिशत पाए जाते हैं। इसके अतिरिक्त कीटोस्टेरॉल भी पाया जाता है, जिसकी क्रिया एस्ट्रोजन हार्मोन जैसी होती है। अशोक की मुख्य क्रिया स्टेरायड और कैल्शियम युक्त लवणों के यौगिक के कारण होती है।

मात्रा

छाल का चूर्ण 10 से 15 ग्राम। बीज और पुष्प का चूर्ण 3 से 6 ग्राम। छाल का क्वाथ (काढ़ा) 50 मिलीलीटर।

उपलब्ध आयुर्वेदिक योग

अशोकारिष्ट।

विभिन्न रोगों में प्रयोग

गर्भ स्थापना हेतु : अशोक के फूल दही के साथ नियमित रूप से सेवन करते रहने से गर्भ स्थापित होता है।

श्वेत प्रदर : अशोक की छाल का चूर्ण और मिसरी समान मात्रा में मिलाकर गाय के दूध के साथ एक-एक चम्मच की मात्रा में दिन में 3 बार कुछ हफ्ते तक सेवन करें।

रक्त प्रदर : अशोक की छाल, सफेद जीरा, दालचीनी और इलायची के बीज को उबालकर काढ़ा तैयार करें और छानकर दिन में 3 बार सेवन करें।

शिथिल योनि का संकोच : अशोक की छाल, बबूल की छाल, गूलर की छाल, माजूफल और फिटकिरी समान भाग में पीसकर काढ़ा तैयार कर लें। इसे छान कर योनि में पिचकारी के माध्यम से रोज रात्रि में पहुंचाएं। फिर एक घंटे बाद मूत्र त्याग करें। कुछ ही दिनों के प्रयोग से योनि तंग हो जाएगी।

मूत्र का न आना : अशोक के बीज पानी में पीसकर नियमित रूप से दो चम्मच की मात्रा में पीने से मूत्र न आने की शिकायत और पथरी के कष्ट में आराम मिलता है।

मुंहासे, फोड़े-फुंसी : अशोक की छाल का काढ़ा उबाल लें। गाढ़ा होने पर इसे ठंडा करके, इसमें बराबर की मात्रा में सरसों का तेल मिला लें। इसे मुंहासों, फोड़े-फुंसियों पर लगाएं। नियमित प्रयोग से वे दूर हो जाएंगे।

बुद्धि की मंदता : अशोक की छाल और ब्राह्मी का चूर्ण बराबर की मात्रा में मिलाकर एक-एक चम्मच सुबह-शाम एक कप दूध के साथ नियमित रूप से कुछ माह तक सेवन कराएं।

श्वास फूलने पर : पान में अशोक के बीजों का चूर्ण एक चम्मच की मात्रा में चबाने से सांस फूलने की शिकायत में आराम मिलता है।

खूनी बवासीर : अशोक की छाल और इसके फूलों को बराबर की मात्रा में लेकर रात्रि में एक गिलास पानी में भिगोकर रख दें। सुबह पानी छानकर पी लें। इसी प्रकार सुबह भिगोकर रखी छाल और फूलों का पानी रात्रि में पीने से शीघ्र लाभ मिलता है।

7. अडूसा (वासा)

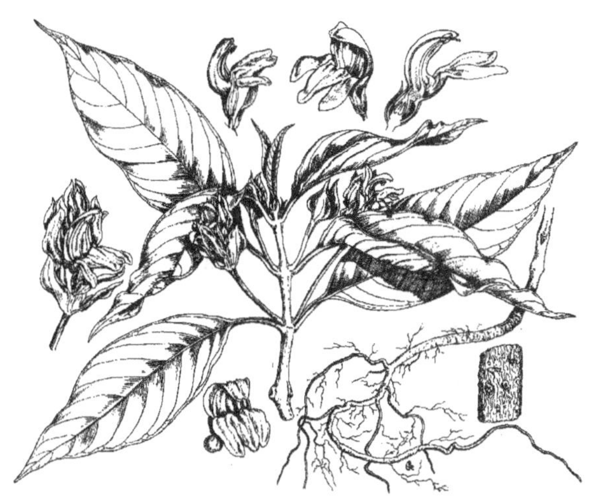

सामान्य परिचय

सारे भारत में अडूसा के झाड़ीदार पौधे आसानी से मिल जाते हैं। ये 4 से 8 फुट ऊंचे होते हैं। इसके पत्ते 3 से 8 इंच तक लंबे और डेढ़ से साढ़े तीन इंच चौड़े अमरूद के पत्तों जैसे होते हैं। पत्ते नोकदार, तेज गंधयुक्त, कुछ खुरदरे, हरे रंग के होते हैं। इन पत्तों को कपड़ों और पुस्तकों में रखने पर कीड़ों से नुकसान नहीं पहुंचता। पुष्प सफेद रंग के 2 से 3 इंच लंबे, शेर के खुले हुए मुख जैसे एवं गुच्छों में लगते हैं। लगभग एक इंच लंबी इसकी फली रोम सहित कुछ चपटी होती है, जिसमें 4 बीज होते हैं। तने पर पीले रंग की छाल होती है। इसकी लकड़ी में पानी नहीं घुसने के कारण सड़ती नहीं है।

विभिन्न भाषाओं में नाम

संस्कृत वासा, वासक। हिंदी अडूसा। मराठी अडूलसा। गुजराती अरडूसो। बंगाली वासक। अंग्रेज़ी मलाबार नट। लैटिन अधाटोडा वासिका (Adhatoda Vasika)।

गुण

आयुर्वेदिक मतानुसार अडूसा कड़वा, कसैला, शीत वीर्य, स्वर के लिए उत्तम, हलका, हृदय के लिए गुणकारी, कफ़, पित्त, रक्त विकार, वमन, श्वास, ज्वर, प्यास, खांसी,

कामला, अरुचि, क्षय, प्रमेह, पुराना जुकाम और साइनोसाइटिस जैसे रोगों में सफलतापूर्वक प्रयुक्त किया जा सकता है।

यूनानी चिकित्सा पद्धति के मतानुसार अडूसा नकसीर व रक्तपित्त को तुरंत रोकता है और उष्ण होने के कारण श्लेष्मा निस्सारक तथा जीवाणुनाशी श्वास संस्थान की प्रमुख औषधि है। यह स्वर शोधक होने के साथ-साथ खांसी की बूटी के नाम से भी विख्यात है।

वैज्ञानिक मतानुसार, अडूसा के रासायनिक संगठन से ज्ञात होता है कि इसकी पत्तियों में 2 से 4 प्रतिशत तक वासिकिन नाम एक तिक्त एल्केलाइड होता है। इसके अतिरिक्त इसेंशियल आइल, वासा अम्ल, राल, वसा, शर्करा, अमोनिया व अन्य पदार्थ भी मिलते हैं। इसमें प्रचुर मात्रा में पोटेशियम नाइट्रेट लवण पाए गए हैं। जड़ में वासिकिन पर्याप्त मात्रा में पाया जाता है। इन्हीं घटकों के कारण अडूसा में इतने सारे उपयोगी औषधीय गुण मिलते हैं।

होम्योपैथिक चिकित्सकों के मतानुसार अडूसा से नाक से छींक आना, सर्दी से खांसी हो जाना, एलर्जी होना, गला बैठना, कुकर खांसी व साइनोसाइटिस जैसे रोगों में काफी लाभ होता है। इसकी 30 और 200 पोटेंसी बहुत लाभ पहुंचाती है।

मात्रा

पुष्प और पत्तों का ताजा रस 10 से 20 मिलीलीटर (दो से चार चम्मच), जड़ का काढ़ा 30 से 60 मिलीलीटर तक तथा पत्तों, फूलों और जड़ों का चूर्ण 10 से 20 ग्राम।

उपलब्ध आयुर्वेदिक योग

वासावलेह, वासारिष्ट, वासासव, वासाचन्दनादि तेल।

विभिन्न रोगों में प्रयोग

मुंह के छाले : अडूसा के पत्तों को पान के समान चबाकर उसके रस को चूसने से मुंह के छाले दूर होते हैं।

क्षय (टी.बी.) : अडूसा के फूलों का चूर्ण 10 ग्राम की मात्रा में लेकर इतनी ही मात्रा में मिसरी मिलाकर एक गिलास दूध के साथ सुबह-शाम 6 माह तक नियमित रूप से खिलाएं।

दमा : अडूसा के सूखे पत्तों का चूर्ण चिलम में भरकर धूम्रपान करने से दमा रोग में बहुत आराम मिलता है।

दांत रोग : अडूसे के लकड़ी से नियमित रूप से दातौन करने से दांतों के और मुख के अनेक रोग दूर हो जाते हैं।

कुकर खांसी : बच्चों को अडूसे की जड़ का काढ़ा एक से दो चम्मच की मात्रा में दिन में 3 बार पिलाएं।

खांसी और श्वास की बीमारी : अडूसा के पत्तों का रस शहद के सम भाग के साथ 2-2 चम्मच की मात्रा में दिन में तीन बार दें।

सिर दर्द : चाय की पत्ती की जगह अडूसा की सूखी पत्तियों को पानी में उबालकर चीनी की जगह चुटकी-भर सेंधानमक मिलाकर छान लें, फिर गर्म-गर्म चाय की तरह दिन में 2-3 बार सेवन करें।

नकसीर व रक्तपित्त : अडूसा की जड़ की छाल और पत्तों का काढ़ा बराबर की मात्रा में मिलाकर 2-2 चम्मच की मात्रा में दिन में 3 बार सेवन कराने से नाक और मुंह से खून आने की तकलीफ दूर होती है।

फोड़े-फुंसियां : अडूसा के पत्तों को पीसकर बनाया गया गाढ़ा लेप फोड़े-फुंसियों की प्रारंभिक अवस्था में ही लगाकर बांध देंगे, तो वे बैठ जाएंगे। यदि पक गए हों, तो शीघ्र ही फूट जाएंगे। फूटने के बाद इस लेप में थोड़ी पिसी हलदी मिलाकर लगाने से घाव शीघ्र भर जाएंगे।

पुराना जुकाम, साइनोसाइटिस, पीनस में : अडूसा के फूलों से बना गुलकन्द 2-2 चम्मच की मात्रा में सुबह-शाम खाएं।

8. अलसी

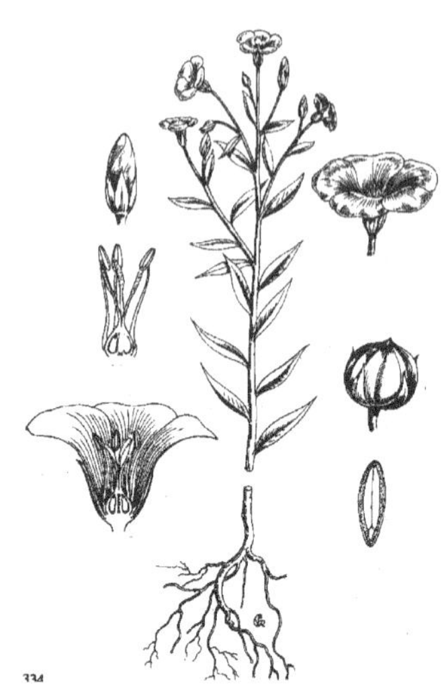

सामान्य परिचय

अलसी की खेती मुख्यतः बंगाल, बिहार, उत्तर प्रदेश, मध्य प्रदेश में होती है। इसका पौधा 2 से 4 फुट ऊंचा होता है। पत्ते रेखाकार 1 से 3 इंच लंबे होते हैं। फूल मंजरियों में हलके नीले रंग के होते हैं। फल कलश के समान आकार के होते हैं, जिसमें प्रायः 10 बीज होते हैं। बीज ललाई लिए चपटे, अंडाकार, चमकदार होते हैं। बीजों से अलसी का तेल बनता है। इसकी जड़ सफेद रंग की, पेंसिल जितनी मोटी और 4 से 10 इंच लंबी होती है।

विभिन्न भाषाओं में नाम

संस्कृत अतसी। हिंदी अलसी। मराठी जवसु। गुजराती अलशी, अलसी। बंगाली मशिना। अंग्रेजी लिनसीड (Linseed) लैटिन लिनम् युसिटेटिसिमम् (Linum Usitatissimum)।

गुण

आयुर्वेदिक मतानुसार अलसी मधुर, तिक्त, गुरु, स्निग्ध, गरम प्रकृति, भारी, पाक में तीखी, वात नाशक, कफ़-पित्त वर्धक, नेत्र रोग, व्रण शोथ एवं वीर्य दोषों का नाश करती है। इसका तेल मधु, वात नाशक, कुछ कसैला, स्निग्ध, उष्ण, कफ़ और खांसी नाशक, पाक में चरपरा और नेत्रों के लिए हानिकारक है।

यूनानी मतानुसार अलसी गर्म होती है। यह खांसी, गुर्दे की तकलीफ़ों में, कामोद्दीपक, दुग्धवर्धक, मासिक धर्म नियामक, व्रण, दाद एवं रक्तस्राव में लाभकारी है।

वैज्ञानिक मतानुसार अलसी के रासायनिक तत्वों का विश्लेषण करने पर ज्ञात हुआ है कि इसके बीजों में 35-45 प्रतिशत तक स्थिर तेल होता है। इस तेल में लाइनोलिक एसिड युक्त ग्लिसरॉल का मिश्रण होता है। इसके अतिरिक्त आर्द्रता 6.6 प्रतिशत, कार्बोहाइड्रेट 28.8 प्रतिशत, प्रोटीन 25 प्रतिशत, खनिज 2.4 प्रतिशत, भस्म 3 से 5 प्रतिशत तक पाए जाते हैं। भस्म (राख) में कैल्शियम, सोडियम, पोटेशियम, मैग्नेशियम, लोहा, गंधक, फास्फोरस आदि तत्त्व होते हैं। बीजों में एक विषाक्त ग्लूकोसाइड लिनामेरिन होता है, जो अलसी के पत्ते, तने, फूल, जड़ में भी मौजूद रहता है। इसके दुष्परिणाम स्वरूप इसे खाने से पशुओं पर घातक प्रभाव पड़ता है।

हानिकारक गुण

अलसी दृष्टि शक्ति, अंडकोष, पाचनतंत्र को नुकसान पहुंचाती है और शुक्रनाशक भी कही जाती है।

मात्रा

4 ग्राम।

विभिन्न रोगों में प्रयोग

वीर्य वर्द्धक : अलसी का चूर्ण बराबर की मात्रा में मिसरी मिलाकर दो बार नियमित रूप से दूध के साथ कुछ हफ्ते तक पीने से वीर्य बढ़ता है।

मुंह के छाले : अलसी का तेल छालों पर दिन में 2-3 बार लगाएं।

व्रण, फोड़ा : अलसी के बीजों के एक चौथाई बराबर सरसों के साथ पीसकर गरम कर लें। फिर लेप बनाकर लगाएं। दो-तीन बार के लेप से फोड़ा बैठ जाएगा या पक कर फूट जाएगा।

कब्ज़ : रात्रि में सोते समय एक से दो चम्मच अलसी के बीज ताजा पानी से निगल लें। आंतों की खुश्की दूर होकर मल साफ होगा। अलसी का तेल एक चम्मच की मात्रा में सोते समय पीने से यही लाभ मिलेगा।

आग से जलने पर : चूने का निथरा पानी अलसी के तेल में फेंटकर जले हुए भाग पर लगाने से जलन और दर्द में आराम मिलता है और फफोले भी नहीं पड़ते। यदि घाव पूर्व में हो चुके हों, तो शीघ्र ही ठीक हो जाते हैं।

पीठ, कमर का दर्द : सोंठ का चूर्ण अलसी के तेल में गर्म करके पीठ, कमर की मालिश करने से दर्द की शिकायत दूर हो जाती है।

कान दर्द : अलसी के बीजों को प्याज के रस में पकाकर छान लें। इसे दुखते कान में 2-3 बूंदें टपकाएं, दर्द दूर हो जाएगा।

स्तनों में दूध की वृद्धि : अलसी के बीज एक-एक चम्मच की मात्रा में सुबह-शाम पानी के साथ निगलने से प्रसूता के स्तनों में दूध की वृद्धि होती है।

खांसी : सिंके हुए अलसी के बीजों का चूर्ण बना लें। इसमें एक चम्मच की मात्रा में शहद मिलाकर चटाने से खांसी दूर होती है।

शारीरिक दुर्बलता : एक गिलास दूध के साथ सुबह-शाम एक-एक चम्मच अलसी के बीज निगलते रहने से शारीरिक दुर्बलता दूर होकर पुष्टता आती है।

मूत्र में दाह, जलन : अलसी के बीजों का काढ़ा एक-एक चम्मच की मात्रा में दिन में 3 बार पीने से मूत्र नली की जलन और मूत्र संबंधी कष्ट दूर होता है।

कामोद्दीपन हेतु : 50 ग्राम अलसी के बीजों में 10 ग्राम काली मिर्च मिलाकर पीस लें। इस चूर्ण में से एक-एक चम्मच शहद के साथ सुबह-शाम सेवन करें।

हृदय का बल : अलसी के फूलों को छाया में सुखाकर उनका चूर्ण बना लें। इस चूर्ण में से एक चम्मच चूर्ण शहद के साथ दिन में 3 बार नियमित रूप से कुछ दिनों तक सेवन करने से हृदय को बल मिलता है।

9. अमलतास

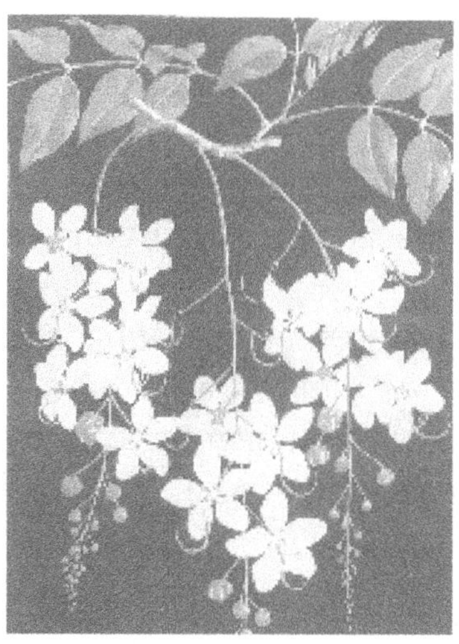

सामान्य परिचय

अमलतास का वृक्ष काफी बड़ा होता है, जिसकी ऊंचाई 25-30 फुट तक होती है। वृक्ष की छाल मटमैली और कुछ लालिमा लिए होती है। यह वृक्ष प्रायः सभी जगह पाया जाता है। बाग-बगीचों, घरों में इसे शौकिया तौर पर सजावट के लिए भी लगाया जाता है। मैदानी भागों और देहरादून के जंगलों में अधिकता से मिलता है। इसके पत्ते लगभग एक फुट लंबे, चिकने और जामुन के पत्तों के समान होते हैं। मार्च-अप्रैल में पत्तियां झड़ जाती हैं। फूल डेढ़ से ढाई इंच व्यास के चमकीले तथा पीले रंग के होते हैं। फूलों से आच्छादित वृक्ष की शोभा देखते ही बनती है। इसके फूलों में कोई गंध नहीं होती। इसकी फलियां एक से दो फुट लंबी और बेलनाकार होती हैं। कच्ची फलियां हरी और पकने पर काले रंग की प्रायः पूरे वर्ष वृक्ष पर लटकती मिलती हैं। फली में 25 से 100 तक चपटे एवं हलके पीले रंग के बीज होते हैं। इनके बीच में काला गूदा होता है, जो दवाई के काम में आता है। इसकी छाल चमड़ा रंगने और सड़ाकर रेशे को निकालकर रस्सी बनाने में प्रयुक्त होती है।

विभिन्न भाषाओं में नाम

संस्कृत आरग्वध। हिंदी अमलतास। मराठी बाहवा। गुजराती गरमालो। बंगाली सोंदाल। अंग्रेजी पुडिंग पाइप ट्री (Pudding pipe Tree) लैटिन कैसिया फिस्टुला (Cassia Fistula)।

गुण

आयुर्वेद मतानुसार अमलतास के रस में मधुरता, तासीर में शीतल, भारी, स्वादिष्ठ, स्निग्ध, कफ नाशक, पेट साफ करने वाला है। साथ ही यह ज्वर, दाह, हृदय रोग, रक्तपित्त, वात व्याधि, शूल, गैस, प्रमेह एवं मूत्र कष्ट नाशक है।

यूनानी मतानुसार अमलतास की प्रकृति गर्म होती है। यह ज्वर, प्रदाह, गठिया रोग, गले की तकलीफ, आंतों का दर्द, रक्त की गर्मी शांत करने में और नेत्र रोगों में उपयोगी होता है।

वैज्ञानिक मतानुसार इसकी रासायनिक संरचना के विश्लेषण से ज्ञात हुआ है कि इसके पत्तों और फूलों में ग्लाइकोसाइड, तने की छाल में 10 से 20 प्रतिशत टैनिन, जड़ की छाल में टैनिन के अलावा ऐन्थ्राक्विनीन, फ्लोवेफिन तथा फल के गूदे में शर्करा 60 प्रतिशत, पेक्टीन, ग्लूटीन, क्षार, भस्म और पानी होते हैं।

हानिकारक प्रभाव

अमलतास को औषधि के रूप में प्रयोग करने से पेट में दर्द, मरोड़ पैदा होती है, अतः सावधानी बरतें।

मात्रा

पुष्प तथा फल का गूदा 5 से 10 ग्राम, जड़ का काढ़ा 50 से 100 मिलीलीटर।

विभिन्न रोगों में प्रयोग

गले की तकलीफें : अमलतास की जड़ की छाल 10 ग्राम की मात्रा में लेकर उसे 200 मिलीलीटर पानी में डालकर उबालें और पकाएं। पानी एक चौथाई बचा रहने पर छान लें। इसमें से एक-एक चम्मच की मात्रा में दिन में 3 बार सेवन करने से गले की सूजन, दर्द, टांसिल्स में शीघ्र आराम मिलता है।

बिच्छू का विष : अमलतास के बीजों को पानी में घिसकर बिच्छू के दंश वाले स्थान पर लगाने से कष्ट दूर होता है।

बच्चों का पेट दर्द : इसके बीजों की गिरी को पानी में घिसकर नाभि के आस-पास लेप लगाने से पेट दर्द और गैस की तकलीफ में आराम मिलता है।

चर्म रोगों पर : अमलतास के पत्तों को सिरके में पीसकर बनाए लेप को चर्म रोगों यानी दाद, खाज-खुजली, फोड़े-फुंसी पर लगाने से रोग दूर होता है। यह प्रयोग कम-से-कम 3 हफ्ते तक अवश्य करें। अमलतास के पंचांग (पत्ते, छाल, फूल, बीज और जड़) को समान मात्रा में लेकर पानी के साथ बनाए लेप से भी उपरोक्त लाभ मिलेंगे।

मुंह के छाले : अमलतास की गिरी को बराबर की मात्रा में धनिए के साथ पीसकर उसमें चुटकी-भर कत्था मिलाकर तैयार चूर्ण की आधा चम्मच मात्रा दिन में 2-3 बार चूसने से मुंह के छालों में आराम मिलता है।

कब्ज़ : गुलाब के सूखे फूल, सौंफ और अमलतास की गिरी बराबर मात्रा में लेकर पीस लें। एक कप पानी में दो चम्मच चूर्ण घोलकर शाम को रख दें। रात्रि में सोने से पूर्व छानकर पीने से अगली सुबह कब्ज़ में राहत मिलेगी।

वमन हेतु : अमलतास के 5-6 बीज पानी में पीसकर पिलाने से हानिकारक खाई हुई चीज वमन में निकल जाती है।

पेशाब न होना : पेशाब खुलकर होने के लिए अमलतास के बीजों की गिरी को पानी में पीसकर तैयार गाढ़े लेप को नाभि के निचले भाग (यौनांग से ऊपर) पर लगाएं।

10. अमर बेल

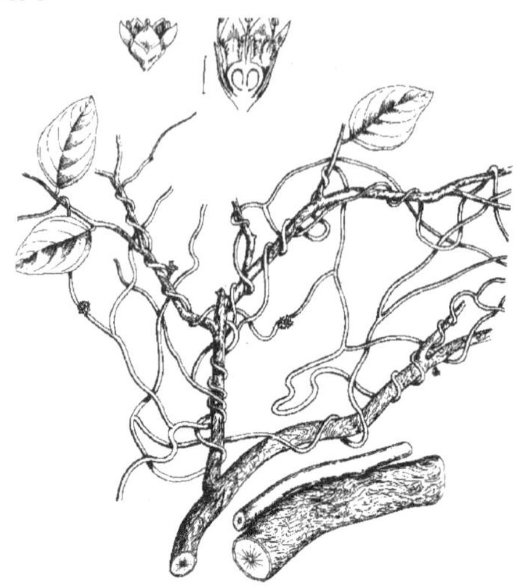

सामान्य परिचय

अमर बेल एक पराश्रयी लता है, जो प्रकृति का चमत्कार ही कहा जा सकता है। बिना जड़ की यह बेल जिस वृक्ष पर फैलती है, अपना आहार उसी से रस चूसने वाले सूत्र (Suckers) के माध्यम से प्राप्त कर लेती है। इस बेल का रंग पीला और पत्ते बहुत ही बारीक, नहीं के बराबर होते हैं। बेल पर शरद् ऋतु में कर्णफूल की तरह गुच्छों में सफेद फूल लगते हैं। बीज राई के समान हलके पीले रंग के होते हैं। यह बेल वसन्त और ग्रीष्म ऋतु में बहुत बढ़ती है और शीतकाल में सूख जाती है। जिस पेड़ का यह सहारा लेती है, उसे सुखाने में कोई कसर बाकी नहीं रखती।

विभिन्न भाषाओं में नाम

संस्कृत आकाशवल्ली। हिंदी अमर बेल, आकाश बेल। मराठी और गुजराती अमरबेल। बंगाली आलोक लता। अंग्रेजी डोडर (Dodder)। लैटिन कस्कुटा रिफ्लेक्सा (Cuscuta Reflexa)।

गुण

आयुर्वेदिक मतानुसार अमर बेल कड़वी, ग्राही, कसैली, रेशेदार, भारी, वात, पित्त, कफ़ नाशक, अग्निकारक, शीतल प्रकृति वाली, हृदय के लिए हितकारी, रक्त शोधक,

यकृत और तिल्ली के दोषों से उत्पन्न रोगों को दूर करने वाली, शोथ, बालों के रोग, पेट के कृमि, चर्म रोग दूर करती है।

विभिन्न रोगों में प्रयोग

खुजली : अमर बेल को पीसकर बनाए गए लेप को शरीर के खुजली वाले अंगों पर लगाने से आराम मिलता है।

पेट के कीड़े : अमर बेल और मुनक्कों को समान मात्रा में लेकर पानी में उबालें। काढ़ा तैयार होने पर छानकर 3 चम्मच रोजाना सोते समय दें।

गंजापन : बालों के झड़ने से उत्पन्न गंजापन दूर करने के लिए गंजा हुए स्थान पर अमर बेल का पानी में घिसकर तैयार किया लेप धैर्य के साथ नियमित रूप से दिन में 2 बार 4-5 हफ्ते लगाएं, इससे अवश्य फायदा होगा।

नाटे बच्चों की वृद्धि हेतु : जो बच्चे नाटे कद के रह गए हों, उन्हें आम के वृक्ष पर चिपकी हुई अमर बेल निकाल कर सुखाएं और उसका चूर्ण बनाकर एक-एक चम्मच की मात्रा में सुबह-शाम पानी के साथ कुछ माह तक नियमित खिलाएं।

पेट के रोग : अमर बेल के बीजों को पानी में पीसकर बनाए गए लेप को पेट पर लगाकर कपड़े से बांधने से गैस की तकलीफ, डकारें आना, आपान वायु न निकलना, पेट दर्द एवं मरोड़ जैसे कष्ट दूर हो जाते हैं।

बालों के रोग : अमर बेल का काढ़ा सिर के बालों में नियमित रूप से लगाकर एक घंटे बाद उन्हें धोने से बाल बढ़ते हैं और काले होने लगते हैं।

घाव भरने में : अमर बेल का चूर्ण, सोंठ का चूर्ण समान मात्रा में मिलाकर आधी मात्रा में घी मिलाएं और तैयार लेप को घाव पर लगाएं।

सुजाक व उपदंश में : अमर बेल का रस 2 चम्मच की मात्रा में दिन में 3 बार सेवन करने से कुछ ही हफ्तों में इस रोग में पूर्ण आराम मिलता है।

यकृत रोगों में : यकृत की कठोरता, उसका आकार बढ़ जाना जैसी तकलीफों में अमर बेल का काढ़ा 3 चम्मच की मात्रा में दिन में, 3 बार कुछ हफ्ते तक पीना चाहिए।

रक्त विकार में : अमर बेल का काढ़ा शहद के साथ बराबर की मात्रा में मिलाकर 2 चम्मच की मात्रा में दिन में 3 बार सेवन करें।

11.अफीम

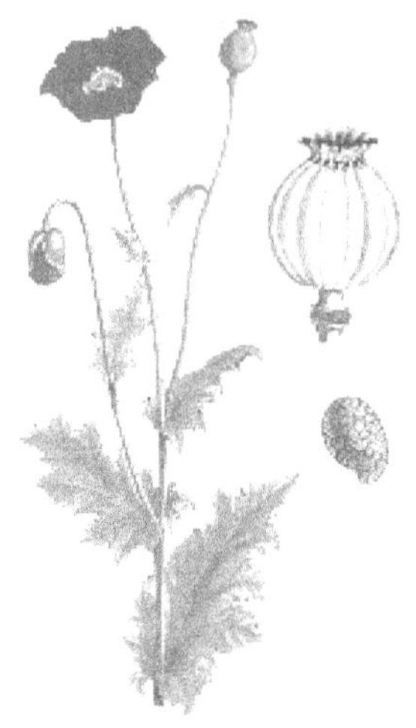

सामान्य परिचय

अफीम पोस्त के पौधे (poppy) से प्राप्त की जाती है। पौधे की ऊंचाई एक मीटर, तना हरा, सरल और स्निग्ध, पत्ते आयताकार, पुष्प सफेद, बैंगनी या रक्तवर्ण, सुंदर कटोरीनुमा एवं चौथाई इंच व्यास वाले आकार में होते हैं। फल, पुष्पों के झड़ने के तुरंत बाद ही लग जाते हैं, जो एक इंच व्यास के अनार के समान होते हैं। ये डोडा कहलाते हैं। बाद में ये अपने आप फट जाते हैं। फल का छिलका पोश्त कहलाता है। सफेद रंग के सूक्ष्म, गोल, मधुर स्निग्ध दाने बीज के रूप में डोडे के अंदर होते हैं, जो आमतौर पर खसखस के नाम से जाने जाते हैं।

बाजार में अफीम घनाकार बर्फी के रूप में जमाकर बेची जाती है। नमी का असर होते ही अफीम मुलायम हो जाती है। इसका आंतरिक रंग गहरा बादामी, चमकीला होता है, जबकि बाहरी रंग कालिमा लिए गहरा भूरा होता है। इसमें विशिष्ट प्रकार की तीव्र गंध होती है, जो स्वाद में तिक्त होती है। गर्म जल में घुल जाने वाली अफीम जलाने से न तो धुआं निकलता है और न राख ही शेष रहती है।

विभिन्न भाषाओं में नाम

संस्कृति अहिफेन। हिंदी अफीम। मराठी आफू। गुजराती अफीण। बंगाली आफिम। अंग्रेजी ओपियम (Opium) लैटिन पापावर सोम्नीफेरम (Papaver Somnifrerum)।

गुण

आयुर्वेदिक मतानुसार अफ़ीम गरम प्रकृति, स्वाद में तिक्त, प्रभाव में मादक, कफ़-वात शामक, पित्त प्रकोपक, नींद लाने वाली, वेदना नाशक, पसीना लाने वाली, शारीरिक स्रावों को रोकने वाली होती है।

यूनानी मतानुसार अफीम मस्तिष्क की शक्ति को उत्तेजित करती है, शरीर की शक्ति व गर्मी को बढ़ाने से आनन्द और संतोष की अनुभूति प्रदान करती है। आदत पड़ने पर निर्भरता बढ़ाना, शारीरिक अंगों की पीड़ा दूर करने की प्रकृति, कामोत्तेजक, स्तम्भन शक्ति बढ़ाने वाली, आधासीसी, कमर दर्द, जोड़ों के दर्द, बहुमूत्र, मधुमेह, श्वास के विविध रोग, अतिसार, खून के दस्त में गुणकारी है।

आधुनिक मतानुसार अफीम की रासायनिक संरचना का विश्लेषण करने पर मुख्य रूप से मार्फिन 5 से 31 प्रतिशत, जल 16 प्रतिशत, अल्प मात्रा में कोडीन, थीबेन, नार्सीन, नार्कोटीन, पापावरीन, एपोमार्फिन, आक्सीडीमार्फ्रीन, एपोकोडीन, ओपियोनिन, मेकोनिन एसिड, दुग्धाम्ल, राल, ग्लूकोज, अमोनिया, उड़नशील तेल, मैग्नेशियम के लवण आदि तत्त्व पाए गए हैं। एलोपैथिक चिकित्सा में अफीम से प्राप्त मोर्फिन, कोडीन का सबसे अधिक उपयोग किया जाता है।

अफीम का प्रभाव मुख्य रूप से मस्तिष्क और वात नाड़ियों के सुषुम्ना केंद्र पर ज्यादा होता है। इससे पीड़ा कम होती है, नींद आती है, वीर्यस्तम्भन होता है, उत्तेजना मिलती है, मादक असर होता है और अधिक पसीना आता है।

हानिकारक प्रभाव

अफीम की आदत पड़ जाने के बाद जो व्यक्ति इसका नियमित सेवन करने लगते हैं, उनमें दुष्परिणाम स्वरूप नेत्र की पुतलियों का संकोचन, अधिक नींद आना, श्वास की गति धीमी होना, अवसाद, अधिक पसीना आना, नाड़ी की गति मंद होना, अचेतनता, कमजोरी, मद, विषम श्वास, देह शीतलता, सांस लेने में तकलीफ होना, त्वचा में संकोचन, हाथ-पैर व मुख की त्वचा काली पड़ना आदि रोग होते हैं और अंत में मृत्यु भी हो जाती है।

मात्रा

30 से 125 मिलीग्राम।

विभिन्न रोगों में प्रयोग

दांत दर्द : अफीम और नौसादर बराबर की मात्रा में मिलाकर कीड़ा लगे दांत के छेद में दबाकर रखने से दांत दर्द में राहत मिलती है।

सिर दर्द : आधा ग्राम अफीम और एक ग्राम जायफल को दूध में मलकर, तैयार लेप को कपाल पर लगाएं या फिर आधा ग्राम अफीम को दो लौंगों के चूर्ण के साथ हलका गर्म करके कपाल पर लेप लगाने से सर्दी और बादी से उत्पन्न सिर दर्द दूर होगा।

खांसी : 50 मिलीग्राम अफीम को मुनक्के में रखकर निगल लें। खांसी का दौरा शांत होकर नींद आ जाएगी।

गर्भस्राव : 40 मिलीग्राम अफीम पिण्ड खजूर के साथ मिलाकर दिन में 3 बार खिलाएं। गर्भस्राव शीघ्र रुकेगा।

स्वरदोष : अजवायन और अफीम के डोंडे समान मात्रा में पानी में उबालें और फिर छाने हुए पानी से गरारे करें।

कमर दर्द : एक चम्मच पोस्त के दानों को (खसखस), इतनी ही मात्रा में मिसरी के साथ पीसकर एक कप दूध के साथ दिन में 3 बार सेवन करें।

अतिसार : आम की गिरी का चूर्ण दो चम्मच, अफीम 180 मिलीग्राम मिलाकर एक चौथाई चम्मच की मात्रा में दिन में 3 बार सेवन कराएं।

वमन, उबकाई : कपूर, नौसादर और अफीम बराबर की मात्रा में मिलाकर मटर के दाने के बराबर की गोलियां शहद के साथ बना लें। दिन में तीन बार एक-एक गोली पानी के साथ दें।

अनिद्रा : गुड़ और पीपलामूल का चूर्ण बराबर की मात्रा में मिला लें। इसे एक चम्मच की मात्रा में अफीम की 80 मिलीग्राम मात्रा मिलाकर रात्रि में भोजन के बाद सेवन कराएं।

आमातिसार : भुनी हुई लहसुन की कली में 60 मिलीग्राम अफीम मिलाकर खाने से आमातिसार में तुरंत राहत मिलती है।

12. अपामार्ग (चिरचिटा)

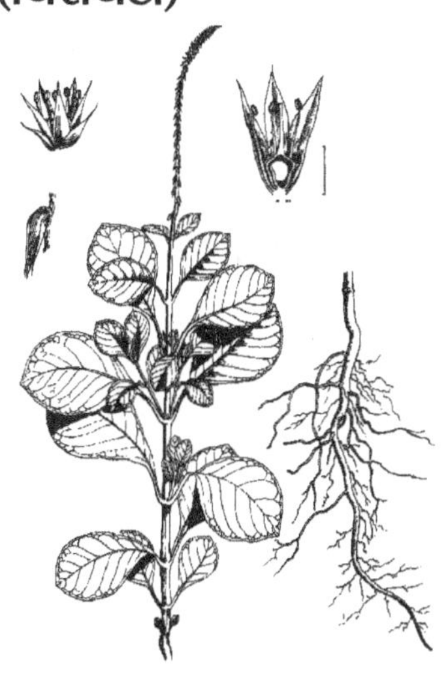

सामान्य परिचय

अपामार्ग का पौधा भारत के समस्त शुष्क स्थानों पर उत्पन्न होता है। यह गांवों में अधिक मिलता है। खेतों के आसपास घास के साथ आमतौर पर पाया जाता है। इसकी ऊंचाई सामान्यतया 2 से 4 फुट होती है। लाल और सफेद दो प्रकार के अपामार्ग आमतौर पर देखने को मिलते हैं। सफेद अपामार्ग के डंठल व पत्ते हरे रंग के, भूरे और सफेद रंग के दाग युक्त होते हैं। इसके अलावा फल चपटे होते हैं, जबकि लाल अपामार्ग का डंठल लाल रंग का और पत्तों पर लाल-लाल रंग के दाग होते हैं। फल चपटे और कुछ गोल होते हैं। इस पर बीज नोकीले कांटे के समान लगते हैं। दोनों प्रकार के अपामार्ग के गुणों में समानता होती है। फिर भी सफेद अपामार्ग श्रेष्ठ माना जाता है। इनके पत्ते गोलाई लिए हुए 1 से 5 इंच लंबे होते हैं। चौड़ाई आधे इंच से ढाई इंच तक होती है। पुष्प मंजरी की लंबाई लगभग एक फुट होती है, जिस पर फूल लगते हैं। फल शीतकाल में लगते हैं और गर्मी में पककर सूख जाते हैं। इनमें से चावल के दानों के समान बीज निकलते हैं। इसका पौधा वर्षा ऋतु में पैदा होकर गर्मी में सूख जाता है।

विभिन्न भाषाओं में नाम

संस्कृत अपामार्ग। हिंदी चिरचिटा। मराठी अघाड़ा। गुजराती अघेड़ों। बंगाली अपांग। अंग्रेजी प्रिकली चाफ फ्लावर (Prickly Chalf flower)। लैटिन एचिरैन्थस ऐस्पेरा (Achyranthes Aspera)।

गुण

आयुर्वेदिक मतानुसार अपामार्ग तिक्त, कटु, तीक्ष्ण, गर्म प्रकृति, विपाक में कटु होता है। यह अग्निप्रदीपक, दस्तावर, चरपरा, पाचक, रुचिकारक और दर्द-निवारक, विष, कृमि व पथरी नाशक, रक्तशोधक, ज्वरहर, श्वास रोग नाशक, क्षुधा नियंत्रक, सुखपूर्वक प्रसव हेतु एवं गर्भधारणार्थ उपयोगी है।

यूनानी मतानुसार अपामार्ग पहले दर्जे की शीतल, वीर्यवर्द्धक, कामोद्दीपक, मूत्रल तथा धातुपरिवर्तक है।

वैज्ञानिक मतानुसार अपामार्ग के किए गए रासायनिक विश्लेषण से इसमें 30 प्रतिशत पोटाश क्षार, 13 प्रतिशत चूना, 7 प्रतिशत सोरा क्षार, 4 प्रतिशत लोहा, 2 प्रतिशत नमक एवं 2 प्रतिशत गंधक पाया गया है। पत्तों की अपेक्षा जड़ की राख में ये तत्त्व अधिकता से मिलते हैं।

मात्रा

पत्र, मूल व बीज का चूर्ण 3 से 5 ग्राम। पत्तों का रस 10 से 20 मिलीलीटर। भस्म 500 मिलीग्राम से 1 ग्राम।

विभिन्न रोगों में प्रयोग

विष पर : जानवरों के काटने व सांप, बिच्छू, जहरीले कीड़ों के काटे स्थान पर अपामार्ग के पत्तों का ताजा रस लगाने और पत्तों का रस 2 चम्मच की मात्रा में 2 बार पिलाने से विष का असर तुरन्त घट जाता है और जलन, दर्द में आराम मिलता है। पत्तों की पिसी हुई लुगदी को दंश के स्थान पर पट्टी से बांध देने से सूजन नहीं आती और वेदना दूर हो जाती है। सूजन चढ़ चुकी हो, तो शीघ्र ही उतर जाती है।

दांत रोग अपामार्ग के फूलों की मंजरी को पीसकर नियमित रूप से दांतों पर मलकर मंजन करने से दांत मजबूत होते जाते हैं। पत्तों के रस को दुखते दांतों पर लगाने से दर्द में राहत मिलती है। तने या जड़ की दातौन करने से भी दांत मजबूत होते एवं मुंह की दुर्गन्ध नष्ट होती है।

प्रसव सुगमता से होने के लिए : प्रसव में ज्यादा विलम्ब हो रहा हो और असहनीय पीड़ा की अनुभूति हो रही हो, तो रविवार या पुष्य नक्षत्र वाले दिन जड़ सहित उखाड़ी सफेद अपामार्ग की जड़ काले कपड़े में बांधकर प्रसूता के गले में बांधने या फिर कटि प्रदेश में बांधने से शीघ्र प्रसव हो जाता है। प्रसव के तुरंत बाद जड़ शरीर से अलग कर देनी चाहिए, अन्यथा गर्भाशय भी बाहर निकल सकता है। जड़ को पीसकर पेडू पर लेप लगाने से भी यही लाभ मिलता है। लाभ होने के बाद लेप पानी से साफ कर दें।

स्वप्नदोष : अपामार्ग की जड़ का चूर्ण और मिसरी बराबर की मात्रा में पीसकर रख लें। एक चम्मच की मात्रा में दिन में 3 बार एक-दो हफ्ते तक सेवन करें।

मुंह के छाले : अपामार्ग के पत्तों का रस छालों पर लगाएं।

शीघ्रपतन : अपामार्ग की जड़ को अच्छी तरह धोकर सुखा लें। इसका चूर्ण बनाकर 2 चम्मच की मात्रा में लेकर एक चम्मच शहद मिला लें। इसे एक कप ठंडे दूध के साथ नियमित रूप से कुछ हफ्तों तक सेवन करने से स्तम्भन बढ़ता है।

संतान प्राप्ति के लिए : अपामार्ग की जड़ को एक चम्मच की मात्रा में दूध के साथ ऋतुकाल के बाद नियमित रूप से 21 दिन तक सेवन करने से गर्भधारण होता है। उद्देश्य के लिए दूसरे प्रयोग के रूप में ताजे पत्तों के दो चम्मच रस में एक कप दूध के साथ ऋतुस्नान के बाद नियमित सेवन से भी गर्भ स्थिति की संभावनाएं बढ़ जाती हैं।

भूख कम करने के लिए : अधिक भोजन करने के कारण जिनका वजन बढ़ रहा हो, उन्हें भूख कम करने के लिए अपामार्ग के बीजों का चावलों के समान भात या खीर बनाकर नियमित सेवन करना चाहिए। इसके प्रयोग से शरीर की चर्बी धीरे-धीरे घटने भी लगेगी।

शरीर पुष्टि हेतु : अपामार्ग के बीजों को भूनकर इसमें बराबर की मात्रा में मिसरी मिलाकर पीस लें। एक कप दूध के साथ 2 चम्मच की मात्रा में सुबह-शाम नियमित सेवन करने से शरीर में पुष्टता आती है।

सिर दर्द : अपामार्ग की जड़ को पानी में घिसकर बनाए लेप को मस्तक पर लगाने से सिर दर्द दूर होता है।

मलेरिया से बचाव : अपामार्ग के पत्ते और काली मिर्च बराबर की मात्रा में लेकर पीस लें, फिर इसमें थोड़ा-सा गुड़ मिलाकर मटर के दानों के बराबर की गोलियां तैयार कर लें। जब मलेरिया फैल रहा हो, उन दिनों एक-एक गोली सुबह-शाम भोजन के बाद नियमित सेवन करने से इस ज्वर का शरीर पर आक्रमण नहीं होगा। इन गोलियों का 2-4 दिन सेवन पर्याप्त होता है।

गंजापन : कड़वे तेल (सरसों) में अपामार्ग के पत्तों को जलाकर मसल लें और मलहम बना लें। गंजे स्थानों पर नियमित रूप से लेप करते रहने से पुनः बाल उगने की संभावना होगी।

खुजली : अपामार्ग के पांचों अंगों की समान मात्रा को पानी में उबालकर काढ़ा तैयार करें और इससे स्नान करें। नियमित रूप से स्नान करते रहने से कुछ ही दिनों में खुजली दूर हो जाएगी।

13. अर्जुन

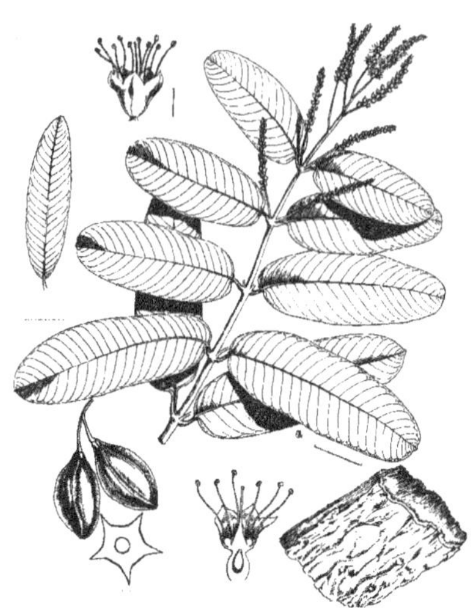

सामान्य परिचय

अर्जुन का वृक्ष प्रायः सभी जगह पाया जाता है। परंतु अधिकांशतः यह मध्य प्रदेश, बंगाल, पंजाब, उत्तर प्रदेश और बिहार में मिलता है। अकसर नालों के किनारे लगने वाला अर्जुन का वृक्ष 60 से 80 फुट ऊंचा होता है। इस वृक्ष की छाल बाहर से सफेद, अंदर से चिकनी, मोटी तथा हलका गुलाबी रंग लिए होती है। छाल को गोदने पर उसमें से एक प्रकार का स्राव निकलता है। तना गोल और पर्याप्त मोटा होता है। इसके पत्ते अमरूद के पत्तों की तरह 4 से 6 इंच लंबे और डेढ़ से दो इंच चौड़े होते हैं। सफेद रंग के डंठलों पर बहुत छोटे-छोटे पुष्प हरित आभायुक्त सफेद या पीले रंग के और सुगन्धित होते हैं। फल एक से डेढ़ इंच लंबे, 5-7 उठी हुई धारियों से युक्त, कच्चेपन में हरे और पकने पर भूरे लाल रंग के होते हैं। इनकी गंध अरुचिकर व स्वाद कसैला होता है। फलों में बीज न होने से ये ही बीज का कार्य करते हैं।

विभिन्न भाषाओं में नाम

संस्कृत अर्जुन, धवल। हिंदी अर्जुन। मराठी सावड़ा। गुजराती सादड़ों। बंगाली अर्जन। अंग्रेजी अर्जुन (Arjuna)। लैटिन टर्मिनेलिया अर्जुन (Tarminalia Arjuna)।

गुण

बाणभट्ट ने सर्वप्रथम हृदय रोग में अर्जुन के उपयोग होने की व्याख्या की है। उसके बाद से इस पर बराबर शोध होते रहे और अब यह हृदय रोगों की महौषधि बन गया है।

आयुर्वेदिक मतानुसार अर्जुन कषाय, तिक्त, शीतवीर्य, लघु, व्रणशोधक, हृदयरोग विनाशक, कफ़, पित्त, तृष्णा, प्रमेह, पाण्डु रोग, रक्त विकार, दाह, स्वेदाधिक्य नाशक है। मेदे की वृद्धि में भी यह प्रभावी है।

यूनानी मतानुसार अर्जुन की छाल तीसरे दर्जे की गर्म होती है। अस्थिभंग, घावों में भी उपयोगी है। इसके अतिरिक्त पौष्टिक, कामोद्दीपक, कफ़ निवारक के गुण पाए जाते हैं।

वैज्ञानिक मतानुसार अर्जुन की रासायनिक संरचना का विश्लेषण करने पर ज्ञात होता है कि इसकी छाल में बीटा साइटोस्टेरॉल, ग्लूकोसाइड अर्जुनेटिन, अर्जुनिक अम्ल, इलेगिक एसिड, फ्रीडेलीन, टेनिन्स, कैल्शियम कार्बोनेट, सोडियम मैग्नीशियम, अल्युमीनियम, शर्करा और अज्ञात कार्बनिक अम्ल होते हैं। इसका नियमित सेवन करने से उपरोक्त तत्वों के कारण हृदय का उत्तम पोषण होता है, पेशियों को बल मिलता है, दुर्बलता दूर होती है, स्पंदन ठीक प्रकार से और सामान्य गति से होता है, कार्डियक आउटपुट बढ़ता है, उत्तेजना प्राप्त होती है, रक्तवाही धमनियों (कोरोनरी आर्ट्रीज) में खून का थक्का बनने से रुकता है, उनका संकुचन होता है।

मात्रा

छाल का चूर्ण 3 से 6 ग्राम गुड़, मधु या दूध के साथ दिन में 2 या 3 बार। छाल का काढ़ा 50 से 100 मिलीलीटर। पत्तों का रस 10 से 20 मिलीलीटर।

उपलब्ध आयुर्वेदिक योग

अर्जुनारिष्ट, अर्जुन घृत, ककुभादि चूर्ण आदि।

विभिन्न रोगों में प्रयोग

हृदय रोगों में : अर्जुन की मोटी छाल का महीन चूर्ण एक चम्मच की मात्रा में मलाई निकाले एक कप दूध के साथ सुबह-शाम नियमित सेवन करते रहने से हृदय के समस्त रोगों में लाभ मिलता है, हृदय को बल मिलता है और कमजोरी दूर होती है। हृदय की बढ़ी हुई धड़कन सामान्य होती है।

हड्डी टूटने पर : हड्डी टूटने पर, प्लास्टर चढ़ा हो, तो अर्जुन की छाल का महीन चूर्ण एक चम्मच की मात्रा में दिन में 3 बार एक कप दूध के साथ कुछ हफ्ते तक सेवन करने से हड्डी जल्द ही जुड़कर मजबूत हो जाती है। हड्डी जहां टूटी हो, वहां पर छाल को घी में पीसकर लेप करें और पट्टी बांधकर रखें। इससे भी हड्डी शीघ्र जुड़ जाती है।

जलने पर : आग से जलने पर उत्पन्न घाव पर छाल के चूर्ण को लगाने से घाव जल्द ही भर जाता है।

हृदय की धड़कन बढ़ना : हृदय की सामान्य धड़कन जब 72 से बढ़कर 150 से ऊपर रहने लगे, तो एक गिलास टमाटर के रस में एक चम्मच अर्जुन की छाल का चूर्ण मिलाकर सेवन करने से शीघ्र ही धड़कन सामान्य हो जाती है। आवश्यक होने पर यही प्रयोग बार-बार दोहराया जा सकता है।

रक्त प्रदर : छाल का एक चम्मच चूर्ण, एक कप दूध में उबालकर पकाएं, आधा शेष रहने पर थोड़ी मात्रा में मिसरी मिलाकर सेवन करें, इसे दिन में 3 बार लें।

शारीरिक दुर्गंध : अर्जुन और जामुन के सूखे पत्तों का चूर्ण उबटन की तरह लगाकर कुछ समय बाद नहाने से अधिक पसीना आने के कारण उत्पन्न शारीरिक दुर्गन्ध दूर होगी।

मुंह के छाले : छाल के चूर्ण को नारियल के तेल में मिलाकर छालों पर लगाएं।

14. आम

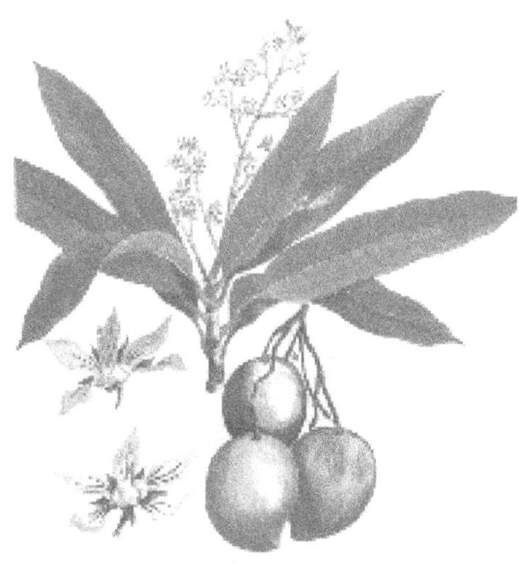

सामान्य परिचय

इसे शास्त्रों में अमृत फल के नाम से जाना गया है। इसे उगाने के लिए खेतों में गुठली बोकर उगाया जाता है। अपने आप भी यहां-वहां वह वृक्ष लग जाता है। भारत में इसका वृक्ष सर्वत्र पाया जाता है। बीज द्वारा लगाया गया आम बीजू यानी देशी आम कहलाता है, जबकि कलम द्वारा लगाया वृक्ष कलमी आम के नाम से जाना जाता है इसका वृक्ष 30 से 120 फुट तक ऊंचा होता है। पत्ते 4-12 इंच लंबे, 1-3 इंच चौड़े, चिकने, सुगंधित होते हैं। पुष्प छोटे-छोटे, हलके हरे-पीले, लंबी मंजरी में लगते हैं, जिनमें मादक सुगंध होती है। फल अनेक आकार में, कच्चे होने पर हरे और पकने पर पीताभ या रक्ताभ हो जाते हैं। गुठली (बीज) के अंदर गिरी (बीजमज्जा) होती है। बसन्त ऋतु में पुष्प और ग्रीष्म ऋतु में फल लगते हैं। इस वृक्ष के सभी अंग औषधि रूप में प्रयुक्त होते हैं। रंग-रूप, स्वाद, गुण और आकार की दृष्टि से आम की मुख्य किस्में हैं   हाफुस, लंगड़ा, तोतापरी, नीलम, सफेदा, पायरी, गुलाब खास, भूरा, दशहरी, चौसा, फज़ली, अलकासो आदि।

विभिन्न भाषाओं में नाम

संस्कृत   आम्र। हिन्दी   आम। मराठी   आंबा। गुजराती   आम्वो। बंगाली   आम्र। अंग्रेजी   मैंगो (Mango)। लैटिन   मैन्गीफेरा इंडिका (Mangifera Indica)।

गुण

आयुर्वेद के मतानुसार आम का कच्चा फल जिसे कैरी या अमिया भी कहते हैं, गुण में कसैला, खट्टा, रूखा, रुचिकारक, वात, पित्त को पैदा करने वाला, त्रिदोषों को कुपित करने वाला, रक्तविकार उत्पन्न करने वाला होता है, जबकि पका हुआ मीठा आम मधुर, भारी, स्निग्ध, वीर्यवर्धक, बलवर्धक, वातनाशक, त्वचा को सुंदर बनाने वाला, शीतल, हृदय को बल देने वाला, पित्त को न बढ़ाने वाला, कषैले रस वाला तथा कफ़, अग्नि में वृद्धि करने वाला होता है।

यूनानी मतानुसार कच्चा आम स्वाद में खट्टा, दाह, पित्त नाशक, भूख बढ़ाने वाला, पाचक, वमन, मूर्च्छा, पथरी, पिपासा, रक्तपित्त और पथरी नाशक होता है, जबकि पका हुआ आम भूख बढ़ाने वाला, कामोद्दीपक, वृक्क और आमाशय को बल देने वाला, कब्ज़ दूर करने वाला होता है।

वैज्ञानिक मतानुसार आम के रासायनिक संगठन का विश्लेषण करने पर ज्ञात होता है कि इसमें जल की मात्रा 86 प्रतिशत, प्रोटीन 0.6 प्रतिशत, वसा 0.4 प्रतिशत, खनिज 0.4 प्रतिशत, कार्बोहाइड्रेट 11.8 प्रतिशत, रेशा 1.1 प्रतिशत, शर्करा (सुक्रोस, ग्लूकोस) आदि रूपों में, टार्टरिक और मैलिक अम्ल, कैल्शियम, फास्फोरस, लोहा, विटामिन ए, बी काम्पलेक्स के घटक, सी भी पाया जाता है। इन सब पोषक तत्त्वों के कारण ही आम एक पौष्टिक फल बन गया है।

हानिकारक प्रभाव

खट्टे आम रक्त विकार, नेत्र रोगकारी, मंदाग्नि, मलावरोध, गले में जलन, पेट में गैस, विषम ज्वर, मसूढ़ों के कष्ट, वीर्य में पतलापन लाने जैसे दोष पैदा करता है, अतः इनके सेवन से बचना चाहिए। अधिक मात्रा में पके आम खाने से अधिक दस्त लगना, पेट में मरोड़ उठना, फोड़े-फुंसियां उत्पन्न होना, गैस की तकलीफ बढ़ना, भारीपन, पेट दर्द आदि तकलीफें हो सकती हैं। खाली पेट आम का सेवन करना हानिकारक होता है। इन सब दोषों से बचने के लिए हमेशा अच्छे पके आम ही खाना चाहिए। इसके साथ दूध का सेवन करने से अधिकांश दोष दूर हो जाते हैं। अधिक आम खा लेने के दोष को दूर करने के लिए अदरक नमक लगाकर सेवन करें।

विभिन्न रोगों में प्रयोग

लू लगना : कच्चे आम को आग में पकाकर या पानी में उबालकर सेंक लें। फिर पानी में मसलकर छान लें। अब छना हुआ पानी में मिसरी या शक्कर मिलाकर बार-बार सेवन कराएं। इससे लू से उत्पन्न सारे विकार दूर हो जाएंगे।

दुर्बलता : जब तक आम उपलब्ध हो, भोजन के साथ दूध मिले आम के रस में चीनी मिलाकर सेवन करते रहने से दुर्बलता दूर होकर शारीरिक बल, वीर्य बढ़ता है।

सूखी खांसी : पके आम को गर्म राख में भून लें। फिर ठंडा करके धीरे-धीरे चूसने से सूखी खांसी दूर हो जाएगी।

अनिद्रा : पके आम चूसकर दूध पीने से नींद अच्छी आती है।

भूख न लगना : आम के रस में चीनी और सेंधानमक मिलाकर सेवन करें।

रक्ताल्पता, क्षय : एक कप रस के साथ एक कप दूध और एक चम्मच शहद मिलाकर नियमित रूप से सुबह-शाम पीने से इन रोगों में लाभ मिलता है।

दांत रोग : गुठली की गिरी पीसकर मंजन की तरह उपयोग करने से न केवल पायरिया, बल्कि दांत के अन्य रोगों और मसूड़ों के रोग भी दूर हो जाते हैं।

मिट्टी खाने की आदत : गुठली की गिरी का चूर्ण एक चम्मच की मात्रा में बच्चों को पानी के साथ 2-3 बार खिलाते रहने से कुछ ही दिनों में मिट्टी खाने की आदत छूट जाती है। इसी प्रयोग से पेट के कीड़े भी नष्ट हो जाते हैं।

नकसीर (नाक से खून आना) : गुठली की गिरी का रस नाक में टपकाएं।

मकड़ी का विष : कच्चे आम के अमचूर को पानी में पीसकर मकड़ी के विष पर लगाने से आराम मिलता है और विष का असर दूर हो जाता है।

रक्तस्राव : बवासीर और रक्तप्रदर में अधिक रक्तस्राव होने पर गुठली की गिरी का एक चम्मच चूर्ण दिन में 3 बार पानी से सेवन करें।

जलने पर : जले स्थान पर गुठली की गिरी पानी में घिसकर लगाएं।

वीर्य स्तम्भक : आम के फूल जिसे मौर या बौर कहते हैं, उन्हें छाया में सुखाकर चूर्ण बना लें और फिर समभाग की मात्रा में पीसी मिसरी मिला लें। एक-एक चम्मच की मात्रा में एक कप दूध के साथ सुबह-शाम नियमित सेवन करते रहने से वीर्य गाढ़ा होता है और स्तम्भन शक्ति बढ़ती है।

दस्त लगने पर : गुठली की गिरी, बेल की गिरी और मिसरी बराबर की मात्रा में मिलाकर पीस लें। एक-एक चम्मच की मात्रा में 3 बार सेवन कराएं।

हाथ-पैरों की जलन : आम का बौर हाथ-पैरों पर रगड़ें।

15. आक

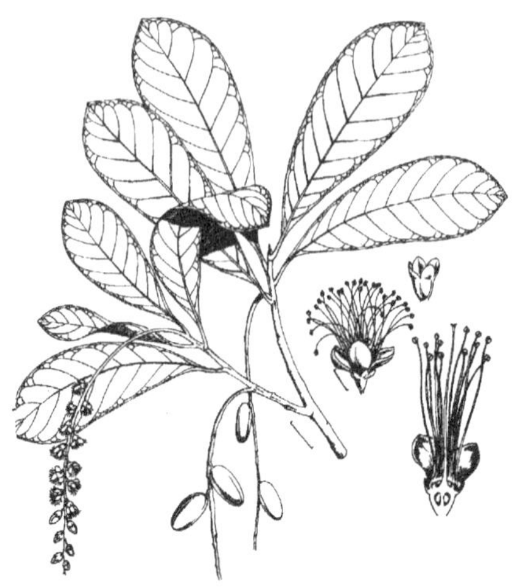

सामान्य परिचय

आक का पौधा सारे भारत में आसानी से मिल जाता है। यह आमतौर पर दो प्रकार का होता है जिसमें सफेद फूल आते हैं और दूसरे में कुछ बैंगनी रंग लिए हुए फूल लगते हैं। गर्मी के दिनों में यह पौधा हरा-भरा, फल-फूल दार होता है, जबकि वर्षा होते ही सूखने लगता है। इसकी पत्ती या डंडी को तोड़ने पर वहां से दूध-सा सफेद स्राव होता है। पौधे की ऊंचाई 4 से 12 फुट होती है। पत्ते 4 से 6 इंच लंबे और 1 से 3 इंच चौड़े, आयताकार तथा मोटे होते हैं पुष्प का रंग सफेद और हलका बैंगनी होता है। फल कैरी के समान 3 इंच लंबे और ½ इंच चौड़े होते हैं, जो पकने पर फट जाते हैं। इसमें से सफेद मुलायम रूई निकलती है। रूई से ढके काले रंग के बीज उड़कर यहां-वहां फैल जाते हैं और वर्षा का पानी पाकर फिर से नए पौधे को जन्म देते हैं।

विभिन्न भाषाओं में नाम

संस्कृत अर्क, श्वेतार्क। हिंदी आक, मदार। मराठी पाण्ढरी रुई, आकमदार। गुजराती धोलो आकड़ों। बंगाली आकन्द। अंग्रेजी मदार (Madar)। लैटिन केलोट्रोपिस जाइगैंटिया (Calotropis Gigantia)।

गुण

आयुर्वेदिक मतानुसार आक का रस कटु, तिक्त, लघु, उष्ण प्रकृति, वात-कफ़ दूर करने वाला, कान-दर्द, दांत-दर्द, कृमि, अर्श, खांसी, कब्ज़, उदर रोग, त्वचा रोग, वात रोग, शोथ नाशक होता है।

यूनानी मतानुसार आक गर्म, कफ को हटाने वाला, पसीना लाने वाला, बलवर्धक है। गठिया, जलोदर, प्रवाहिका, सर्पविष में लाभप्रद है। आक का दूध दाहक, चमड़ी पर फफोला पैदा करने वाला, दाद, खाज, कोढ़, प्लीहा रोग में भी गुणकारी है।

वैज्ञानिक मतानुसार आक के रासायनिक तत्त्वों का विश्लेषण करने पर ज्ञात होता है कि इसकी जड़ और तने में एमाईरिन (Amyrin), गिग्नटिओल (Giganteol) तथा केलोट्रोपिओल (Calotropiol) के अलावा अल्प मात्रा में मदार ऐल्बन, फ्लेबल क्षार भी मिलता है। दूध में ट्रिप्सिन, उस्कैरिन, केलोट्रोपिन तथा केलोटोक्सिन तत्त्व मिलते हैं।

हानिकारक प्रभाव

आक की जड़ की छाल अधिक मात्रा में देने से आमाशय और आंतों में जलन, दाह, क्षोभ उत्पन्न होकर जी मिचलाहट यहां तक कि उलटी भी होने लगती है। इसका ताजा दूध अधिक मात्रा में देने से विष का कार्य करता है। अतः प्रयोग में मात्रा का विशेष ध्यान रखें।

मात्रा

दूध एक-चौथाई से तीन-चौथाई ग्राम (250 से 750 मिली ग्राम), जड़ की छाल का चूर्ण आधा से एक ग्राम, पत्तों का चूर्ण 300 मिलीग्राम से 1 ग्राम, पत्तों का रस 1 से 5 बूंद, पुष्प 1 से 3 ग्राम।

विभिन्न रोगों में प्रयोग

कील-मुंहासे : आक के दूध में हलदी पीसकर सोते समय कील-मुंहासों पर लगाते रहने से कुछ दिनों में पूर्ण लाभ मिलेगा और चेहरा खिल उठेगा।

दांत रोग : हिलते हुए दांत की जड़ में एक-दो बूंद आक का दूध लगाने से वह आसानी से निकल जाता है। आक की जड़ के टुकड़े को दुखते हुए दांत से दबाने से दर्द कम हो जाता है।

खुजली : आक के 10 सूखे पत्ते सरसों के तेल में उबालकर जला लें। फिर तेल को छानकर ठंडा होने पर इसमें कपूर की 4 टिकियों का चूर्ण अच्छी तरह मिलाकर

शीशी में भर लें। खाज-खुजली वाले अंगों पर यह तेल 3 बार लगाएं।

दाद : शहद और आक का दूध बराबर की मात्रा में मिलाकर नियमित रूप से दिन में 3 बार लगाने से दाद दूर हो जाएगी।

बिच्छू काटने पर : आक का दूध दंश पर बार-बार लगाएं, विष दूर होगा।

आधासीसी का सिर दर्द : दो छोटे-छोटे पत्तों का जोड़ा जो आक के पत्तों के बीच में लगा होता है, गुड़ में लपेटकर सूर्योदय के पूर्व सेवन करें। पहली मात्रा से ही लाभ मालूम पड़ेगा। पूरे लाभ के लिए यह प्रयोग 4-5 दिन तक करें।

दमा : आक की जड़ एवं पत्तों का चूर्ण बराबर की मात्रा में मिलाकर एक चौथाई मात्रा में काली मिर्च का चूर्ण मिला लें। एक चम्मच की मात्रा में सुबह-शाम शहद के साथ एक हफ्ते तक सेवन करने से दमे में बहुत लाभ होगा।

सूजन और दर्द : पीड़ित अंग पर अरंडी का तेल लगाकर आक का गर्म पत्ता बांधें।

फोड़े-फुंसी : आक की जड़ पानी में पीसकर तैयार किए लेप को फोड़े-फुंसियों पर लगाएं।

सर्प विष : आक का दूध दंश पर बार-बार लगाएं और इसकी जड़ पानी में पीसकर पिलाएं।

छोटे सफेद दागों पर : सेंधानमक आक के दूध में घिसकर दागों पर लगाएं।

वात रोगों में : तिल के तेल में आक की जड़ को पका लें। छानकर तेल को इस पीड़ित अंगों पर मलें।

16. अंजीर

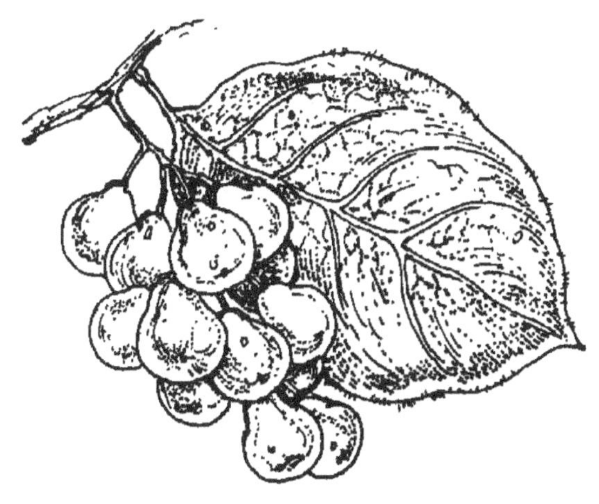

सामान्य परिचय

काबुल में अंजीर की अधिक पैदावार होती है। हमारे देश में बंगलोर, सूरत, कश्मीर, उ.प्र., नासिक, मैसूर क्षेत्रों में यह ज्यादा पैदा होता है। इसका पेड़ 14 से 18 फुट ऊंचा होता है। पत्ते और शाखाओं पर रोएं होते हैं। फूल न लगकर, फल पहले कच्ची हालत में हरे और पकने पर लाल-आसमानी रंग के हो जाते हैं। सूखे अंजीर हमेशा उपलब्ध होते हैं। कच्चे फल की सब्जी बनती है। इसके बीजों से तेल निकाला जाता है।

विभिन्न भाषाओं में नाम

संस्कृत काकोदुम्बरिका। हिन्दी अंजीर। मराठी अंजीर। गुजराती पेपरी। बंगाली पेयारा। अंग्रेजी फिग (Fig)। लैटिन फिकस कैरिका (Ficus carica)।

गुण

अंजीर एक स्वादिष्ठ फल ही नहीं, गुणकारी मेवा भी है। इसके अलावा कई रोगों में लाभकारी औषधि का भी काम करता है। आयुर्वेदिक मतानुसार अंजीर का पका फल मधुर, शीतल, भारी, तुष्टि देने वाला, स्वादिष्ठ, वात, पित्त और कफ़, क्षय, रक्त और वायु विकार नाशक है।

यूनानी मतानुसार इसे मधुर, बलवर्धक, बाजीकारक, ज्वर हरने वाला और रेचक कहा जाता है।

वैज्ञानिक मतानुसार अंजीर के रासायनिक गुणों का विश्लेषण करने पर ज्ञात होता है कि इसके सूखे फल में कार्बोहाइड्रेट (शर्करा) 63 प्रतिशत, प्रोटीन 5.5 प्रतिशत, सेल्यूलोज 7.3 प्रतिशत, चिकनाई 1 प्रतिशत, खनिज लवण 3 प्रतिशत, अम्ल 1.2 प्रतिशत, राख 2.3 प्रतिशत और जल 20.8 प्रतिशत होता है। इसके अलावा प्रति 100 ग्राम अंजीर में 1.5 मिलीग्राम लोहा, विटामिन ए की 270 आई यू. अल्प में चूना, पोटेशियम, सोडियम, गंधक, फास्फोरिक एसिड और गोंद भी पाया जाता है।

विभिन्न रोगों में प्रयोग

कब्ज़, बवासीर : 3-4 पके अंजीर दूध में उबालकर रात्रि में सोने से पूर्व खाएं और ऊपर से उसी दूध का सेवन करने से कब्ज़ तथा बवासीर में लाभ होता है।

दमा : बलगम निकलने वाले दमा रोग में अंजीर खाना गुणकारी होता है।

प्यास की अधिकता : बार-बार प्यास लगने पर अंजीर का सेवन करें।

मुंह के छाले : अंजीर का रस छालों पर लगने से आराम मिलता है।

प्रदर रोग में : शहद में अंजीर का रस मिलाकर सेवन करना लाभदायक होता है।

खांसी : पके अंजीर का काढ़ा पीने से खांसी दूर हो जाती है।

दांत दर्द : अंजीर का दूध रुई में भिगोकर दुखते दांत पर रखकर दबाएं।

बहुमूत्र : 3-4 अंजीर खाकर 10 ग्राम काले तिल चबाने से यह कष्ट दूर होता है।

मुंहासे : कच्चे अंजीर का दूध मुंहासों पर 3 बार लगाएं।

चर्म रोगों पर : कच्चे अंजीर का दूध समस्त चर्म रोगों में लगाना लाभदायक होता है।

दुर्बलता : पके अंजीर के बराबर की मात्रा में सौंफ के साथ चबा-चबाकर किया गया नियमित सेवन 40 दिनों में सारी शारीरिक दुर्बलता दूर कर देता है।

रक्तवृद्धि और शुद्धि हेतु : 10 मुनक्के और 5 अंजीर 200 मिलीलीटर दूध में उबालकर खा लें। फिर ऊपर से उसी दूध का सेवन करें।

पेचिस और अतिसार में : अंजीर का काढ़ा 3 बार पिलाएं।

17. आंवला

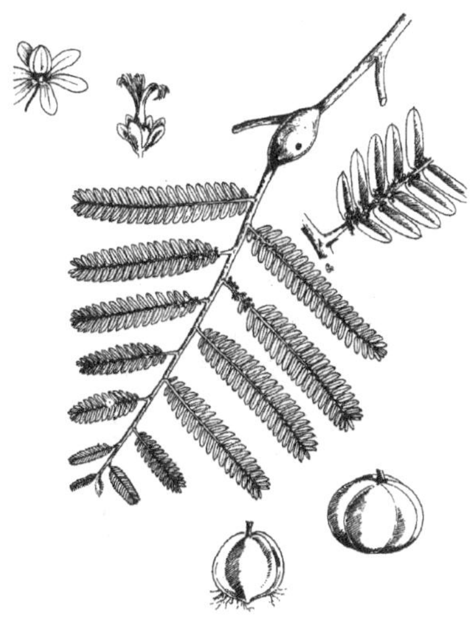

सामान्य परिचय

आंवले का वृक्ष भारत के प्रायः सभी प्रांतों में पैदा होता है। तुलसी की तरह आंवले का वृक्ष धार्मिक दृष्टिकोण से पवित्र माना जाता है। स्त्रियां इसकी पूजा करती हैं। वृक्ष की ऊंचाई 20 से 25 फुट होती है। पत्ते इमली के पत्तों की तरह लगभग आधा इंच लंबे होते हैं। पुष्प हरे-पीले रंग के, बहुत छोटे गुच्छों में लगते हैं। फल गोलाकार लगभग 1 से 2 इंच व्यास के हरे, पीले रंग के होते हैं। पके फलों का रंग रक्ताभ होता है। खरबूजे की भांति फल पर 6 रेखाएं 6 खंडों का प्रतीक होती हैं। फल की गुठली में 3 कोष होते हैं, जिनमें तिकोने बीज निकलते हैं। वनों में उगने वाले आंवले छोटे-छोटे होते हैं, जबकि कलमी आंवले बड़े-बड़े होते हैं। छोटे आंवलों में गूदा कम, रेशेदार और गुठली बड़ी होती है, जबकि कलमी आंवलों में गूदा ज्यादा, रेशेरहित, छोटी गुठली होती है। बड़े आंवले च्यवनप्राश व मुरब्बा बनाने के लिए अधिक उपयोगी होते हैं, जबकि औषधिक गुणों को अधिक पाने के लिए छोटे आंवले ही अधिक उपयुक्त होते हैं।

विभिन्न भाषाओं में नाम

संस्कृत आमलकी, धात्री। हिंदी आंवला। मराठी आंवली। गुजराती आंवला। बंगाली आमलकी, आमला। अंग्रेज़ी एमब्लिक माइरोबेलन (Emblic Myrobalan)। लैटिन एमब्लिका ऑफिसिनेलिस (Emblica Officinalis)।

गुण

आंवला युवकों को यौवन प्रदान करता है और बूढ़ों को युवा जैसी शक्ति। एक टॉनिक के रूप में आंवला शरीर और स्वास्थ्य के लिए अमृत के समान है। दिमागी परिश्रम करने वाले व्यक्तियों को वर्ष भर नियमित रूप से किसी भी विधि से आंवले का सेवन करने से दिमाग में तरावट और शक्ति मिलती है। कसैला आंवला खाने के बाद पानी पीने पर मीठा लगता है।

आंवला हरा, ताजा हो या सुखाया हुआ पुराना हो, इसके गुण नष्ट नहीं होते। इसकी अम्लता इसके गुणों की रक्षा करती है। आयुर्वेद में आंवले को बहुत महत्ता प्रदान की गई है, जिससे इसे रसायन माना जाता है। च्यवनप्राश आयुर्वेद का प्रसिद्ध रसायन है, जो टॉनिक के रूप में आम आदमी भी प्रयोग करता है। इसमें आंवले की अधिकता के कारण ही विटामिन 'सी' भरपूर होता है। यह शरीर में आरोग्य शक्ति बढ़ाता है। त्वचा, नेत्र रोग, केश और कांति के लिए भी यह विटामिन बहुत उपयोगी है। संक्रमण से बचाने, मसूड़ों के स्वस्थ रखने, घाव भरने और खून बनाने में भी विटामिन सी महत्त्वपूर्ण भूमिका अदा करता है।

आयुर्वेदिक मतानुसार आंवला त्रिदोष नाशक होता है, यानी वात, पित्त और कफ़ को नष्ट करता है। शीतल प्रकृति, नेत्र, त्वचा, केश, फेफड़ों के लिए हितकारी, भूख बढ़ाने वाला, रक्त शोधक, मृदुरेचक, वृद्धावस्था दूर करने वाला, शरीर की गर्मी दूर करने वाला, चर्मविकार नाशक, स्मरण शक्ति, ओज, हृदय का बल और आयु बढ़ाने वाला भी होता है।

यूनानी मतानुसार आंवला आमाशय, मस्तिष्क एवं हृदय को बल देने वाला, पित्तशामक, शीतल, शोधक होता है। शीतल गुण के कारण रक्त की गर्मी और पित्त की तेजी को घटाता है। रूखे गुण के कारण रक्त का शुद्धीकरण करता है। गर्भाशय, नेत्रों, आमाशय, बुद्धि को तीव्र करना, उनके दोषों को दूर करना इसका विशेष गुण है।

वैज्ञानिक मतानुसार आंवला के रासायनिक तत्त्वों का विश्लेषण करने पर ज्ञात होता है कि इसके 100 ग्राम रस में 921 मिलीग्राम और गूदे में 720 मिलीग्राम विटामिन सी पाया जाता है, जबकि आर्द्रता 81.2, प्रोटीन 0.5, वसा 0.1, कार्बोहाइड्रेट 14.1, खनिज द्रव्य 0.7 प्रतिशत तथा कैल्शियम, फास्फोरस, लोहा, निकोटिनिक एसिड, गैलिक एसिड, टैनिक एसिड, शर्करा (ग्लूकोज) भी पाया जाता है।

हानिकारक प्रभाव

आंवला प्लीहा (Spleen) के लिए हानिकारक होता है। लेकिन मधु के साथ सेवन करने से यह दुष्प्रभाव खत्म हो जाता है।

मात्रा

फल का रस 10 से 20 मिलीलीटर। चूर्ण 5 से 10 ग्राम।

विभिन्न रोगों में प्रयोग

प्रायः आंवले में सभी रोगों को दूर करने की शक्ति होती है, फिर भी यदि आंवले का चूर्ण एक चम्मच की मात्रा में सुबह-शाम शहद के साथ नियमित रूप से सेवन किया जाए, तो हृदय की बेचैनी, धड़कन, कमजोर नेत्र ज्योति, वीर्य की दुर्बलता, दांतों और मसूड़ों के विकार, केशों का कमजोर होना और झड़ना, रक्ताल्पता, श्वास रोग, स्वप्नदोष, बेवक्त बुढ़ापे के लक्षण पैदा होना, यकृत की कमजोरी, मूत्र विकार, नेत्र विकार, पाचन शक्ति की, खराबी, चर्म रोग, रक्तचाप की अधिकता, स्कर्वी, रक्त, पित्त, वमन, सुजाक, बहुमूत्र, दांत रोग जैसी बीमारियों में लाभ मिलता है।

हकलाहट, तुतलाना : कच्चे, पके हरे आंवले को चूसकर अनेक बार सेवन करें।

नकसीर (नाक से खून) : नाक में आंवले का रस टपकाएं। ताजे आंवले नियमित खाएं। चीनी मिला आंवले का शरबत सुबह-शाम पिलाएं।

बिस्तर में पेशाब : आंवले का चूर्ण और काला जीरा बराबर मात्रा में मिलाकर पीस लें। तैयार चूर्ण की आधी मात्रा में मिस्री मिलाकर, एक-एक चम्मच दिन में तीन बार, एक हफ्ते तक नियमित रूप से खिलाएं।

बालों के रोग : आंवले का चूर्ण पानी में भिगोकर रात्रि में रख दें। सुबह इस पानी से रोजाना बाल धोने से उनकी जड़ें मजबूत होंगी, उनकी सुंदरता बढ़ेगी। मेंहदी मिलाकर बालों में लगाने से वे काले हो जाते हैं।

पेशाब की जलन : आधा कप आंवले के रस में दो चम्मच शहद मिलाकर पिएं।

आवाज बैठना : कच्चे आंवले बार-बार चूस-चूसकर खाएं।

हृदय शूल : आंवले का मुरब्बा सेवन करें। यह हृदय को बल देता है।

दांत दर्द : आंवले के रस में कपूर मिलाकर पीड़ित दांत में लगाएं।

मधुमेह में : इस बीमारी में आंवले का नियमित सेवन बहुत गुणकारी होता है, क्योंकि इसका रस खून में शकर को बढ़ने नहीं देता।

रक्तस्राव होने पर : स्राव वाले स्थान पर आंवले का ताजा रस लगाएं, स्राव बंद हो जाएगा।

बवासीर : आंवले का चूर्ण एक चम्मच, एक कप मट्ठे के साथ 3 बार लें।

वीर्यवृद्धि हेतु : एक चम्मच घी में दो चम्मच आंवले का रस मिलाकर दिन में तीन बार कम-से-कम एक हफ्ते तक लें।

पेशाब रुकने पर : कच्चे आंवलों को पीसकर बनी लुग्दी पेडू पर लगाएं।

पथरी : मूली के रस के साथ एक चम्मच आंवले का चूर्ण दिन में 3 बार एक-दो हफ्ते सेवन करने से पथरी गलने लगती है।

18. इमली

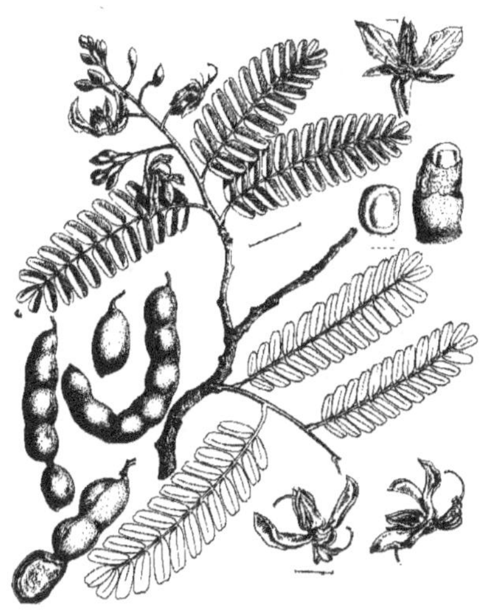

सामान्य परिचय

समस्त भारत में इमली का वृक्ष पाया जाता है। घनी छाया देने के कारण इसे सड़कों के किनारे भी लगाया जाता है। इस वृक्ष की ऊंचाई आमतौर पर 60 से 80 फुट होती है। पत्ते छोटे-छोटे और टहनी में बराबर-बराबर लगे रहते हैं। पुष्प गुच्छों में नीचे की ओर लटके हुए सफेद और लाल होते हैं। फली गोलाकार चपटी होती है। कच्ची अवस्था में हरी और पकने पर लाल मटमैले रंग की होती है। बीज (चिएं) गहरे भूरे रंग के होते हैं। पुष्प ग्रीष्म में लगते हैं और फल शीत ऋतु के अंत तक पकते हैं।

विभिन्न भाषाओं में नाम

संस्कृत अम्लिका। हिंदी इमली। मराठी चिंच। गुजराती आम्बली। बंगाली तेंतुल। अंग्रेजी टेमेरिण्ड (Tamarind)। लैटिन टेमेरिण्डस इंडिकस (Tamarindus Indicus)।

गुण

इमली आमतौर पर दो प्रकार की उपलब्ध होती है, पहली कच्ची हरी और दूसरी पकी लालिमा युक्त मटमैले रंग की। आयुर्वेदिक मतानुसार कच्ची इमली स्वाद में बेहद खट्टी, गरम, भारी, रुचिकारक, अग्नि दीपक, मलरोधक, वातनाशक, आंत्र

संकोचक, कफ़-पित्त कारक, रक्त दूषक और शूल रोग में सेवनीय है, जबकि पकी इमली वात और कफ़कारक होती है। सूखी पुरानी इमली हलकी, मधुर, रुचिकारी, खट्टी-मीठी, हृदय के लिए हितकारी, गरम प्रकृति की, कफ़-वात रोगों में पथ्यकारी, बवासीर, उदर रोग, व्रणदोष, अतिसार, तृष्णा, कृमिनाशक, मद नाशक होती है। पकी इमली जितनी पुरानी होती है, उतनी ही अधिक लाभप्रद होती है।

वैज्ञानिक मतानुसार इमली की रासायनिक संरचना का विश्लेषण करने पर ज्ञात होता है कि इसमें शर्करा 25 प्रतिशत, टार्टरिक एसिड 5 से 8 प्रतिशत, साइट्रिक एसिड 4 से 6 प्रतिशत, पोटेशियम बाई टाइट्रेट 4.7 से 6 प्रतिशत और 12 से 20 प्रतिशत तक अघुलनशील तत्त्व मिलते हैं। इमली के बीजों में 20 प्रतिशत तेल होता है, जो गाढ़ा और कुछ पीलापन लिए होता है।

हानिकारक प्रभाव

कच्ची इमली भारी, गरम और अति खट्टी होने के कारण हानिकारक होती है। जिन्हें इमली अनुकूल नहीं होती, उन्हें भी पकी इमली से दांतों का खट्टा होना, सिर और जबड़े में दर्द, सांस की तकलीफ, खांसी और बुखार जैसे दुष्परिणाम हो सकते हैं।

मात्रा

फल का गूदा 6 से 24 ग्राम। बीज का चूर्ण 1 से 3 ग्राम।

विभिन्न रोगों में प्रयोग

शराब का नशा : इमली के गूदे को पानी में मसलकर थोड़ा गुड़ मिला लें, फिर छानकर पिलाएं। नशा उतर जाएगा।

लू का प्रकोप : पकी इमली का पना पीने और हाथ-पैरों के तलवों पर गूदा मलने से लू के दुष्प्रभाव दूर होंगे।

गुहेरी : आंखों की पलकों पर होने वाली फुंसी (गुहेरी) पर इमली के बीच को पत्थर पर चंदन की तरह घिसकर बने लेप को लगाने से शीघ्र लाभ होता है।

हृदय की जलन : पकी हुई इमली के गूदे का बना शरबत पीने से राहत मिलती है।

जल जाने पर : आग से जले स्थान पर इमली की छाल की भस्म नारियल के तेल में मिलाकर दिन में दो-तीन बार लगाने से घाव शीघ्र भर जाते हैं।

बिच्छू, सर्प आदि के विष : इमली के बीज (चीएं) को बीच से दो टुकड़ों में बांट लें और पानी के साथ सफेद भाग को घिसकर दंश के स्थान पर चिपका दें। विष चूसने पर वह बीज का टुकड़ा अपने आप गिर जाएगा, फिर दूसरा घिसा टुकड़ा

चिपका दें। यह प्रयोग दोहराकर करते रहें। जब बीज चिपके नहीं और गिर जाए, तो समझें कि विष निकल चुका है। उपयोग किए बीजों को नष्ट कर दें।

वीर्यवर्द्धक, पुष्टिकारक योग : पानी में इमली के बीजों को कुछ दिन तक भिगो दें, ताकि छिलका आसानी से निकल जाए। छिलके निकले सफेद बीजों को सुखाकर बारीक चूर्ण बना लें। इसे घी में भूनकर इसमें समान मात्रा में मिसरी मिलाकर शीशी में भर लें। एक चम्मच की मात्रा में दिन में 3 बार दूध के साथ सेवन करें।

श्वेत प्रदर : वीर्यवर्धक प्रयोग यदि स्त्री करे, तो श्वेत प्रदर की शिकायत दूर होगी।

सूजन, चोट पर : इमली के पत्तों का पिसा गाढ़ा लेप गरम करके सूजन, चोट पर बांधने से शीघ्र आराम मिलता है।

खांसी : इमली के पत्तों का काढ़ा, थोड़ा-सा सेंधा नमक और हींग मिलाकर पीने से खांसी की तकलीफ दूर होती है।

उदर विकारों में : इमली का पना उदर विकारों जैसे, गैस की तकलीफ, भूख न लगना, अरुचि दूर कर भूख बढ़ाता है।

19. इलायची

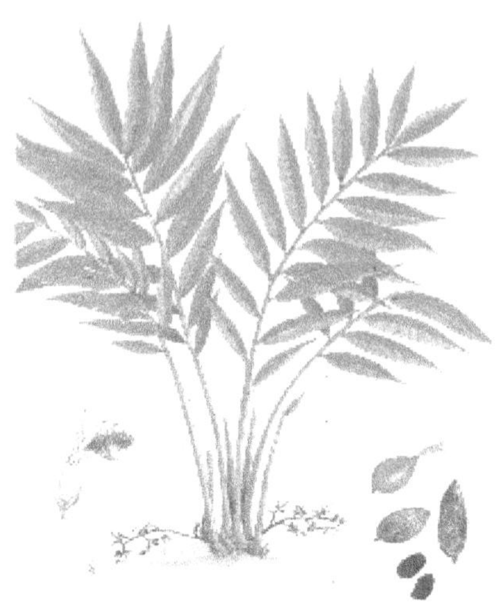

सामान्य परिचय

इलायची की सर्वाधिक उपज हमारे देश केरल, तमिलनाडु, कर्नाटक प्रदेशों में होती है। इसका पौधा सदा हरा-भरा रहते हुए 2 से 4 मीटर तक ऊंचा होता है। पत्ते नोकीले, भाले के आकार के एक से तीन फुट लंबे होते हैं। पुष्प डेढ़ इंच लंबे सफेद, हलके हरे रंग के होते हैं, एवं सुगंधित होते हैं। फल अंडाकार, त्रिकोष्ठीय, हलके हरे या पीले रंग के होते हैं, जिनमें 15 से 20 बीज काले, भूरे रंग के एवं कड़े होते हैं। इसकी मनोहारी खुशबू जहां तन-मन को प्रफुल्लित करती है, वहीं अनेक औषधीय गुणों के कारण स्वास्थ्य के लिए लाभप्रद भी होती है। आमतौर पर इलायची का उपयोग पान, खाद्य पदार्थों, धार्मिक कार्यों, अतिथि सत्कार एवं मसालों में व्यापक रूप से किया जाता है।

विभिन्न भाषाओं में नाम

संस्कृत एला। हिंदी इलायची। मराठी बेलची। गुजराती एलची। बंगाली एलाच। अंग्रेजी लेसर कार्डेमम (Lesser Cardamom)। लैटिन एलिटेरिया कार्डेमोमम (Elettaria Cardamommum)।

गुण

इलायची छोटी और बड़ी दो प्रकार की होती है, लेकिन व्यापक रूप से छोटी इलायची का उपयोग किया जाता है।

आयुर्वेदिक मतानुसार इलायची मधुर रस युक्त, शीतल और कड़वी होती है। यह रुचिकारक, हलकी सुगंधित, पाचक भी होती है। अपच, उलटी, जी मिचलाहट, भूख न लगना, प्यास की अधिकता, गैस की तकलीफ, खांसी, श्वांस, बवासीर, खुजली, पथरी, हृदय रोग, स्वप्नदोष, वमन आदि कष्टों में गुणकारी है।

यूनानी मतानुसार इलायची गरम है। यह पाचक, आमाशय के दोषों को नष्ट करने वाली, भूख बढ़ाने वाली, मितली, उबकाई गैस को दूर कर हृदय और मस्तिष्क को बल देती है।

वैज्ञानिक मतानुसार इलायची की रासायनिक संरचना का विश्लेषण करने पर ज्ञात होता है कि इसमें विशेष प्रकार का उड़नशील तेल 4 से 8 प्रतिशत, स्थिर तेल 10 प्रतिशत, 42 प्रतिशत कार्बोहाइड्रेट, काष्ठीय तन्तु 77 प्रतिशत, नमी 20 प्रतिशत, पोटेशियम 3 प्रतिशत, श्वेतसार 3 प्रतिशत, अल्प मात्रा में कैल्शियम, लोहा, फास्फोरस और पीत रंजक द्रव्य विद्यमान होते हैं। इसकी भस्म में 10 प्रतिशत की मात्रा में मैंगनीज भी मिलता है। 200 ग्राम हरी इलायची से 10 ग्राम तेल प्राप्त होता है, जो भूरापन लिए हलके पीले रंग का होता है।

मात्रा

500 मिलीग्राम से एक ग्राम, तेल 4 से 5 बूंद।

उपलब्ध आयुर्वेदिक योग

एलादि चूर्ण, एलादि वटी, एलादि तेल, एलादि घृत।

विभिन्न रोगों में प्रयोग

बदहजमी, पीलिया, मूत्र विकार, सीने में जलन, पेट दर्द, जी मिचलाहट, उबकाई, हिचकी, दमा, पथरी, जोड़ों का दर्द, मुख दुर्गन्ध में : इलायची का सेवन लाभदायक है।

सिर दर्द : इलायची पीसकर मस्तिष्क पर लेप करने और बीजों को पीसकर सूंघने से सिर दर्द में आराम मिलता है।

अधिक केले खाने पर : यदि इससे अजीर्ण पैदा हो जाए, तो इलायची खाएं। हजम हो जाएगा।

बिच्छू दंश : दर्द और विष का प्रभाव कम करने के लिए इलायची के दाने मुंह में चबाकर पीड़ित व्यक्ति के कानों में जोर से फूंकने पर आश्चर्यजनक लाभ होता है।

खांसी में : इलायची के बीज और मिसरी मिलाकर बार-बार चूसना चाहिए।

मुंह के छाले : इलायची पीसकर शहद के साथ मिलाकर छालों पर लगाएं।

वमन : पुदीना और इलायची बराबर मात्रा में मिलाकर सेवन कराएं।

दांत रोगों में : इलायची और लौंग का तेल बराबर मात्रा में मिलाकर दांतों पर मलें।

सांस की बीमारी : मिसरी के साथ इलायची का तेल सेवन कराएं।

अधिक थूक आना : इलायची और सुपारी को समान मात्रा में पीसकर एक-दो ग्राम चूर्ण बार-बार चूसते रहने से यह कष्ट दूर हो जाता है।

स्वप्नदोष : आंवले के रस में इलायची के दाने और ईसबगोल बराबर की मात्रा में मिलाकर एक-एक चम्मच की मात्रा में सुबह-शाम सेवन करें।

हिचकी : एक कप पानी में दो इलायची पीसकर उबालें। जब आधा पानी बचा रह जाए, तो सहनीय अवस्था में गरम-गरम काढ़ा पिलाएं, कष्ट तुरंत दूर होगा।

20. इन्द्रायण

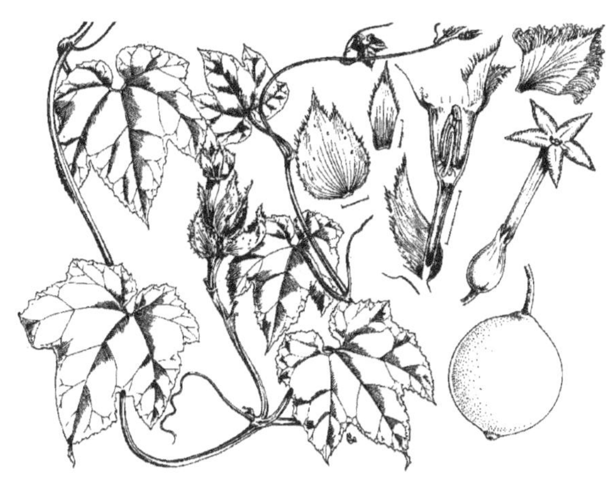

सामान्य परिचय

इन्द्रायण की बेल समस्त भारत में पाई जाती है। इसकी लंबाई 20 से 30 फुट होती है। पत्ते असमान भागों में विभक्त तरबूज के पत्तों के समान 2-3 इंच लंबे और 2 इंच चौड़े होते हैं। पुष्प घंटाकार, पीले रंग के, पांच हिस्सों में बंटे होते हैं। फल गोल, मांसल, चिकने, 2-3 इंच व्यास के, कच्ची हालत में हरे और पकने पर पीले रंग के हो जाते हैं। खरबूजे के समान इसके फल में 6 फांकें होती हैं। फलमज्जा कोमल स्पंज के समान, स्वाद में अत्यंत तिक्त होती है। बीज मज्जा में गढ़े रहते हैं। सामान्यतया छोटी और बड़ी, दो प्रकार की इन्द्रायण देखने को मिलती है, जिसमें 45-120 फल लगते हैं। उल्लेखनीय है कि बड़ी इन्द्रायण का फल पकने के बाद लाल रंग का हो जाता है।

विभिन्न भाषाओं में नाम

संस्कृत इन्द्रवारुणी। हिंदी इन्द्रायण। मराठी इन्द्रफल। गुजराती इन्द्रावणा। बंगाली राखाल शसा। अंग्रेजी कोलोसिन्थ (Colocynth) बिटर एपल (Bitter Apple)। लैटिन सिट्र्युलस कोलोसिन्थिस (Citrullus Colocynthis)।

गुण

आयुर्वेदिक मतानुसार इन्द्रायण रस में तिक्त, लघु, तीक्ष्ण, उष्ण प्रकृति, विपाक में कटु, कफ पित्तहर, सभी प्रकार के उदर रोग नाशक, पाचक, वात शामक, कब्ज़

दूर करने वाला, शोथहर, तीव्र गर्भाशय संकोचक, कामला, ज्वर, श्वास, खांसी, कृमि रोग, घाव, तिल्ली और ग्रंथि रोगों में लाभदायक है।

वैज्ञानिक मतानुसार इन्द्रायण की रासायनिक संरचना का विश्लेषण करने पर ज्ञात होता है कि इसके फलमज्जा में कोलोसिन्थिन नामक तिक्त पदार्थ और एक प्रकार का राल होने के कारण ही आंतों में रेचन की क्रिया होती है और मलावरोध दूर होता है। इनके अलावा हेण्ट्रिएकोटेन, ए-इलेटरिन, फाइटोस्टेराल और वसा अम्ल होते हैं। बीजों में तिक्त स्थिर तेल इपुरैनाल (Ipuranol) 21 प्रतिशत, फाइटोस्टेराल, ग्लाइकोसाइनाइड, हाइड्रोकार्बन, टैनिन और सैपोनिन होते हैं। प्रत्येक फल में छिलका 23 प्रतिशत, बीज 62 प्रतिशत और मज्जा 15 प्रतिशत होते हैं।

हानिकारक प्रभाव

मरोड़ अधिक उत्पन्न करने के कारण इन्द्रायण का अकेले व्यवहार नहीं किया जाता। अधिक मात्रा में इसे सेवन करने से विष के लक्षण उत्पन्न होते हैं। अतः प्रयोग सावधानी पूर्वक करना चाहिए।

मात्रा

फलों का चूर्ण 125 मिलीग्राम से 500 मिलीग्राम तक। जड़ का चूर्ण 1 से 3 ग्राम।

उपलब्ध आयुर्वेदिक योग

इन्द्रायण वटी, इन्द्रायण तेल, इन्द्रायण अर्क।

विभिन्न रोगों में प्रयोग

स्तन के कष्ट : इन्द्रायण की जड़ को पानी में घिसकर बने लेप को स्तन पर लेप करने से उसकी सूजन, पीड़ा व घाव शीघ्र ठीक हो जाते हैं।

कान के रोग : इन्द्रायण के कच्चे या पके फल को कूटकर मसल लें और फिर 4 चम्मच तिल के तेल में मंद आंच पर पका लें। आधा तेल बचा रहने पर उसे छानकर शीशी में सुरक्षित रख लें। रोजाना सोने से पूर्व 2-3 बूंद डालने से बहरापन, कान में झनझनाहट, विभिन्न प्रकार की ध्वनियां सुनाई देना इत्यादि विकार ठीक हो जाते हैं।

शीघ्र प्रसव हेतु : इन्द्रायण की जड़ को प्रसूता के बालों में बांधने से शीघ्र प्रसव होता है। दूसरा प्रयोग इसकी जड़ के रस को रूई में भिगोकर योनि में रखने से भी यही लाभ मिलता है।

गर्भ धारण के लिए : बेल का फल और इन्द्रायण की जड़ को बराबर की मात्रा में पीसकर पीने से स्त्री गर्भ धारण करने के योग्य बनती है।

ग्रंथि शोथ : इन्द्रायण के पत्तों का लेप गांठ पर बांधने से वह बैठ जाती है।

प्रसूता का पेट बढ़ना : अनेक बार प्रसव होने से स्त्री का उदर क्षेत्र बेडौल होकर काफी बढ़ जाता है। ऐसे में इन्द्रायण के फल को पीसकर लेप तैयार करें और नियमित रूप से कुछ हफ्ते सोते समय पेट पर लगाएं, पेट मूल अवस्था में आ जाएगा।

बवासीर के मस्सों पर : इन्द्रायण के बीजों को पानी में पीसकर लेप बनाएं और उसे बवासीर के मस्सों पर दिन में 2 बार कुछ हफ्ते तक लगाएं।

गंजापन : इन्द्रायण की जड़ को गोमूत्र में पीसकर नियमित रूप से गंजा वाले स्थानों पर लगाएं। कुछ ही दिनों के प्रयोग से लाभ नजर आएगा।

कब्ज़ : इन्द्रायण के फल को घिसकर नाभि पर लगाएं और इसकी जड़ का चूर्ण 2 ग्राम की मात्रा में पानी के साथ सोते समय लें।

उदर कृमि : 10 ग्राम गुड़ में 2 ग्राम इन्द्रायण की जड़ का चूर्ण मिलाकर सोते समय सेवन करने से 3-4 दिनों में ही सारे कृमि निकल जाते हैं।

सर्प विष : पान में इन्द्रायण की जड़ रखकर चबाते रहने से सर्प विष का प्रभाव दूर होने लगता है।

त्वचा की रंगत : इन्द्रायण के ताजे हरे फलों से रस निकालकर शरीर में जहां-जहां त्वचा की रंगत बिगड़ गई हो, वहां-वहां कुछ दिन नियमित रूप से लगाते रहने से वह स्वाभाविक रंग में आ जाएगी।

मूत्रावरोध होने पर : जड़ को पानी के साथ पीसकर छान लें, फिर उसे दिन में तीन बार पिएं, मूत्र साफ आने लगेगा।

बाल काले करने के लिए : इन्द्रायण का तेल, नारियल के तेल में बराबर की मात्रा में मिलाकर नियमित लगाएं, लाभ होगा।

21. ईसबगोल

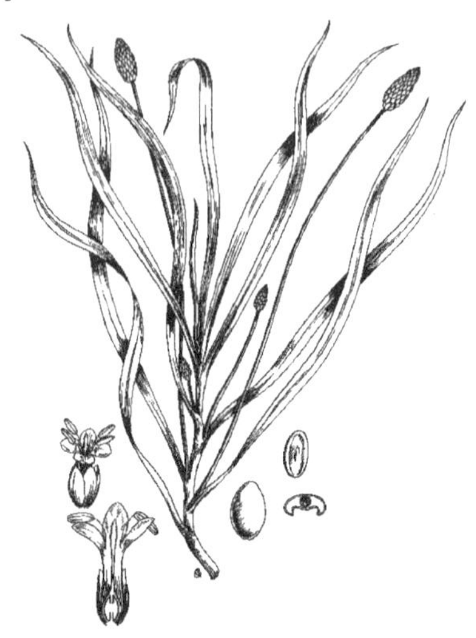

सामान्य परिचय

ईसबगोल की व्यापारिक खेती हमारे देश में उत्तरी गुजरात के मेहसाना और बनासकाठा जिलों में होती है। वैसे उ.प्र., पंजाब, हरियाणा प्रदेशों में भी इसकी खेती होती है। इसका पौधा तनारहित, मौसमी और झाड़ीनुमा होता है, जिसकी ऊंचाई लगभग 1 से 3 फुट होती है। पत्ते तीन शिराएं युक्त, अखंड, लंबे 3 से 9 इंच तक होते हैं। पुष्प दंड गेहूं की बाल की तरह होता है, जिस पर ये छोटे-छोटे, लंबे, गोल, अंडाकार मंजरियों में से निकलते हैं। फूलों में नाव के आकार के बीज लगते हैं और उनके ऊपर सफेद भूसी होती है। बीजों से लगभग 26-27 प्रतिशत भूसी निकलती है। भूसी पानी के संपर्क में आते ही चिकना लुआब बना लेती है, जो बिना गंध और स्वाद का होता है। इसे स्वादिष्ठ बनाने के लिए विभिन्न तरह के फ्लेवर मिलाए जाते हैं। औषधि रूप में ईसबगोल के बीज और उसकी भूसी काम में ली जाती है।

विभिन्न भाषाओं में नाम

संस्कृत ईषद्गोल। हिंदी ईसबगोल। मराठी इसबगोल। गुजराती उथमुजीरू। बंगाली इसपूगुल। अंग्रेजी स्पोगल सीड्स (Spogal Seeds)। लैटिन प्लैण्टेगो ओवाटा (Plantago Ovata)।

गुण

आयुर्वेदिक मतानुसार ईसबगोल मधुर, शीतल, स्निग्ध, चिकनी, मृदु, विपाक में मधुर, कफ़ व पित्त नाशक, पौष्टिक, कसैली, थोड़ी वातकारक, रक्तपित्त व रक्तातिसार नाशक, कब्ज़ दूर करने वाली, अतिसार, पेचिस में लाभप्रद, श्वास व कास में गुणकारी, मूत्र रोग में लाभकारी है।

यूनानी मतानुसार इसके बीज शीतल एवं शांतिदायक होते हैं। जीर्ण रक्तातिसार, अंतड़ियों की पीड़ा, कब्ज़, मरोड़, अतिसार, पेचिस आंतों के व्रण, दमे की बीमारी, पित्त संबंधी विकार, ठंड और कफ़ की बीमारियों में भी लाभदायक है।

वैज्ञानिक मतानुसार ईसबगोल की रासायनिक संरचना का विश्लेषण करने पर ज्ञात होता है कि इसके बीजों में 30 प्रतिशत म्युसिलेज होता है, जो जाइलोज (Xylose), अरेबिनोज (Arabinose) और गैलेक्टुरोनिक अम्ल (Galecturonic acid) से बना होता है। इसके अलावा म्युसिलेज में एक स्थिर तेल आकुबिन (Aucubin) 5 प्रतिशत होता है। अल्प मात्रा में इसमें रैमनोज और गैलेक्टोज भी पाए जाते हैं। बीज मज्जा में कोलेस्टेरोल घटाने की क्षमता वाला 17.7 प्रतिशत लिनोलिक एसिड बहुल तेल होता है। एक भाग बीज में इतना म्युसिलेज होता है कि वह 20 भाग के जल में थोड़ी ही देर में जेली बना लेता है।

हानिकारक प्रभाव

ईसबगोल प्रसूता के लिए विशेषरूप से हानिकारक है। इसे कूटने से विष प्रभाव पैदा होता है। अतः बीजों को साबुत ही निगलना चाहिए।

मात्रा

5 से 10 ग्राम।

विभिन्न रोगों में प्रयोग

पेशाब की जलन : एक गिलास पानी में 4 चम्मच ईसबगोल की भूसी मिलाकर उबालें, फिर ठंडाकर छान लें और स्वादानुसार मिसरी मिलाकर पीने से पेशाब की जलन, दाह दूर होकर भरपूर पेशाब होगा।

कब्ज़ : एक से दो चम्मच की मात्रा में ईसबगोल की भूसी एक कप गर्म दूध के साथ सोते समय सेवन करें।

आंव, दस्त, मरोड़ : एक से दो चम्मच की मात्रा में ईसबगोल की भूसी दही के साथ दिन में 3 बार लें।

अमीबिक पेचिश : 100 ग्राम ईसबगोल की भूसी में 50-50 ग्राम सौंफ और मिसरी मिलाकर, 2-2 चम्मच की मात्रा में रोजाना 3 बार सेवन करें।

आमातिसार, रक्तातिसार : उपरोक्त प्रयोग को दही के साथ सेवन करें।

कांच खाने पर : ईसबगोल की भूसी 2 चम्मच की मात्रा में दूध के साथ सेवन कराना लाभदायक होता है। प्रयोग दिन में 3-4 बार दोहराएं।

जोड़ों का दर्द : ईसबगोल की पुल्टिस पीड़ित जोड़ पर बांधें।

पायोरिया : सिरके में ईसबगोल मिलाकर दांतों पर नियमित रूप से मलें।

दमा में : ईसबगोल की भूसी एक-एक चम्मच दूध के साथ सुबह-शाम नियमित रूप से कुछ माह सेवन करें।

स्वप्नदोष : ईसबगोल और मिसरी बराबर मिलाकर एक-एक चम्मच एक कप दूध के साथ सोने से एक घंटा पूर्व लें और सोते समय मूत्र त्याग कर सोएं।

22. एरण्ड

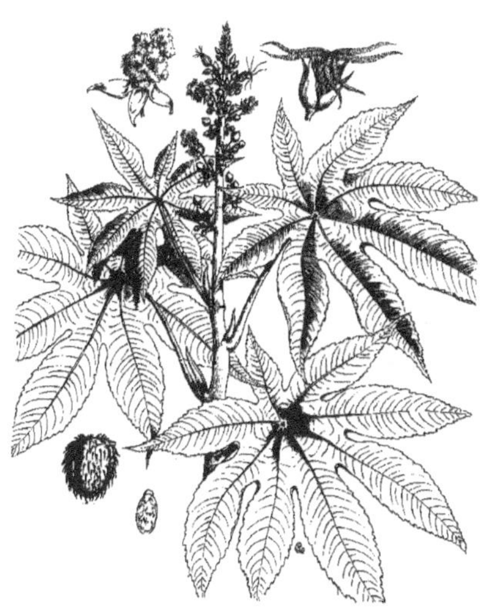

सामान्य परिचय

एरण्ड का पौधा प्रायः सारे भारत में पाया जाता है। इसकी खेती भी की जाती है और इसे खेतों के किनारे-किनारे लगाया जाता है। ऊंचाई में यह 10 से 15 फुट होता है। तना हरा और स्निग्ध तथा छोटी-छोटी शाखाओं से युक्त होता है। पत्ते हरे, खंडित, अंगुलियों के समान 5 से 11 खंडों में विभाजित होते हैं। पुष्प लाल व बैंगनी रंग के 30-60 से.मी. लंबे पुष्पदंड पर लगते हैं। फल बैंगनी और लाल मिश्रित रंग के गुच्छे के रूप में लगते हैं। प्रत्येक फल में 3 बीज होते हैं, जो कड़े आवरण से ढके होते हैं। इस पौधे के तने, पत्तों और टहनियों के ऊपर धूल जैसा आवरण रहता है, जो हाथ लगाने पर चिपक जाता है। ये दो प्रकार का होता है लाल रंग के तने और पत्ते वाले एरण्ड को लाल और सफेद रंग के होने पर सफेद एरण्ड कहते हैं।

विभिन्न भाषाओं में नाम

संस्कृत एरण्ड। हिंदी अंडी, अरण्ड, एरण्ड। मराठी एरंडी। गुजराती एरंडो दिवेलेगो। बंगाली भेरेंडा, शादारेंडी। अंग्रेजी कैस्टर प्लांट (Castor Plant)। लैटिन रिसिनस कोम्युनिट्स (Ricinus Communits)।

गुण

आयुर्वेद मतानुसार सफेद और लाल एरण्ड मधुर, गर्म, स्निग्ध, तीक्ष्ण, विपाक में मधुर, भारी होता है। वात शमन करने, मल का शोधन करने, सूजन, शूल, सिर की पीड़ा, ज्वर, उदर रोग, खांसी, श्वास, गैस की तकलीफ, गठिया, यकृत, प्लीहा के रोग, बवासीर, स्तनों के रोग, अग्नि बढ़ाने वाला, त्वचा के रोग, कांति तथा बलवर्धक, योनि और वीर्य को शुद्ध करने वाला, कमर दर्द, हृदय रोग, सूजन और आम नाशक गुण भी एरण्ड और उसके तेल में पाए जाते हैं। एरण्ड के पत्ते, जड़ और बीज, उसका तेल सभी औषधि के रूप में इस्तेमाल किए जाते हैं। यहां तक कि ज्योतिषी और तांत्रिक भी ग्रहों के दुष्प्रभावों को दूर करने के लिए एरण्ड का प्रयोग करते हैं।

वैज्ञानिक मतानुसार एरण्ड के रासायनिक संगठन का विश्लेषण करने पर ज्ञात होता है कि इसमें स्थिर तेल 37 से 61 प्रतिशत, मांससार 12 से 16 प्रतिशत और सूत्र 23 से 28 प्रतिशत होते हैं। इनके अलावा इन्वर्टेज, एमाइलेज जैसे अनेक किण्व तत्त्व भी होते हैं। एरण्ड के बीजों में दो विषाक्त तत्त्व राइसिन (Ricin) और राइसिनिन (Ricinine) होते हैं, अतः इनके प्रयोग करने से पहले बीजों की दो फांकें करके भीतर की जीभी जिसमें विष होता है, निकाल देना चाहिए। दूध में थोड़े समय के लिए इनके बीजों को भिगोकर रखने के बाद दो-तीन उबाली देने से इसके विष का प्रभाव आसानी से दूर किया जा सकता है। उल्लेखनीय है कि एरण्ड के तेल में यह विष नहीं होता।

हानिकारक प्रभाव

राइसिन नामक विषैला तत्त्व होने के कारण इसके 40-50 दाने खाने या 10 ग्राम बीजों के छिलकों का चूर्ण खाने से उलटी होकर व्यक्ति की मौत भी हो सकती है।

मात्रा

बीज 2 से 6 दाने। तेल 5 से 15 मिलीलीटर। पत्तों का चूर्ण 3 से 4 ग्राम। जड़ की पिसी लुगदी 10 से 20 ग्राम। जड़ का चूर्ण 1 से 3 ग्राम।

उपलब्ध आयुर्वेदिक योग

एरण्ड पाक, एरण्ड मूलादि क्वाथ, एरण्डादि चूर्ण, एरण्डादि तेल, एरण्ड का तेल।

विभिन्न रोगों में प्रयोग

त्वचा फटने पर : एरण्ड के तेल की मालिश करते रहने से शरीर के किसी भी अंग की त्वचा फटने का कष्ट दूर होता है।

बाल पैदा करने के लिए : ऐसे शिशु जिनके सिर पर बाल पैदा न हो या बहुत कम हो या ऐसे पुरुष स्त्री जिनकी पलकों व भौंहों पर बहुत कम बाल हों, तो एरण्ड के तेल की मालिश नियमित रूप से सोते समय करते रहें। कुछ ही हफ्तों में सुंदर, घने, लंबे, काले बाल पैदा हो जाएंगे।

सिर दर्द : एरण्ड के तेल की मालिश सिर में करने से सिर दर्द की पीड़ा दूर होती है। एरण्ड मूल को पानी में पीसकर मस्तक पर लगाने से भी सिर दर्द में राहत मिलती है।

जलने पर : एरण्ड का तेल थोड़े-से चूने में फेंटकर आग से जले घावों पर लगाने से वे शीघ्र भर जाते हैं। एरण्ड के पत्तों के रस में बराबर की मात्रा में सरसों का तेल फेंटकर लगाने से भी यही लाभ मिलता है।

कब्ज़ : एक कप दूध में दो चम्मच एरण्ड का तेल मिलाकर सोते समय पिलाएं।

स्तन रोग : एरण्ड के पत्तों को सिरके में पीसकर स्तनों पर रोजाना मलने से कुछ ही दिनों में स्तन कठोर हो जाते हैं। एरण्ड के तेल की मालिश स्तनों पर करते रहने से भी यही लाभ मिलता है और इसके अलावा गांठें पिघलकर दूध उतरने लगता है। शोथ की तकलीफ दूर हो जाती है।

बवासीर के मस्से, पैरों की कील (कार्न्स), मुंहासे, मस्से, बिवाई, धब्बे, गठानों पर : एरण्ड के तेल की नियमित रूप से मालिश करते रहने से उपरोक्त ये सारी तकलीफें धीरे-धीरे दूर हो जाएंगी।

पायरिया : एरण्ड के तेल में कपूर का चूर्ण मिलाकर दिन में दो बार नियमित रूप से मसूढ़ों की मालिश करते रहने से इस रोग में आराम मिलता है।

आसान प्रसव के लिए : 20 से 25 मिलीलीटर एरण्ड का तेल गर्म दूध के साथ प्रसव के पूर्व पिलाने से प्रसव आसानी से होता है।

जोड़ों के दर्द : एरण्ड के बीजों को पानी में पीसकर गर्म कर लें और सूजन व दर्द के स्थानों पर बांधने से राहत मिलती है।

स्तनों में दूध वृद्धि हेतु : एरण्ड के पत्तों का रस दो चम्मच की मात्रा में दिन में 3 बार कुछ दिनों तक नियमित पिलाएं।

शिश्न की शक्ति बढ़ाने के लिए : मीठे तेल में एरण्ड के पीसे बीजों का चूर्ण औटाकर शिश्न पर नियमित रूप से मालिश करते रहने से उसकी शक्ति बढ़ती है।

मोटापा दूर करें : एरण्ड की जड़ का काढ़ा छानकर एक-एक चम्मच की मात्रा में शहद के साथ दिन में तीन बार सेवन करें।

शय्याव्रण : एरण्ड का तेल लगाने से शय्याव्रण ठीक हो जाते हैं।

23. कमल

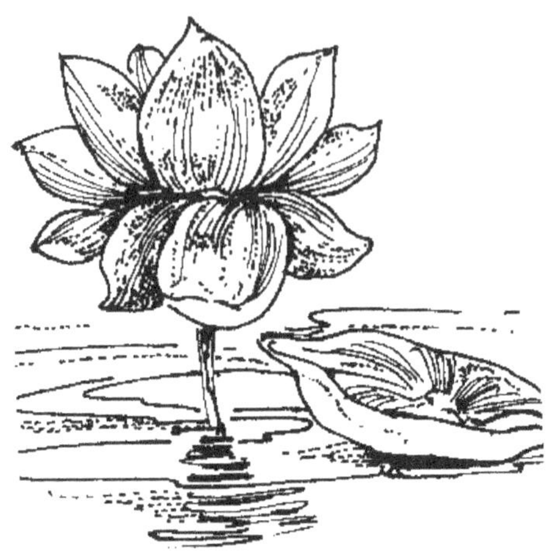

सामान्य परिचय

भारतीय संस्कृति में कमल के फूल का महत्त्वपूर्ण स्थान है। ब्रह्मा, लक्ष्मी और सरस्वती कमल के पुष्पासन पर ही विराजमान होती हैं। यह प्रकृति प्रदत्त एक ऐसा फूल है, जो जल में उगता है। अपने मोहित रंगों और सुगंध से सभी को अपनी ओर आकृष्ट कर लेता है। कमल का पौधा झीलों, तालाबों में लता की तरह फैलता है। वर्ण भेद से ये लाल-गुलाबी, सफेद और नीला होता है। इसके पत्ते बड़े-बड़े गोल होते हैं। पत्ते ऊपर से हरे और नीचे से श्वेताभ हरे होते हैं। इन पत्तों पर पानी की बूंद नहीं ठहरती, लेकिन मध्य में ठहर जाए, तो मोती के समान गोल आकार धारण कर लेती है। पत्तों के नीचे की डंडी मृणाल या कमल की नाल के नाम से जानी जाती है। जड़ जिसे 'विस' कहते हैं, से नलाकार 5-6 छिद्रों वाली नालें निकलती हैं, जिन पर फूल और पत्ते लगते हैं। एक फूल में 15 से 20 बीज उत्पन्न होते हैं, जो कमलगट्टे कहलाते हैं। शुरू में बीज कोमल और सफेद होते हैं, जो पकने और सूखने पर काले रंग के हो जाते हैं। मार्च, अप्रैल के महीनों में कमल के फूलों की बहार आती है।

विभिन्न भाषाओं में नाम

संस्कृत अम्बुज, पद्म, पुंडरीक। हिंदी कमल, सफेद कमल, लाल कमल और नीला कमल। मराठी कमल, तांबले, पांढरे कमल। गुजराती धोला कमल। बंगाली पद्म।

अंग्रेजी लोटस (Lotus) लैटिन निलुम्बों न्यूसिफेरा (Nelumbo Nucifera)।

गुण

आयुर्वेदिक मतानुसार कमल शीतल, स्वाद में मधुर होता है। कफ़, पित्त, रक्त विकार, प्यास, दाह, फोड़ा, विष नाशक है। हृदय के लिए और त्वचा का रंग निखारने में यह एक उत्तम रसायन है। इसके अलावा जी मिचलाहट, अतिसार, प्रवाहिका, मूत्र विकार, त्वचा के रोग, बुखार, दुर्बलता, बवासीर, वमन, रक्तस्राव में भी गुणकारी है।

वैज्ञानिक मतानुसार कमल के रासायनिक संगठन का विश्लेषण करने पर ज्ञात होता है कि इसके पत्तों में न्यूसिफेरिन और रोमेरिन क्षार पाए जाते हैं। सूखे बीजों में कार्बोहाइड्रेट 66.6 प्रतिशत, प्रोटीन 17.2 प्रतिशत, वसा 2.4 प्रतिशत होता है। अल्प मात्रा में लोहा, कैल्शियम, फास्फोरस, शर्करा, एस्कार्बिक एसिड, विटामिन बी और सी भी पाए जाते हैं।

विभिन्न रोगों में प्रयोग

स्तन कठोर करने हेतु : कमल के बीजों को पीसकर 2 चम्मच की मात्रा में थोड़ी मिसरी मिलाकर नियमित रूप से 4-6 हफ्ते तक सेवन करने से स्तनों में कसाव पैदा होकर वे कठोर बन जाएंगे।

सिर और आंखों की ठंडक के लिए : कमल की जड़ को दो गुनी मात्रा के नारियल के तेल में औटाकर छान लें। तैयार तेल को नियमित रूप से सिर पर लगाने से सिर और आंखों में ठंडक की अनुभूति होगी।

खूनी बवासीर : मक्खन और मिसरी के साथ कमल की केसर का नियमित सेवन करने से खूनी बवासीर में लाभ होता है।

त्वचा रोगों में : पानी में कमल की जड़ को घिसकर त्वचा के रोग दाद, खाज, खुजली पर लगाने से आराम मिलता है।

गुदभ्रंश : इसमें छोटे बच्चों को आंव या पेचिस की तकलीफ होती है। कमल के पत्तों का एक चम्मच चूर्ण इतनी ही मात्रा में मिसरी के साथ मिलाकर 3 बार सेवन कराने से शीघ्र लाभ होता है।

हृदय और मस्तिष्क की शक्ति बढ़ाने के लिए : कमल की जड़ का चूर्ण एक चम्मच की मात्रा में एक चम्मच मिसरी के साथ नियमित रूप से सेवन करने पर हृदय और मस्तिष्क की शक्ति बढ़ती है।

पित्तातिसार : पित्त की अधिकता के दस्तों में कमलगट्टा की गिरी का हलवा खाने से बहुत लाभ होता है।

त्वचा निखार के लिए : कमल के फूल की पंखुड़ियां और पत्ते समान मात्रा में पीसकर रात्रि में सोने से पूर्व रोजाना चेहरे पर लेप मलने से त्वचा निखर जाती है।

भ्रूण की पुष्टि : कमल के बीजों का चूर्ण मक्खन के साथ नियमित रूप से सेवन करते रहने से गर्भाशय में पल रहे भ्रूण की पुष्टि होगी।

वमन : कमल के गट्टे को भूनकर, मींगों के बीच हरे रंग के अंकुर को निकाल कर उसे पीस लें, फिर शहद मिलाकर चटाएं, वमन का कष्ट दूर होगा।

गर्भपात रोकने हेतु : जिनको बार-बार गर्भपात हो जाता हो, वे गर्भ स्थापित होते ही नियमित रूप से कमल के बीजों का सेवन करें। कमल की डंडी और नाग-केसर को बराबर की मात्रा में पीसकर सेवन करने से प्रारंभिक महीनों में होने वाला गर्भस्राव रुकता है।

स्तनों में दूध बढ़ाने के लिए : कमल की जड़ की सब्जी नियमित रूप से खाते रहने से स्तनों में दूध की मात्रा बढ़ जाती है।

24. कत्था

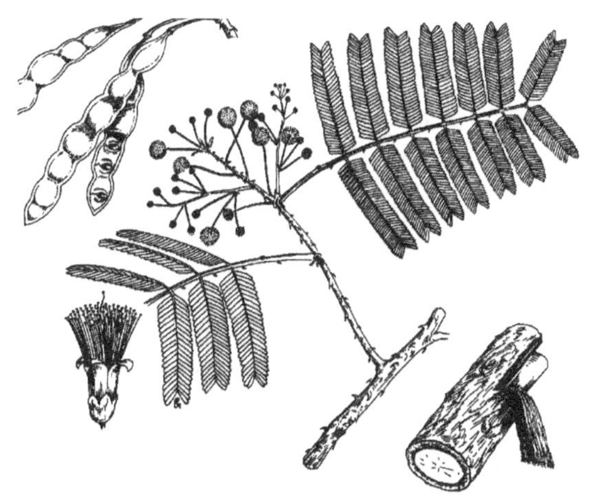

सामान्य परिचय

भारत के जंगलों में इसके वृक्ष पाए जाते हैं। विशेष रूप से उत्तर भारत की नदियों के पास खदिर वन मिलते हैं। इसका वृक्ष बबूल की जाति का आकार में मध्यम होता है। शाखाएं पतली और 11-12 सीकों के जोड़ों से युक्त होती हैं, जिन पर 30 से 50 जोड़ों में छोटे-छोटे पत्ते लगते हैं। शाखाएं कांटेदार होती हैं। पुष्प छोटे सफेद या हलके पीले रंग के होते हैं। फली 2 से साढ़े तीन इंच लंबी, आधा इंच चौड़ी, चमकीली, पतली कत्थई रंग की, 5 से 8 बीजों से युक्त होती है। वृक्ष की छाल आधा से पौन इंच तक बाहर से काले भूरे रंग की और अंदर से भूरे रंग की होती है। इसके वृक्ष का तना जब लगभग एक फुट चौड़ा हो जाता है, तब काटकर इनके छोटे-छोटे टुकड़े कर भट्ठियों में पकाकर काढ़ा बनाया जाता है। इसे जमाकर बट्टियों (चौकोर आकार) के रूप में बनाया गया पदार्थ कत्था कहलाता है। रक्त कपिश या श्वेत कत्था औषधि और पान में उपयोग किया जाता है, जबकि रक्त या लाल कत्था खासतौर पर पान में लगाने के लिए बनाया जाता है। इसका औषधि में प्रयोग नहीं किया जाता।

विभिन्न भाषाओं में नाम

संस्कृत खदिर। हिंदी कत्था। मराठी खैर। बंगाली विट्टखैर। गुजराती गन्धिलो खैर। अंग्रेजी कच ट्री (Cutch Tree) लैटिन एकेशिया कटेचु (Acacia Catechu)।

गुण

आयुर्वेद के मतानुसार कत्था शीतल, कटु, तिक्त, कषाय, कुष्ठघ्न, मुख रोग, मोटापा, खांसी, व्रण, रक्त पित्त, रक्तमेह, रक्तस्राव रोकने वाला, शोथहर, अरुचि, वमन, अतिसार, कृमि रोग, प्रमेह, रक्तप्रदर, श्वेतप्रदर, योनि शैथिल्य दूर करने वाला, दंत रोग, मूत्र रोगों, त्वचा रोगों में गुणकारी है।

यूनानी मतानुसार कत्था दूसरे दर्जे में शीत होने के कारण वातवर्धक है। इसमें मसूढ़ों को दृढ़ करने वाले कषाय रस की अधिकता के कारण समस्त दंत मंजनों में इसका प्रयोग होता है। शीतल प्रकृति होने के कारण जहां तक कामशक्ति को घटाता है, वहीं पान में लगाकर खाने से कामवर्धक प्रभाव पैदा करता है। इसे किडनी में स्टोन पैदा करने वाला भी माना जाता है।

वैज्ञानिक मतानुसार कत्थे की रासायनिक बनावट का विश्लेषण करने पर इसमें कैटेचिन 4 से 17 प्रतिशत और कैटेचुटैनिक एसिड 50 प्रतिशत होती है। ये गर्म पानी में और अल्कोहल में आसानी से घुल जाते हैं। ये रक्त स्तम्भक (कोएगुलेंट) होने की वजह से रक्तस्राव को रोकते हैं। टैनिक एसिड के प्रभाव से कत्था ज्वर नाशक और पाचक होता है। यह आंतरिक म्युकस मेम्बरेन में संकोचन शक्ति भी पैदा करता है।

हानिकारक प्रभाव

कत्थे का अधिक सेवन पुरुषत्व नाशक होता है। यह जननशक्ति को क्षीण करता है, जबकि पान में लगाकर खाने से कामवर्धक प्रभाव पैदा करता है।

मात्रा

चूर्ण 1 से 3 ग्राम। काढ़ा 50 से 100 मिलीलीटर।

उपलब्ध आयुर्वेदिक योग

खदिरारिष्ट, खदिरासव, खदिरादि चूर्ण, खदिरादि क्वाथ, खदिरादि वटी, खदिरादि घृत, खदिरादि तेल।

विभिन्न रोगों में प्रयोग

मुंह के छालों के लिए : कत्थे को पानी में घिसकर रूई से छालों में लगाएं और राल टपकाएं। कुछ बार दोहराने से छाले ठीक हो जाएंगे।

व्रण, घाव पर : कत्थे के पानी से व्रण और घाव धोकर कत्थे के महीन चूर्ण को बुरकने (छिड़कने) से वे जल्द ही ठीक हो जाते हैं। रक्तस्राव रुक जाता है।

दंत रोगों में : मंजन में कत्था मिलाकर दांतों और मसूढ़ों पर नियमित रूप से सुबह-शाम मलने से दांत संबंधी समस्त रोग दूर हो जाते हैं।

गले के रोग : 300 मिलीग्राम का चूर्ण जीभ पर डालकर चूसने से गला बैठना, आवाज रुकना, गले की खराश, मसूढ़ों का दर्द, छालों की पीड़ा सभी में आराम मिलता है। यह प्रयोग दिन में 5-6 बार कुछ दिनों तक नियमित करें।

खांसी में : कत्था, हलदी और मिसरी एक-एक ग्राम की मात्रा में मिलाकर चूसें और निगल जाएं। एक घंटे तक पानी न पिएं। प्रयोग दिन में 3 बार कुछ दिन करें।

पैर की अंगुलियों के बीच अंदर का घाव : पानी में अधिक समय तक काम करने से पैरों की अंगुलियों के बीच और अंदर सफेद घाव बन जाते हैं, जिनमें काफी दर्द होता है। इसे पहले कत्थे के पानी से धोएं, फिर सूखा चूर्ण बार-बार लगाने से कष्ट दूर होता है।

स्वप्नदोष : पिसा हुआ एक ग्राम कत्था ठंडे पानी से (एक कप मात्रा में) सोने से पूर्व सेवन करें। मूत्र त्याग कर सोने जाएं।

गुदभ्रंश : कत्था, मोम और घी बराबर की मात्रा में मिलाकर लगाएं।

कुष्ठ : कत्थे के काढ़े को पानी में मिलाकर नियमित स्नान करें।

अतिसार : कत्था और बिल्वगिरी को समान मात्रा में मिलाकर, इनकी एक-एक चम्मच की मात्रा में दिन में 3 बार सेवन कराएं।

श्वास, दमा में : कत्था, हल्दी और शहद बराबर की मात्रा में मिलाकर एक-एक चम्मच की मात्रा में 2-3 बार सेवन करें।

25. कचनार

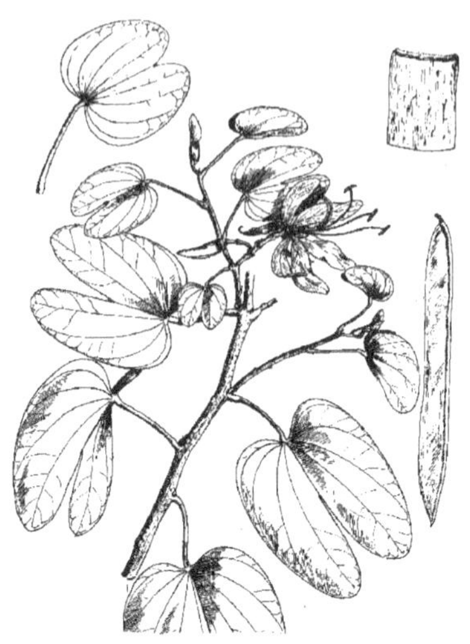

सामान्य परिचय

कचनार का वृक्ष पूरे देश में सर्वत्र पाया जाता है। बागों में सुंदरता की वृद्धि के लिए यह विशेष रूप से लगाया जाता है। इसका पेड़ ऊंचाई में 15 से 20 फुट, झुकी हुई, कमजोर शाखाओं से युक्त होता है। इसकी छाल भूरे रंग की, लंबाई में जगह-जगह फटी होती है, जिसकी मोटाई एक इंच होती है। पत्ते प्रारंभ में जुड़े और किनारों पर स्वतंत्र द्विखंडित 3 से 6 इंच लंबे, 2 से 5 इंच चौड़े होते हैं। हृदयाकृति के पत्तों में 9 से 11 सिराएं होती हैं। पुष्प की कलियां हरी, खिला फूल सफेद, लाल या पीला होता है। रंगों के आधार पर कचनार तीन प्रकार का होता है। पतझड़ के समय यानी फरवरी-मार्च में वृक्ष पर फूल लगते हैं और फल मई तक लगते हैं। फली 6-12 इंच लंबी, लगभग एक इंच चौड़ी, चपटी, चिकनी होती है, जिसमें 10-15 बीज लगते हैं। ये स्वाद में कड़वे होते हैं। सफेद कचनार ही मुख्य रूप से औषधि में प्रयुक्त होता है। शेष दो प्रकार के कचनार के गुण भी लगभग समान होते हैं।

विभिन्न भाषाओं में नाम

संस्कृत काचनार। हिंदी कचनार। मराठी कांचन, कोरल। गुजराती चंपाकाटी। बंगाली कांचन। अंग्रेजी माउण्टेन एबोनी (Mountain Ebony)। लैटिन बाहिनिआ वेरिएगेटा (Bauhinia Variegata)।

गुण

आयुर्वेदिक मतानुसार कचनार रस में कषाय (कसैला), ग्राही, शीतल, विपाक में कटु होता है। कफ़, पित्त, गण्डमाला, व्रण, कोढ़, कृमि, रक्त विकार, प्रदर, क्षय, खांसी, रक्तार्श, अतिसार, प्रवाहिका, अर्बुद, गुदभ्रंश, दंतशूल, मुखपाक, संधिवात, शोथ नाशक गुण भी इसमें होते हैं। इसकी छाल त्वचा रोगों जैसे एक्जीमा, दाद, खाज-खुजली, फोड़े-फुंसी आदि में उपयोगी है। अनेक बीमारियों में होने वाले रक्तस्राव को रोकने में इसका उपयोग लाभप्रद होता है।

यूनानी मतानुसार कचनार दूसरे दर्जे की शीतल और खुश्क होती है। यह कब्ज़ उत्पन्न करने वाली, कंठमाला, रक्त विकार, कृमि रोग, प्रमेह, खांसी, मासिक धर्म की अधिकता, दस्त, आमातिसार, जिगर की सूजन, पाचन की कमजोरी, मूत्र में रक्त जाना, बवासीर, गैस आदि रोग दूर करने में सक्षम होती है।

वैज्ञानिक मतानुसार कचनार के रासायनिक तत्त्वों का विश्लेषण करने पर ज्ञात होता है कि इसकी छाल में टैनिन (कषाय द्रव्य), शर्करा और एक भूरे रंग का गोंद होता है। पीले रंग का तेल इसके बीजों में 16.5 प्रतिशत की मात्रा में निकलता है। बीज पौष्टिक और कामोद्दीपक होते हैं।

मात्रा

छाल का चूर्ण 3 से 6 ग्राम। पुष्प रस 10 से 20 मिलीलीटर। छाल का काढ़ा 40 से 80 मिलीलीटर।

उपलब्ध आयुर्वेदिक योग

कांचनारगुग्गुल, कांचनारादि क्वाथ।

विभिन्न रोगों में प्रयोग

शोथ (सूजन) पर : कचनार की जड़ को पानी में घिसकर लेप बनाएं। इसे गर्म कर सूजन पर गरम-गरम ही लगाएं। आराम मिलेगा।

मुंह के छालों में : कचनार की छाल के काढ़े में थोड़ा-सा कत्था मिलाकर छालों पर लगाते रहने से शीघ्र लाभ मिलता है।

दांत दर्द : कचनार की छाल को जलाकर राख बनाएं, फिर उससे मंजन करें। दांत दर्द दूर होकर मसूड़ों से रक्तस्राव की शिकायत दूर होगी।

बवासीर : कचनार की एक चम्मच छाल को एक कप तक्र के साथ दिन में 3 बार सेवन करने से बवासीर में होने वाला रक्तस्राव बंद हो जाता है।

प्रमेह : कचनार की हरी और सूखी कलियों का चूर्ण मिसरी की समान मात्रा मिलाकर एक-एक चम्मच तीन बार कुछ हफ्ते तक सेवन करने से प्रमेह में लाभ होगा।

रक्त पित्त : कचनार के सूखे फूलों का चूर्ण एक चम्मच की मात्रा में शहद के साथ 3 बार सेवन करने और फूलों की सब्जी खाने से शरीर में से खून गिरने की सारी तकलीफें दूर होती हैं।

गण्डमाला : सोंठ का चूर्ण कचनार की छाल के काढ़े में मिलाकर आधा कप की मात्रा में दिन में 3 बार पिलाएं।

कब्ज़ : कचनार के फूलों का गुलकन्द रात्रि में सोते समय दो चम्मच की मात्रा में कुछ दिनों तक नियमित सेवन करें।

मेदोरोग : कचनार का काढ़ा गुग्गुल के साथ दिन में दो बार एक माह तक लें।

अरुचि : कचनार की पुष्पकलिकाएं घी में भूनकर सुबह-शाम रोजाना खाने से भोजन में रुचि जागृत होगी।

अफारा, गैस की तकलीफ : कचनार की छाल का काढ़ा 20 मिलीलीटर और आधा चम्मच पिसी अजवायन मिलाकर भोजन के बाद सुबह-शाम पीने से अफारा, गैस की तकलीफ दूर होती है।

खांसी और दमे में : शहद के साथ कचनार की छाल का काढ़ा दो चम्मच की मात्रा में 3 बार सेवन करने से खांसी और दमे में आराम मिलता है।

26. कलौंजी

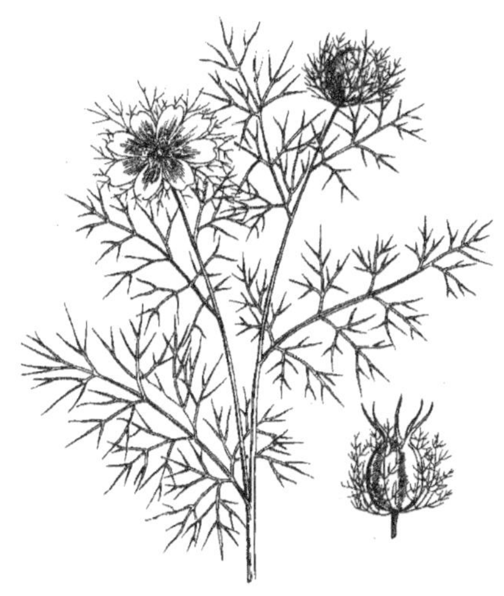

सामान्य परिचय

देश के पूर्वी प्रांतों, बिहार, पंजाब, हिमाचल प्रदेश, आसाम, बंगाल और दक्षिण भारत में इसकी खेती की जाती है। कलौंजी का पौधा सौंफ के समान ऊंचाई में उससे कम होता है। पत्ते एक साथ जोड़े से लगते हैं। पुष्पदंडों पर एकल फूल नीलाभ पीतवर्ण के लगते हैं। फूल शरद ऋतु में और फल शीतकाल में लगते हैं। फूलों के गिरने के बाद आधा इंच लंबी कली लगती है, जिसमें तिल के समान अत्यंत काले या गहरे भूरे रंग के तीक्ष्ण गंध वाले सुगंधित बीज 2 से 3 मि.मी. लंबे और 2 मि.मी. चौड़े होते हैं। बीजों का बाहरी आवरण खुरदुरा और अंदर का स्निग्ध, सफेद, बीजमज्जा युक्त दिखाई पड़ता है।

विभिन्न भाषाओं में नाम

संस्कृत कलवंचिका, कालाजाजी। हिंदी कलौंजी, मंगरैल। मराठी कलौंजी। गुजराती कलौंजी। बंगाली मुगरेला। अंग्रेजी स्माल फनेल (Small Fennel)। लैटिन नाइगेला सेटाइवा (Nigela Sativa)।

गुण

आयुर्वेदिक मतानुसार कलौंजी रस में कटु, तिक्त, लघु, तीक्ष्ण, गर्म प्रकृति, विपाक में कटु, वात-कफ़ नाशक और पित्तवर्धक होता है। चर्म रोगों, संधिशोथ, वात-व्याधि,

सिर दर्द, कामला, सर्दी-जुकाम, बवासीर, कृमि रोग, अजीर्ण, भूख न लगना, अतिसार, खांसी, दमा, ज्वर, मूत्राघात, इन्द्रलुप्त, सूजन, त्वचा रोग, पथरी, प्रसव कष्ट, दुग्ध वृद्धि हेतु, हिक्का आदि में गुणकारी है।

यूनानी मतानुसार कलौंजी दूसरे दर्जे की गरम और खुश्क होती है। यह हाजमावर्धक, फेफड़ों की बीमारी, पीलिया, दूध बढ़ाने वाली, जुकाम दूर करने वाली, कामशक्तिवर्धक, मिरगी, लकवा, दिमागी कमजोरी दूर करने वाली, खुजली, चर्म रोगों, ज्वर आदि में भी लाभप्रद है।

वैज्ञानिक मतानुसार कलौंजी का रासायनिक विश्लेषण करने पर ज्ञात होता है कि इसके बीजों में एक रक्ताभ भूरे रंग का स्थिर तेल 31 प्रतिशत और दूसरा पीताभ भूरा उड़नशील तेल 0.5 से 1.6 प्रतिशत होता है। उड़नशील तेल में कार्बोन 45-60 प्रतिशत, डीलाइमोनिन और साइमिन तत्त्व होते हैं। इनके अलावा श्वासनलिका प्रसारक तत्त्व नाइगेलान, शर्करा, विषाक्त ग्लूकोसाइड, पिच्छिल सेन्द्रिय अम्ल आदि भी होते हैं।

कलौंजी का सुगंधित तेल जीवाणुनाशक होता है। इस तेल से मिरगी, लकवा, दिमागी कमजोरी, नामर्दी मिटती है। कान में डालने से सूजन और बहरापन दूर होता है।

हानिकारक प्रभाव

अधिक मात्रा में कलौंजी का सेवन करने से सिर दर्द, भ्रम, उत्तेजना आदि लक्षण पैदा हो सकते हैं। त्वचा, किडनी, आंत, आमाशय और गर्भाशय पर तीव्र उत्तेजक प्रभाव पड़ता है। गर्भावस्था में देने पर गर्भपात तक हो सकता है।

मात्रा

1 से 3 ग्राम।

विभिन्न रोगों में प्रयोग

सर्दी-जुकाम : कलौंजी के बीजों को सेंककर और कपड़े में लपेटकर सूंघें। साथ ही थोड़े-थोड़े अंतर से कलौंजी का तेल और जैतून का तेल बराबर की मात्रा में अल्पमात्रा में मिलाकर नाक में टपकाएं।

मुंहासे : सिरके में कलौंजी को पीसकर लेप बनाएं और उसे रोजाना सोते समय पूरे चेहरे पर मलें। सुबह पानी से साफ कर लें। यह प्रयोग कुछ दिनों तक लगातार करें।

बवासीर : कलौंजी की भस्म को मस्सों पर नियमित रूप से लगाएं।

त्वचा विकार : कलौंजी के चूर्ण को नारियल के तेल में मिलाकर त्वचा पर मालिश करें।

नपुंसकता : कलौंजी के तेल की शिश्न व कमर पर नियमित रूप से सुबह-शाम कुछ हफ्तों तक मालिश करते रहने से यह रोग दूर होगा।

दुग्ध वृद्धि हेतु : कलौंजी का आधा चम्मच चूर्ण सुबह-शाम सेवन करते रहने से स्त्री के दूध में वृद्धि होती है।

वात व्याधि : कलौंजी के तेल की मालिश पीड़ित अंग पर करें।

स्नायु पीड़ा : दही में कलौंजी को पीसकर बने लेप को पीड़ित अंग पर लगाने से पीड़ा में आराम मिलता है।

इन्द्रलुप्त (गंजापन) : गंज के स्थानों पर जली हुई कलौंजी हेयर आइल में मिलाकर नियमित रूप से मालिश करें।

सूजन पर : कलौंजी को पानी में पीसकर सूजन पर लगाने से दर्द दूर होगा।

पेट की कृमि : 10 ग्राम कलौंजी को पीसकर 3 चम्मच शहद के साथ सोते समय कुछ दिन नियमित रूप से सेवन कराएं।

लकवा : कलौंजी के तेल को एक चौथाई चम्मच की मात्रा में एक कप दूध के साथ कुछ माह तक नियमित पिलाएं और पीड़ित अंगों पर तेल की मालिश करते रहें।

प्रसव कष्ट : कलौंजी का काढ़ा बनाकर सेवन कराने से प्रसूता की प्रसव पीड़ा दूर होकर प्रसव आसानी से हो जाता है।

कर्ण रोग : कलौंजी का तेल कान में डालने से कान की सूजन दूर होकर बहरापन मिटता है।

27. कपूर

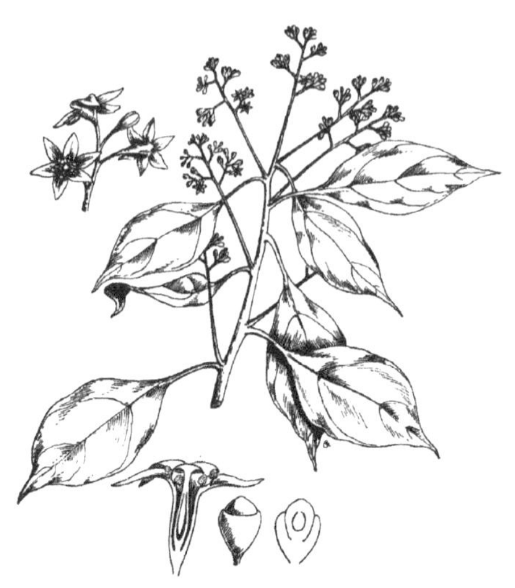

सामान्य परिचय

कपूर के वृक्ष भारत में नीलगिरी, मैसूर और देहरादून के पर्वतीय क्षेत्रों में लगाए जाते हैं। इसके वृक्ष की ऊंचाई 100 फुट, चौड़ाई 6 से 8 फुट होती है, जो सदाबहार होता है। तने की छाल ऊपर से खुरदुरी और मटमैली होती है, किंतु अंदर से चिकनी रहती है। इसके पत्ते चिकने, एकान्तर, सुगन्धित, पीताभ, हरित वर्ण लिए 2 से 4 इंच लंबे होते हैं। पुष्प गुच्छों में छोटे-छोटे पीताभ श्वेत होते हैं। फल भी गुच्छों में, मटर के दाने के समान गोल, गहरे हरे रंग के होते हैं। फल पकने पर काले रंग के होते जाते हैं। बीज छोटे होते हैं। वृक्ष के सभी अंगों से कपूर की गंध आती रहती है। एवं इन्हीं अंगों को पकाकर कपूर प्राप्त किया जाता है।

यों तो कपूर विभिन्न उत्पत्ति स्थान, निर्माण भेद और वर्ण भेद की दृष्टिकोण से अनेक प्रकार का होता है, लेकिन मुख्य रूप से भीमसेनी, चीनी और भारतीय कपूर के नाम से ज्यादा प्रचलित होता है। भीमसेनी कपूर अच्छा होता है, जो औषधि कार्य में प्राचीन काल से उपयोग में लिया जाता रहा है। यह चीनी कपूर से भारी होता है और पानी में डूब जाता है, जबकि चीनी कपूर पानी में डूबता नहीं। चीनी कपूर पिपरमेंट और अजवायन सत्व के साथ मिलाने से द्रव रूप में बदल जाता है। भारतीय कपूर तुलसी कुल की कपूरी तुलसी के पौधे से प्राप्त होता है। तुलसी के समान इस पौधे की पत्तियों से तीक्ष्ण सुगंध निकलती है। इसकी पत्तियों से 61 से 80 प्रतिशत कपूर मिलता है, जबकि बीजों से हलके पीले रंग का तेल

12.5 प्रतिशत की मात्रा में मिलता है। आमतौर पर कपूर कृत्रिम विधि से और वृक्ष के कोटरों से प्राकृतिक रूप से इकट्ठा किया जाता है। प्राकृतिक रूप से प्राप्त कपूर श्रेष्ठ माना जाता है।

विभिन्न भाषाओं में नाम

संस्कृत कर्पूर, घनसार। हिंदी, मराठी, गुजराती कपूर। बंगाली कर्पूर। अंग्रेजी कैम्फर (Camphor)। लेटिन सिनेमोमम् कैम्फरा (Cinnamomum Camphora)।

गुण

आयुर्वेदिक मतानुसार कपूर मधुर, तिक्त, कटु रस, लघु, तीक्ष्ण गुण, शीत प्रकृति का तथा विपाक में कटु होने के कारण त्रिदोषनाशक, तृष्णा शामक, दीपक, ज्वर दूर करने वाला, रुचिकारक, हृदय उत्तेजक, पसीना लाने वाला, कफ़ निस्सारक, वेदना शामक, वीर्यवर्धक, उदर रोग, शोथहर, कामोत्तेजक, गर्भाशय उत्तेजक, कृमि नाशक, दंत पीड़ाहर, कटिशूल नाशक होता है।

यूनानी मतानुसार कपूर की तासीर तीसरे दर्जे की सर्द और खुश्क होती है। यह फोड़े-फुंसी, नकसीर, कृमि रोग, क्षय, जीर्ण ज्वर, अतिसार, हैज़ा, दमा, दिल की धड़कन, गठिया, जोड़ों का दर्द, टिटेनस, कुकर खांसी, फेफड़ों के रोगों में भी गुणकारी है।

वैज्ञानिक मतानुसार कपूर एक प्रकार का जमा हुआ उड़नशील तेल है, जो सफेद, पारदर्शक स्फटिकों, क्रिस्टल दानों, भुरभुरे टुकड़ों में प्राप्त होता है। इसमें एक विशेष प्रकार की सुगंधित तीक्ष्णता होती है। मुंह में रखते ही सुगंधित तीक्ष्णता का अनुभव होता है, जो बाद में ठंडक पहुंचाता है। यह जल में कम और अलकोहल, वानस्पतिक तेलों में घुल जाता है। जलाने पर शीघ्रता से जल उठता है और उड़नशील द्रव्य होने के कारण खुला रहने पर आसानी से उड़ जाता है। इसका रासायनिक सूत्र $C_{10} H_{16} O$ होता है।

हानिकारक प्रभाव

कपूर अधिक मात्रा में सेवन करने से तीव्र विष लक्षण उत्पन्न होते हैं, जिनमें उदरशूल, उलटी, प्रलाप, भ्रम, पक्षाघात, मूत्रावरोध, संज्ञानाश, अवसाद, आक्षेप, दृष्टिमांद्य, नीलिमा, मुख शोथ, अतिसार, नपुंसकता, तन्द्रा, दुर्बलता, रक्ताल्पता आदि हो सकते हैं।

मात्रा

125 से 375 मिलीग्राम।

विभिन्न रोगों में प्रयोग

त्वचा रोगों में : कपूर को पीसकर नारियल के तेल में मिलाएं और पीड़ित त्वचा पर दिन में 2-3 बार नियमित रूप से कुछ दिनों तक लगाएं।

सर्दी जुकाम : कपूर की एक टिकिया को रूमाल में लपेटकर बार-बार सूंघने से आराम मिलता है और बंद नाक खुल जाती है।

दांत दर्द : हींग और कपूर बराबर की मात्रा में मिलाकर छेद वाले दांत में भरकर कुछ समय दबाए रखने से दर्द से तुरंत आराम मिलता है।

सिर दर्द : कपूर और चंदन को तुलसी के रस में घिसकर लेप बनाएं और ललाट पर लगाएं। इससे सिर दर्द दूर होगा।

नपुंसकता : घी में कपूर को घिसकर शिश्न के ऊपर मालिश करें। प्रयोग नियमित रूप से कुछ हफ्ते तक करें।

नेत्र रोग : भीमसेनी कपूर को दूध में पीसकर साफ उंगली से आंखों में अंजन करते रहने से अनेक प्रकार के नेत्र रोगों में लाभ होता है।

दूध सुखाने के लिए : शिशु की मृत्यु के बाद स्तनों में अत्यधिक दूध की वृद्धि हो, तो पानी में घिसकर बनाया लेप स्तनों पर दिन में तीन बार लगाएं।

बिच्छू का डंक लगने पर : विष का प्रभाव दूर करने के लिए कपूर को सिरके में मिलाकर दंश के स्थान पर लगाएं।

मुंह के छालों में : कपूर और मिसरी बराबर की मात्रा में मिलाकर चुटकी भर की मात्रा में इसे दिन में 3-4 बार चूसें।

प्रसव कष्ट : पके केले में 125 मिलीग्राम कपूर मिलाकर सेवन कराने से प्रसूता को प्रसव आसानी से हो जाता है।

आमवात : तारपीन के तेल में कपूर मिलाकर पीड़ित अंग पर सुबह-शाम मालिश करें।

रक्तपित्त : गुलाब जल में थोड़ा-सा कपूर पीसकर नाक में टपकाएं।

दमे में : कपूर 125 मिलीग्राम और इतना ही हींग मिलाकर दिन में 3 बार सेवन करने से श्वास की तकलीफ में आराम मिलेगा।

28. काली मिर्च

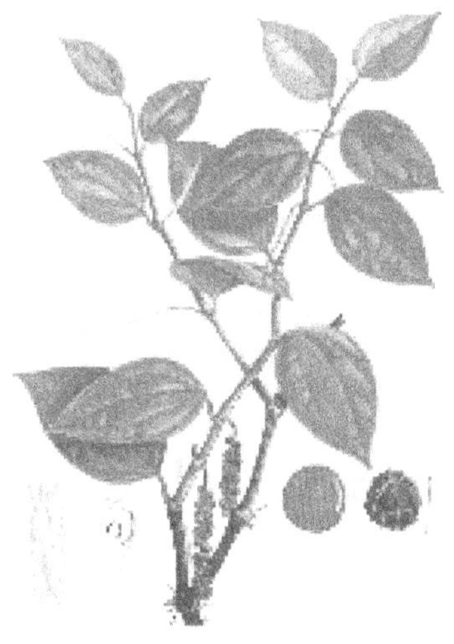

सामान्य परिचय

काली मिर्च की अधिक पैदावार, मालावार प्रांत और कोंकण में होती है। नागरबेल की तरह ही इसकी बेल होती है। इसके पत्ते पान के समान 3 से 7 इंच लंबे और फूल सफेद रंग के होते हैं। गर्मी में फूल लगते हैं और वर्षा ऋतु में फल बनने शुरू होते हैं। फल गुच्छों में लगते हैं। कच्ची अवस्था में फलों का रंग हरा और पकने पर लाल होकर सूखते-सूखते काला हो जाता है। औषधीय गुणों की क्षमता से युक्त होने के कारण यह अनेक रोगों को दूर करने में समर्थ होती है।

विभिन्न भाषाओं में नाम

संस्कृत मरिच। हिंदी काली मिर्च। मराठी मिरें। गुजराती काली मिरी। अंग्रेजी ब्लैक पेपर (Black Pepper)। लैटिन पाइपर नाइग्रम (Piper nigrum)।

गुण

काली मिर्च कम दाहक और अधिक गुणकारी होने के कारण लाल मिर्च की अपेक्षा श्रेष्ठ मानी जाती है। उचित तरीके से इसका इस्तेमाल किया जाए, तो यह रसायन का काम करती है।

आयुर्वेदिक मतानुसार काली मिर्च अग्निदीपक, तिक्त, रस में कटु, चरपरी, पित्त कारक, कफ़ और वायु नाशक, नेत्र ज्योति, स्मरणशक्ति और पाचन क्रिया

बढ़ाने वाली, पेचिस, मलेरिया, बुखार, त्वचा रोग, सर्दी-जुकाम, सिर दर्द, स्वर भंग, अंजनहारी आदि कष्टों में लाभप्रद होती है।

यूनानी मतानुसार काली मिर्च दांत दर्द, उदर पीड़ा, कमर दर्द, अरुचि, डकारें और गैस की तकलीफें दूर कर कामोत्तेजना व विरेचन करती है। इसके अलावा कंठमाला, मसूढ़ों की सूजन, जीर्ण ज्वर, पक्षाघात, नेत्ररोग, मासिक धर्म का कम आना जैसी बीमारियों में भी हितकारी है।

वैज्ञानिक मतानुसार काली मिर्च के छिलके में राल जैसा एक पदार्थ होता है, जो पानी में ऊपर तैरता है, जबकि दूसरा उड़नशील तेल होता है। सभी प्रकार के बैक्टेरिया, वायरस पर यह प्रभावी है और उन्हें नष्ट करने में बहुत कुछ सक्षम होती है। इसके सेवन से गर्भाशय, जननेंद्रियों, मूत्राशय, मलद्वार पर उत्तेजक प्रभाव पड़ता है, त्वचा में निखार आता है, धमनी की गतिविधियों में तेजी आती है।

विभिन्न रोगों में प्रयोग

गैस की शिकायत : काली मिर्च और लहसुन की कली बराबर की मात्रा में पीसकर भोजन के पहले ग्रास में सुबह-शाम एक चम्मच की मात्रा में कुछ दिन तक सेवन करें। एक कप पानी में आधा नीबू निचोड़कर, पिसी हुई 5-6 काली मिर्चों का चूर्ण मिलाकर भोजन के बाद सुबह-शाम पीने से भी गैस की शिकायत दूर हो जाती है।

स्मरण शक्ति बढ़ाने के लिए : काली मिर्च और मिसरी बराबर की मात्रा में मिलाकर पीस लें। एक चम्मच की मात्रा में एक कप दूध के साथ दिन में 3 बार नियमित रूप से सेवन करने पर दिमागी कमजोरी दूर होकर स्मरण शक्ति बढ़ेगी।

मुंह के छाले : किशमिश और काली मिर्च चबाकर चूसें। प्रयोग 3-4 बार दोहराएं।

सामान्य ज्वर : 8-10 काली मिर्च पीसकर 10-15 तुलसी के पत्तों के साथ एक गिलास पानी में उबालें। जब पानी आधा रह जाए, तब एक चम्मच मिसरी मिलाकर पिलाएं। यह प्रयोग दिन में 3-4 बार करें।

मसूढ़ों की सूजन : काली मिर्च के काढ़े से गरारे करें।

त्वचा रोग : काली मिर्च के महीन चूर्ण को घी में रगड़कर लेप तैयार करें। फिर इसे फोड़े-फुंसी, खाज-खुजली, दाद, एक्जिमा पर नियमित रूप से 2-3 बार लगाएं।

खांसी : एक चम्मच शहद में आधा चम्मच काली मिर्चों का चूर्ण मिलाकर चटाएं।

कृमि : एक कप मट्ठे के साथ 4-6 काली मिर्च का चूर्ण सोते समय सेवन करें।

पेट दर्द : सोंठ, हींग और काली मिर्च का चूर्ण बराबर की मात्रा में मिलाएं और इसकी एक चम्मच की मात्रा गर्म पानी से पेट दर्द के समय खिलाएं।

नेत्र ज्योति बढ़ाने के लिए : काली मिर्च, घी और मिसरी बराबर की मात्रा में मिलाकर दो चम्मच नियमित रूप से सुबह-शाम कुछ महीने तक सेवन करें।

जुएं नष्ट करने हेतु : 10-12 सीताफल के बीज और 5-6 काली मिर्चों को पीसकर सरसों के तेल में मिलाएं और रात्रि में सोने से पूर्व जड़ों में मलें।

सर्दी-जुकाम : आधा चम्मच काली मिर्च का चूर्ण और एक चम्मच मिसरी मिलाकर एक कप गर्म दूध के साथ दिन में तीन बार सेवन करें।

अंजनहारी (गुहेरी) : पानी में काली मिर्च को घिसकर बने लेप को लगाएं। इससे गुहेरी बैठ जाएगी अथवा पककर शीघ्र ही फूट जाएगी।

वीर्य पुष्टि हेतु : एक गिलास दूध में 8-10 काली मिर्चों का चूर्ण डालकर अच्छी तरह उबालें। फिर ठंडा करके सुबह-शाम नियमित रूप से सेवन करें।

29. कायफल

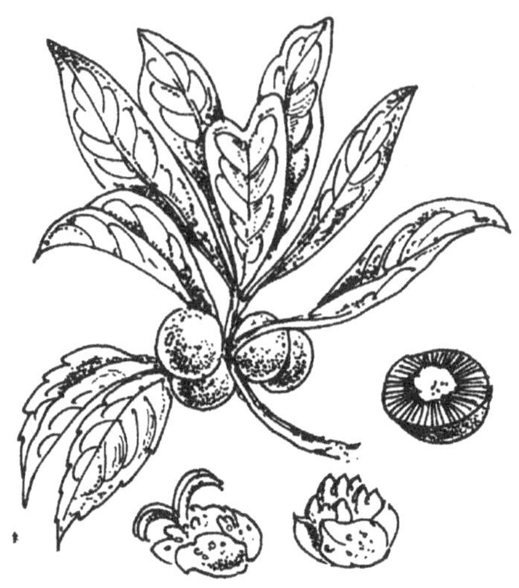

सामान्य परिचय

उत्तर प्रदेश, पंजाब, आसाम और हिमालय के उष्ण प्रदेशों में कायफल का वृक्ष अधिकता से पाया जाता है। यह एक मध्यम आकार का 10 से 15 फुट ऊंचा वृक्ष होता है। इसकी छाल मटमैली भूरे रंग की भारी, खुरदुरी और एक चौथाई इंच मोटी होती है। पत्ते नोकीले भाले के आकार के, आयताकार, 3 से 6 इंच लंबे और डेढ़-से-दो इंच चौड़े होते हैं। पुष्प छोटे, लाल, सुगंधित और मंजरियों में लगते हैं। फल लंबाई में एक इंच से भी कम, अंडाकार, पकने पर रक्त की आभा लिए या पीलापन लिए बादामी रंग के, मधुर, अम्ल के स्वाद युक्त होते हैं। फलों के ऊपर सफेद मोम-सा आवरण चढ़ा रहता है, जो भूरे और काले धब्बों से युक्त होते हैं। फलों में झुर्रीदार बीज होते हैं। कायफल फालसे की तरह एक स्वादिष्ठ फल होता है, जिसे पहाड़ी लोग बड़े चाव से खाते हैं। उत्तरी भारत में कायफल एक प्रसिद्ध घरेलू औषधि है।

विभिन्न भाषाओं में नाम

संस्कृत कट्फल, सोमवल्क। हिंदी कायफल। मराठी, गुजराती कायफल। बंगाली कायछाल। अंग्रेजी बाक्स मिर्टल (Box Myrtle)। लैटिन माइरिका एसक्युलेन्टा (Myrica Esculenta)।

गुण

आयुर्वेद के मतानुसार कायफल रस में कटु, तिक्त, कषाय, गुण में लघु, तीक्ष्ण, प्रकृति में उष्ण, विपाक में कटु होता है। यह वात, कफ़ नाशक होने के कारण वातजन्य वेदनाओं के शमन में उपयोगी है। इसका उपयोग नास लेने के लिए सिर दर्द, सर्दी-जुकाम, मूर्च्छा, मिर्गी आदि के लिए किया जाता है। यह कफ़ निस्सारक एवं श्वासहर होने से श्वास रोग और खांसी में लाभप्रद है। मूत्रसंग्रहणीय होने से प्रमेह का रोग दूर करता है। शुक्र शोधक होने के कारण शुक्रगत दोषों को दूर करके नपुंसकता मिटाता है।

यूनानी मतानुसार कायफल दूसरे दर्जे का गर्म और खुश्क होता है। इसके फूलों से निकाले गए तेल की भी यही प्रकृति होती है, जो लकवे की बीमारी में मालिश करने से लाभप्रद होता है। नपुंसकता में इस तेल को शिश्न पर मलना गुणकारी होता है। सिर दर्द और नजले की तकलीफ में इस तेल को नाक में टपकाने से आराम मिलता है।

वैज्ञानिक मतानुसार कायफल से रासायनिक तत्त्वों का विश्लेषण करने पर ज्ञात होता है कि कायफल की छाल में 32 प्रतिशत टैनिन, मिरिसाइट्रिन नामक ग्लाइकोसाइड पाया जाता है। कायफल उत्तेजक, संकोचक, कृमिनाशक, छाती में जमे हुए कफ को निकालने वाला, हृदय रोग में गुणकारी, अतिसार दूर करने वाला होता है।

हानिकारक प्रभाव

अधिक मात्रा में प्रयोग करने से यकृत, प्लीहा को हानि पहुंचकर उलटी की शिकायत हो सकती है।

मात्रा

चूर्ण 3 से 5 ग्राम

विभिन्न रोगों में प्रयोग

सर्दी का प्रभाव : कायफल का महीन चूर्ण छाती, पेट और हाथ-पैरों पर मलने से शरीर में गर्मी का संचार होकर सर्दी का प्रभाव दूर होता है।

अंग ठंडा होने पर : किसी भी रोग में हाथ-पैर ठंडे हो जाने पर कायफल और सोंठ का बराबर की मात्रा में मिलाया महीन चूर्ण मलने से गर्मी का संचार होने लगेगा।

व्रण, घाव : कायफल का पिसा हुआ चूर्ण लगाने से शीघ्र लाभ मिलता है।

दमा, श्वास में : कायफल का काढ़ा बनाकर सुबह-शाम सेवन करें।

दंत शूल : पिसा हुआ कायफल का चूर्ण सिरके में मिलाकर पीड़ित दांतों पर लगाएं और मसूढ़ों पर मालिश करने से उसका दर्द भी दूर होता है।

ज ुकाम : कायफल का बारीक चूर्ण रूमाल में लपेटकर बार-बार सूंघें। इससे छींकें आएंगी और सिर हलका हो जाएगा।

बेहोशी में : रोगी की नाक के पास कायफल के चूर्ण को उंगली पर रखकर फूंकने से जैसे ही छींकों का दौर चलेगा, उसे होश आ जाएगा।

गर्भ स्थापना हेतु : कायफल का चूर्ण बराबर की मात्रा में मिसरी मिलाकर एक चम्मच की मात्रा में सुबह-शाम दूध के साथ, मासिक धर्म प्रारंभ होने के प्रथम दिन से 15 दिनों तक नियमित पिलाने से गर्भ धारण होता है।

खांसी में : पान में 2 ग्राम कायफल का चूर्ण रखकर सुबह-शाम सेवन करें।

अतिसार : बिल्वफल और कायफल का चूर्ण समान मात्रा में मिलाकर एक-एक चम्मच की मात्रा में 3 बार लें।

मोच की सूजन और दर्द : कायफल और इसकी छाल को पानी में पीसकर लेप बनाएं और गर्म करके लगाने से सूजन और दर्द में आराम मिलेगा।

बवासीर : बवासीर के मस्सों पर छाल का चूर्ण घी में मिलाकर लगाएं।

नपुंसकता : छाल का चूर्ण दूध में पीसकर लेप को शिश्न पर सुबह-शाम लगाएं और सोते समय कायफल के तेल की मालिश नियमित रूप से करें।

30. केसर

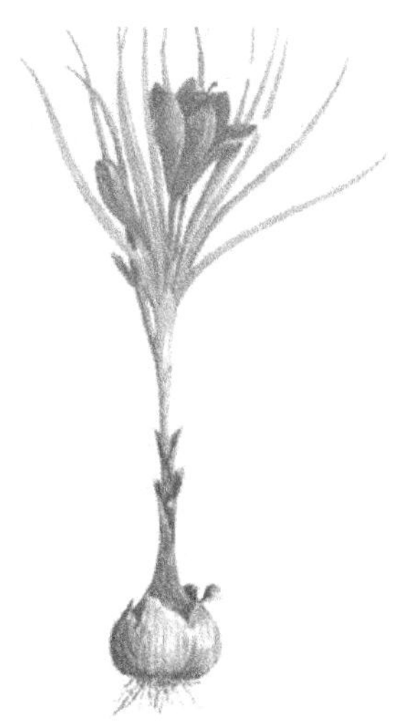

सामान्य परिचय

हमारे देश में कश्मीर घाटी के पामपुर में केसर की खेती की जाती है। यहां की केसर हलकी, पतली, रक्तिम वर्ण वाली, कमल की तरह सुंदर गंधयुक्त उत्तम मानी जाती है। असली केसर बहुत महंगी होती है, अतः इसमें मिलावट अधिक की जाती है। स्टैण्डर्ड कंपनी की सीलबंद पैक में ही इसे खरीदना उचित होता है। एक ग्राम के सुलभ पैकेट उपलब्ध होते हैं। कश्मीरी मोगरा केसर सर्वोत्तम मानी गई है। विदेशों में भी इसकी पैदावार होती है, जिसका आयात हमारे देश में किया जाता है।

केसर का पौधा बहुवर्षीय, 6 से 10 इंच ऊंचा होता है, जिसमें घास जैसे लंबे, पतले, नालीदार जड़ से ही पत्ते निकले होते हैं। पुष्प बैंगनी रंग के अकेले या एक साथ 2-3 बड़े ही सुंदर दिखते हैं। एक पुष्प से केसर के तीन तंतु प्राप्त होते हैं। बीज आयताकार, त्रिकोष्ठीय होते हैं, जिनमें से गोलाकार बीज निकलते हैं।

विभिन्न भाषा में नाम

संस्कृत कुंकुम। हिंदी केसर। मराठी, गुजराती केशर। बंगाली कुमकुम, जाफरन। अंग्रेजी सैफ्राम (Saffron)। लैटिन क्रोकस सेटाइवस (Crocus Sativus)।

गुण

आयुर्वेदिक मतानुसार केसर चिकनी, चरपरी, कड़वी, वात, पित्त और कफ़ नाशक, वर्ण को निखारने वाली, उष्ण प्रकृति की, शीत से उत्पन्न विकारों को दूर करने वाली, रोचन होने से अरुचि में, दीपन होने से अग्निमांद्य में, पाचक होने से अजीर्ण में, उदर शूल, सिर दर्द, व्रण, वमन, कृमि, गर्भाशय को संकुचित करने वाली, मस्तिष्क के लिए बलकारी, हृदय दौर्बल्य में गुणकारी, बाजीकरण करने वाली, स्त्री के स्तनों में दूध की कमी, मूत्राघात, प्रदर, दमा, ज्वर, प्रसव की तकलीफ में लाभप्रद होती है।

आयुर्वेदिक मतानुसार केसर उत्तेजक और कामोद्दीपक गुणों में सर्वोत्तम होती है। इसके अलावा मूत्राशय, तिल्ली, यकृत, मस्तिष्क व नेत्रों की तकलीफों में भी उत्तम असरकारक होती है। प्रदाह को दूर करने का गुण भी इसमें पाया जाता है।

वैज्ञानिक मतानुसार केसर की रासायनिक बनावट का विश्लेषण करने पर ज्ञात होता है कि इसमें स्थिर तेल 13.4 प्रतिशत, उड़नशील तेल 1.37 प्रतिशत, आर्द्रता 12 प्रतिशत, पिक्रोसीन नामक तिक्त द्रव्य, शर्करा, मोम, प्रोटीन, भस्म और तीन रंग द्रव्य पाए जाते हैं। अनेक खाद्य पदार्थों में केसर का उपयोग रंजन पदार्थ के रूप में किया जाता है।

विभिन्न रोगों में प्रयोग

कष्टप्रद मासिक धर्म : 200 मिलीग्राम केसर दूध में मिलाकर 2-3 बार पिएं।

दृष्टि दौर्बल्य में : गुलाब जल में केसर घिसकर आंखों में नियमित डालें।

स्तनों में दूध बढ़ाने हेतु : पानी में केसर को घिसकर स्तनों पर लेप करें।

नपुंसकता, सेक्स शक्ति बढ़ाने के लिए : केसर, जायफल और जावित्री पान में रखकर दिन में 2-3 बार सेवन करें।

अतिसार : हींग, अफीम और केसर को मिलाकर मधु के साथ सेवन कराएं।

मूत्राघात : घी के साथ केसर मिलाकर सेवन करें।

उदरशूल : दालचीनी के साथ केसर मिलाकर दें।

सिर दर्द : केसर के साथ चंदन पीसें और बने लेप को मस्तिष्क पर लगाने से सिर, नेत्र और मस्तिष्क को शीतलता, शांति पहुंचती है।

कृमि : कपूर और केसर की 60-60 मिलीग्राम मात्रा लेकर इसे एक चम्मच दूध में अच्छी तरह मिलाकर दिन में 3 बार पिलाएं।

सर्दी-जुकाम, खांसी में : केसर को दूध में घोंटकर 3 बार नियमित रूप से कुछ दिनों तक पिएं।

31. कौंच

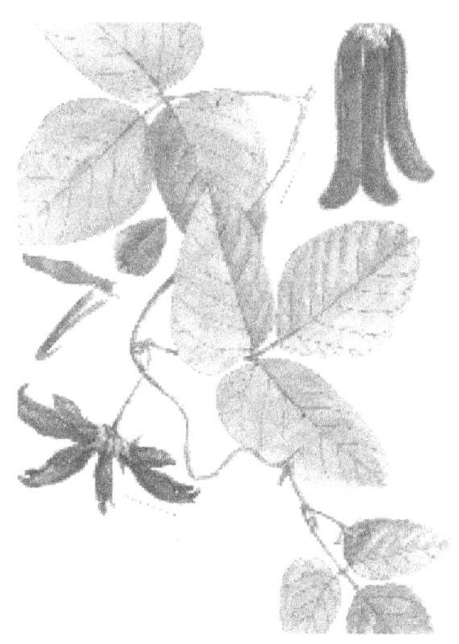

सामान्य परिचय

हमारे देश के उष्ण स्थानों पर कौंच की बेल आसानी से मिल जाती है। यह लता जाति की वनौषधि वर्षा ऋतु में उत्पन्न होकर सितम्बर-नवम्बर में फूलती है और जनवरी-अप्रैल तक फलती है। इसकी बेल झाड़ियों और वृक्षों का सहारा लेकर उन पर छा जाती है। बेल अनेक शाखाओं वाली और एक वर्षीय होती है। इसके पत्ते 6-9 इंच लंबे और संयुक्त रूप में तीन पत्तों में होते हैं। पुष्प एक से डेढ़ इंच लंबे, नीले या बैंगनी रंग के लगते हैं। फली 2-4 इंच लंबी और लगभग आधा इंच चौड़ी होती है। फलियां गुच्छों में लगती हैं, जिस पर सुनहरे व बारीक रोम (रूएं) होते हैं। इन रोमों के शरीर से स्पर्श होने पर तीव्र खुजली होना शुरू हो जाती है, जिसे खुजलाने पर त्वचा में दाह और शोथ उत्पन्न होती है। हर फली के अंदर चमकीले, चिकने, चपटे, अंडाकार, श्वेत श्याम, रक्त की आभायुक्त 5-6 बीज निकलते हैं। इनका छिलका मजबूत और काफ़ी कड़ा होता है। छिलका हटाने पर निकली सफेद गिरी ही औषधि में प्रयोग की जाती है।

विभिन्न भाषाओं में नाम

संस्कृत कपिकच्छु। हिंदी कौंच, केवांच। मराठी खाज कुहिली। गुजराती कौंचा। बंगाली आलकुशी। अंग्रेजी काउहेज प्लांट (Cowhage Plant)। लैटिन म्युकना प्रुरिटा (Mucuna Prurita)।

गुण

आयुर्वेद के मतानुसार कौंच की गिरी स्वाद में कड़वी, मधुर, तीखी, स्निग्ध, उष्ण प्रकृति, विपाक में मधुर, वीर्यवर्द्धक, पौष्टिक, बलदायक, पाचक, वात, पित्त, कफ़ व रक्त विकार नाशक होती है। विशेष तौर पर इसमें यौन विकारों को दूर करने की अपूर्व शक्ति होती है। इसके अलावा उत्तेजक, शूल, कमजोरी, मूत्र विकार, हृदय रोग, गर्भाशय की कमजोरी, नेत्र ज्योति, वात व्याधि, चेहरे के आकर्षण को बढ़ाने, स्तम्भक, शुक्रवर्द्धक, प्रदर, प्रसूता रोग आदि में भी गुणकारी है। इसे स्त्री-पुरुष समान रूप से सेवन कर लाभ उठा सकते हैं।

यूनानी मतानुसार कौंच की गिरी तीसरे दर्जे की गर्म होती है। यह विरेचक, कामोद्दीपक, बिच्छू का विषहर, शुक्रवर्द्धक, स्तम्भन करने वाली तथा ओजप्रद है। बवासीर में यह हानिकारक होती है।

वैज्ञानिक मतानुसार कौंच के बीजों का रासायनिक विभेद ज्ञात करने पर इसमें प्रोटीन 25.03 प्रतिशत, आर्द्रता 9.1 प्रतिशत, रेशे 6.75 प्रतिशत, खनिज पदार्थ 3.95 प्रतिशत और अल्पमात्रा में फासफोरस, कैल्शियम, लोहा, मैंगनीज, गंधक, ग्लुटाथायोन, ग्लुकोसाइड, लेसिथिन, निकोटिन, गैलिक एसिड, प्रुरियेनिन आदि पाए जाते हैं। इसके अलावा बीज मज्जा से एक प्रकार का गाढ़ा तेल निकलता है, जो गहरे भूरे रंग का होता है। कौंच की फली पर लगे रोमों में मुकुनेन (Mucunain) नामक तत्व होता है, जिससे हिस्टेमिन त्वचा पर लगने से निकलता है। इसी कारण खुजली की शिकायत पैदा होती है। इसमें अल्प मात्रा में सिरोटोनिन तत्त्व भी होता है, जिस कारण पीड़ा का अनुभव होता है।

मात्रा

बीजों का चूर्ण 3 से 6 ग्राम। जड़ का काढ़ा 50-100 मिलीलीटर और रोम 125 मिलीग्राम।

उपलब्ध आयुर्वेदिक योग

कौंच पाक।

विभिन्न रोगों में प्रयोग

कौंच के बीजों का कड़ा, मजबूत छिलका उपयोग में लाने से पूर्व अवश्य निकाल लेना चाहिए। आंतरिक प्रयोग के लिए बीज की गिरी का उपयोग श्रेष्ठ होता है। इसके लिए कौंच के बीजों की मात्रा से लगभग चार गुना दूध में डालकर तब तक उबालें, जब तक कि छिलका। आसानी से उतर न जाए। अच्छी तरह मसलकर

छिलके हटाएं और उन्हें नष्ट कर दें। गिरी को छाया में सुखाकर महीन पीस लें और शीशी में बंद करके रखें और प्रयोग में लें।

बिच्छू के दंश पर : मिट्टी के तेल या पानी में कौंच के बीज की गिरी घिसकर दंश स्थान पर लगाने से जलन, दर्द दूर होता है।

शिश्न शैथिल्यता : कौंच की जड़ को मूत्र में घिसकर बने लेप को शिश्न पर मलने से उसकी निर्बलता दूर होकर पुष्टता में वृद्धि होती है।

व्रण : कौंच के पत्तों को पीसकर व्रण पर लेप लगाएं और बांध दें।

त्वचा की शून्यता में : घी में कौंच के रोमों को सावधानी से घोंटकर बने लेप को त्वचा पर लगाएं।

श्वेत प्रदर : कौंच की गिरी का आधा चम्मच चूर्ण एक चम्मच शहद के साथ मिलाकर सुबह-शाम सेवन करें।

दमा : शहद और अदरक का रस एक-एक चम्मच, उसमें कौंच की गिरी का आधा चम्मच चूर्ण मिलाकर सुबह-शाम नियमित सेवन करना गुणकारी होगा।

पेशाब की तकलीफों में : कौंच की गिरी का आधा चम्मच चूर्ण एक कप पानी के साथ दिन में दो बार सेवन करें।

बाजीकरण के लिए : कौंच की गिरी का चूर्ण, सफेद मूसली, विदारी कन्द, अश्वगंधा, शतावर, मुलेठी, गोखरू सभी चीजों को समान मात्रा में मिलाकर चूर्ण बनाएं और एक-एक चम्मच की मात्रा में दिन में तीन बार एक कप दूध के साथ नियमित सेवन करने से नपुंसकता, शीघ्रपतन, स्वप्नदोष, वीर्य की कमी, उत्तेजना और स्तम्भन की कमी दूर होगी। पौरुषबल बढ़कर चेहरे पर निखार आता है।

योनि शैथिल्य : कौंच की जड़ का काढ़ा बनाकर उससे योनि में डूश करने से योनिशैथिल्यता दूर होगी।

बंध्यत्व (बांझपन) : कौंच की गिरी और मूल का चूर्ण बराबर की मात्रा में मिलाकर एक-एक चम्मच की मात्रा में दिन में 3 बार नियमित रूप से कुछ हफ्ते तक सेवन करें।

ज्वर : जब रोगी ज्वर की अवस्था में प्रलाप करने लगे, तो कौंच की जड़ का काढ़ा एक कप की मात्रा में 2-3 बार पिलाने से शीघ्र आराम मिलता है।

32. खजूर

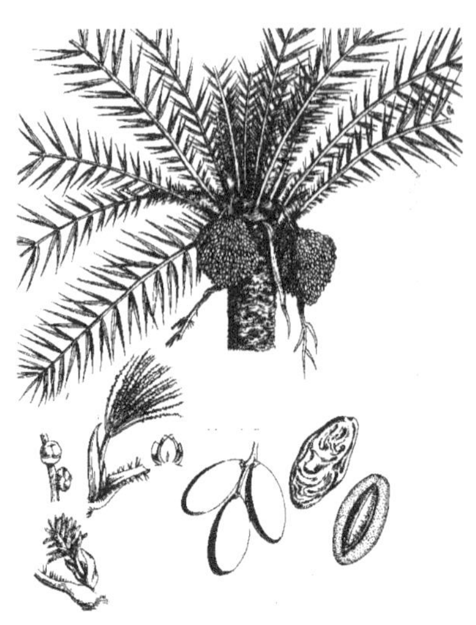

सामान्य परिचय

मिस्र, ईराक, स्पेन, इटली, चीन, अमेरिका, अलजीरिया और अरब में खजूर की उपज बहुतायत में होती है। हमारे देश में पंजाब, सिन्ध में इसकी खेती होती है और यह सर्वत्र पाया जाता है। खजूर का वृक्ष नारियल या ताड़ के वृक्ष के समान 30 से 50 फुट ऊंचा होता है। इसका तना ठोस लकड़ी का न होकर तन्तुओं से बना होता है। पत्तों के वृंत के स्थाई मूलभागों से बना तना मटमैले रंग का तीन फुट चौड़ा होता है। पत्ते 10-15 फुट लंबे होते हैं। पुष्प सुगंधित और छोटे होते हैं। फल बड़ा और अति गूदेदार होता है। बीज कड़ा, लंबा, दोनों सिरों पर गोल होता है।

खजूर दो प्रकार का होता है   सामान्य खजूर और दूसरा पिंड खजूर। पिंड खजूर का फल अधिक मांसल और सामान्य से काफी बड़ा होता है। यही फल सूखने पर छुहारा कहलाता है। खजूर एक फल ही नहीं पौष्टिक मेवा भी है। इसे 'गरीबों का पाक' भी कहा जाता है, क्योंकि अन्य मेवों से यह काफी सस्ता और सर्व सुलभ होता है। खजूर के पेड़ के ताजे रस को नीरा और बासी नीरा को ताड़ी कहते हैं।

विभिन्न भाषाओं में नाम

संस्कृत   खर्जूर। हिंदी   खजूर, छुहारा, पिंड खजूर। मराठी   खारिक। गुजराती   खारेक।

बंगाली खेजूर। अंग्रेजी डेट (Date)। लैटिन फिनिक्स डेक्टीलीफेरा (Phoenix Dactylifera), फिनिक्स सिल्वेस्ट्रिस (Phoenix Sylvestris)।

गुण

आयुर्वेदिक मतानुसार खजूर एक स्वादिष्ठ, पौष्टिक, मधुर, शीतल, तृप्तिकारक, स्निग्ध, गुरु, वात, पित्त और कफ़ नाशक, हृदय को बल देने वाला, क्षय, रक्त पित्त, शोथ, फेफड़ों का प्रदाह नाशक फल है। इसके आलावा यह नाड़ी बलदायक, मस्तिष्क शामक, वातहर, मूर्च्छा, मस्तिष्क दुर्बलता, मद, भ्रम, कटिशूल, साइटिका, शराब के विकारों को दूर करने वाला, दमा, खांसी, ज्वर, पेशाब के कष्टों में भी गुणकारी है।

यूनानी मतानुसार खजूर उष्ण और तर होता है। यह क्षीण वृक्क को शक्ति देने वाला, थकावट दूर करने वाला, शरीर को मोटा बनाने वाला, धातु पोषक, पक्षाघात और कटिशूल को दूर करने वाला, बाजीकरण होता है।

वैज्ञानिक मतानुसार खजूर के रासायनिक संगठन का विश्लेषण करने पर ज्ञात होता है कि इसमें शर्करा 67.3 प्रतिशत, प्रोटीन 5.0 प्रतिशत, वसा 2.0 प्रतिशत, खनिज पदार्थ 1.3 प्रतिशत और अल्प मात्रा में कैल्शियम, लोहा, फास्फोरस, विटामिन ए, बी और सी भी पाए जाते हैं। जल की मात्रा 21.1 प्रतिशत होती है। पूरी तरह से पके खजूर में शर्करा की मात्रा 85 प्रतिशत तक होती है। प्रति 100 ग्राम खजूर से 283 कैलोरी ऊर्जा मिलती है।

मात्रा

50 से 70 ग्राम तक।

उपलब्ध आयुर्वेदिक योग

खजूर पाक, खजूरादि घृत, खजूर घनसत्व।

विभिन्न रोगों में प्रयोग

सर्दी-जुकाम, दमा : खजूर को एक गिलास दूध में अच्छी तरह उबालकर उसे खा लें और ऊपर से वही दूध पीकर मुंह ढककर सो जाने से शीघ्र लाभ मिलता है।

सिर दर्द : खजूर की गुठली को पानी में घिसकर लेप बनाएं और मस्तक पर लगाएं।

बलवर्द्धक, मोटापा बढ़ाने के लिए : एक कप दूध में 2 छुहारे उबालकर खाएं और ऊपर से वही दूध पिएं। यह प्रयोग सुबह-शाम नियमित रूप से कुछ माह करें। शीत ऋतु में यह प्रयोग अधिक गुणकारी होता है।

बार-बार पेशाब आना, बिस्तर में पेशाब : दिन में 2 बार, 2-2 छुहारे खाएं और सोते समय 2 छुहारे दूध के साथ सेवन कराएं।

गुहेरी : गुठली को पानी में घिसकर बने लेप को तीन बार लगाएं।

दमा : खजूर के चूर्ण को सोंठ के चूर्ण के साथ बराबर की मात्रा में मिलाकर पान में रखकर दिन में 3 बार खाने से कष्ट कम होगा।

वीर्य दोष, शीघ्रपतन में : 2-2 छुहारे दिन में 3-4 बार गर्म दूध से सेवन करें।

बच्चों का सूखा रोग : खजूर और शहद बराबर की मात्रा में मिलाकर दिन में दो बार नियमित रूप से कुछ हफ्ते तक खिलाएं।

घाव, व्रण : खजूर की गुठली को जलाकर चूर्ण कर लें। इसे घाव पर लगाएं।

अरुचि : नीबू के रस में खजूर की चटनी बनाकर खाएं।

अतिसार : खजूर के चूर्ण के साथ दही का सेवन करना गुणकारी होता है।

रक्त पित्त : शहद के साथ खजूर का चूर्ण 3 बार सेवन कराएं।

कब्ज़, बवासीर : खजूर गर्म पानी के साथ सोते समय लें।

33. गिलोय

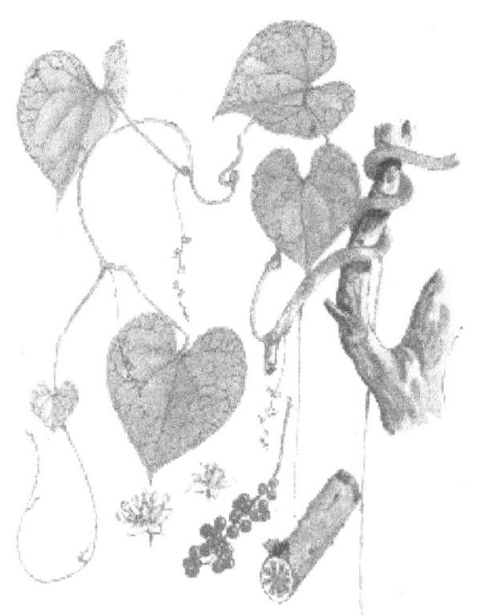

सामान्य परिचय

भारत में गिलोय की लता सर्वत्र पाई जाती है। बारहों मास सदा हरी-भरी रहने वाली यह लता कई वर्षों तक फलती-बढ़ती रहती है। बेल वृक्षों की सहायता से फैलती है। नीम पर चढ़ी गिलोय को उत्तम गुण वाली औषधि माना जाता है। यों तो यह बेल खेतों की मेड़ों, पहाड़ों की चट्टानों पर भी कुण्डलाकार में मिलती है। पत्ते हृदय के आकार के, पान के पत्तों के समान व्यवस्थित तरीके से 2 से 4 इंच व्यास के चिकने होते हैं। पत्र डंठल 1 से 3 तथा पत्र वृन्त 3-4 इंच लंबा होता है। पुष्प छोटे-छोटे, पीले रंग के गुच्छों में लगते हैं, जो ग्रीष्म ऋतु में आते हैं। फल मटर के समान अंडाकार, चिकने, गुच्छों में लगते हैं, जो पकने पर लाल रंग के हो जाते हैं। बीज मुड़े हुए टेढ़े मिर्च के दानों के समान, सफेद, चिकने होते हैं।

विभिन्न भाषाओं में नाम

संस्कृत गुडूची। हिंदी गिलोय। मराठी गुलबेल। गुजराती गलो। बंगाली गुलंच। अंग्रेजी गुलाचा। लैटिन टिनोस्पोरा कोर्डिफोलिया (Tinospora Cordifolia)।

गुण

आयुर्वेद साहित्य में गिलोय को ज्वर की महान् औषधि बताया गया है। यह सभी

प्रकार के ज्वर मसलन मन्द ज्वर, जीर्णज्वर, टायफाइड, मलेरिया आदि में एक उत्तम औषधि है। इससे गर्मी शांत होती है, कुनैन की तरह बढ़ाती नहीं।

आयुर्वेदिक मतानुसार गिलोय गुण में लघु (हलकी), स्निग्ध, तासीर में गर्म, पचने पर मीठी, स्वाद में चरपरी, कड़वी, खाने में स्वादिष्ठ, ग्राही, बलदायक, भूख बढ़ाने वाली, वात, पित्त और कफ़ नाशक, रक्तशोधक, धातुवर्धक, प्यास, जलन, ज्वर, वमन, पाण्डु, खांसी, बवासीर, आमवात, पथरी, प्रमेह, नेत्र, केश और चर्म रोग, अम्ल पित्त, उदर विकार, मूत्रावरोध, यकृत रोग, मधुमेह, कृमि, क्षय रोग आदि में गुणकारी होती है।

यूनानी चिकित्सा पद्धति के मतानुसार गिलोय को पहले दर्जे की गरम और खुश्क माना गया है। तिक्त होने से पेट के कीड़ों को मारने में यह सक्षम है। सभी प्रकार के ज्वरों में लाभदायक है।

वैज्ञानिक मतानुसार गिलोय की रासायनिक संरचना का विश्लेषण करने पर ज्ञात होता है कि इसमें बर्बेरिन एल्केलाइड, गिलोइन नामक कडुआ ग्लूकोसाइड, वसा अल्कोहल ग्लिस्टेरॉल, अनेक प्रकार की वसा, अम्ल एवं उड़नशील तेल पाए जाते हैं। पत्तियों में कैल्शियम, प्रोटीन, फास्फोरस और तने में स्टार्च भी मिलता है। परीक्षणों से ज्ञात हुआ है कि वायरस पर गिलोय का प्राणघातक असर होता है। इसमें सोडियम सेलिसिलेट से अधिक दर्द निवारक गुण होता है। क्षय रोग के जीवाणुओं की वृद्धि को रोक पाना, उनके सिस्ट बनने में रुकावट पैदा करना, इन्सुलिन की उत्पत्ति को बढ़ाकर ग्लूकोस का पाचन करना, रोग संक्रमणों को रोकने की क्षमता के कारण एंटीबायोटिक की तरह भी गिलोय कार्य करती है।

मात्रा

चूर्ण 3 से 6 ग्राम। सत्व 1 से 2 ग्राम। काढ़ा 50 से 100 मिलीलीटर। रस 15 से 25 मिलीलीटर।

उपलब्ध आयुर्वेदिक योग

अमृतारिष्ट, गुडूच्यादि चूर्ण, गुडूच्यादि क्वाथ।

विभिन्न रोगों में प्रयोग

दांतों में पानी लगना : गिलोय और बबूल की फली समान मात्रा में मिलाकर पीस लें और सुबह-शाम नियमित रूप से मंजन करें।

मधुमेह : गिलोय का सत्व 15 ग्राम और घी 5 ग्राम मिलाकर दिन में 3 बार लें।

रक्तपित्त : मुलेठी, गिलोय और मुनक्का, तीनों 10-10 ग्राम की मात्रा में लेकर 500 मिलीलीटर पानी में उबालकर काढ़ा बनाएं। एक कप की मात्रा में 2-3 बार सेवन करें।

खुजली : हलदी को गिलोय के पत्तों के रस के साथ पीसकर खुजली वाले अंगों पर लगाएं। गिलोय का रस 3 चम्मच और एक चम्मच शहद मिलाकर सुबह-शाम पिएं।

वबासीर : छाछ (तक्र) के साथ गिलोय का चूर्ण एक चम्मच की मात्रा में दिन में दो बार लें।

मोटापा : हरड़, नागरमोथा और गिलोय बराबर की मात्रा में मिलाकर चूर्ण बना लें। एक-एक चम्मच चूर्ण शहद के साथ दिन में 3 बार नियमित लें।

हिक्का रोग : सोंठ का चूर्ण गिलोय के चूर्ण में बराबर मिलाकर बार-बार सूंघें।

मुहांसे : नीबू का रस बराबर की मात्रा में गिलोय के रस में मिलाकर लगाएं।

सभी प्रकार के ज्वर में : गिलोय, सोंठ, धनिया, चिरायता, मिसरी सभी बराबर की मात्रा में मिलाकर पीस लें। एक-एक चम्मच दिन में 3 बार दूध से लें।

वमन : गिलोय का रस मिसरी मिलाकर 2-2 चम्मच 3 बार पिलाएं।

क्षय में : काली मिर्च, गिलोय, वंशलोचन, इलायची बराबर की मात्रा में मिलाकर एक-एक चम्मच की मात्रा में एक कप दूध के साथ कुछ हफ्तों तक नियमित लें।

प्रमेह : गिलोय का रस, हलदी का चूर्ण और शहद बराबर मात्रा में मिलाकर एक-एक चम्मच दिन में 3 बार नियमित रूप से 10-15 दिन सेवन करें।

कब्ज़ : गिलोय का चूर्ण बराबर की मात्रा में गुड़ के साथ मिलाकर 2 चम्मच सोते समय सेवन करने से कष्ट दूर होगा।

आमाशय की अम्लता, मस्तिष्क के अनेक विकार, पाण्डु, कामला, मूत्र विकारों, नेत्र विकारों में : गिलोय का रस सेवन करना लाभप्रद होता है।

34. गुलाब

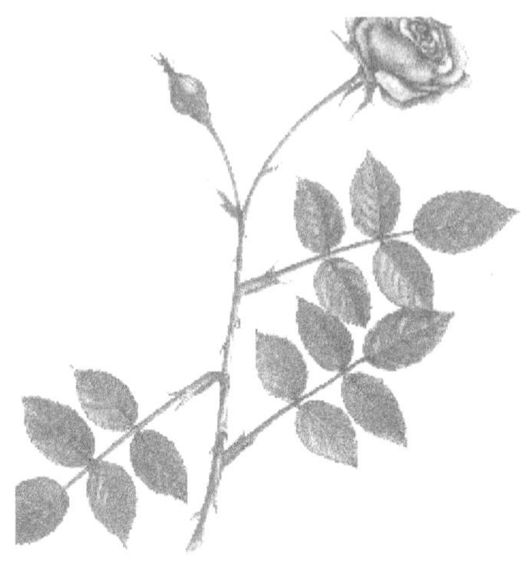

सामान्य परिचय

यूं तो फूलों के राजा गुलाब के पौधे से सभी सुपरिचित होंगे। फिर भी कुछ खास बातें यहां पर बताना उपयोगी होगा। एशियाई देशों में सिंगापुर और थाईलैंड फूलों व पौधों को निर्यात करने में अग्रणी हैं। इस पौधे की मूल उत्पत्ति सीरिया, ईरान से हुई है। गुलाब की अनेक किस्में होती हैं, जिन पर अनेक रंगों के पुष्प खिलते हैं। आमतौर पर इसका पौधा ऊंचाई में 4-6 फुट का होता है। तने में असमान कांटे लगे होते हैं और पत्तियां प्रायः 5 मिली हुई होती हैं। बहुतायत में मिलने वाला पुष्प गुलाबी रंग का होता है। फल अंडाकार लगते हैं। मार्च-अप्रैल में फूलों की बहार आती है और फूलों से इत्र व गुलकंद व्यापक रूप से बनाया जाता है।

विभिन्न भाषाओं में नाम

संस्कृत तरुणी, कर्णिका, शतपत्री, चारुकेशरा। हिंदी, मराठी, गुजराती गुलाब। बंगाली गोलाप। अंग्रेज़ी रोज (Rose)। लैटिन रोजा सेंटिफोलिया (Rosa Centifolia)।

गुण

गुलाब का फूल दिखने में जितना सुंदर होता है, उससे कहीं ज्यादा उसमें औषधीय गुण मौजूद होते हैं। आयुर्वेदिक मतानुसार गुलाब रस में तिक्त, कषाय और मधुर,

शीतल प्रकृति का, लघु, स्निग्ध, विपाक में मधुर, वात-पित्त शामक, अधिक प्यास, दाह, जलन, पसीने की दुर्गंध नाशक, रस व रक्त धातु को शुद्ध करने वाला, पाचन में हलका, हृदय के लिए गुणकारी, शुक्र-धातु वर्द्धक, पौष्टिक, भूख बढ़ाने वाला, यकृत और मस्तिष्क को शक्ति देने वाला होता है।

यूनानी चिकित्सा पद्धति के मतानुसार गुलाब पहले दर्जे का शीतल और दूसरे दर्जे का खुश्क होता है। गर्मी के कारण पैदा होने वाले विकार जैसे ज्वर, सिर दर्द, बेहोशी, दिल की धड़कन बढ़ने में यह गुणकारी है। ताजा फूल सेवन करने से जहां दस्त लगते हैं, वहीं सूखे फूलों के सेवन से कब्ज़ियत पैदा होती है। आमाशय, दिल, फेफड़े, गुर्दे, गुदा, गर्भाशय, आंतों को इसके सेवन से काफी बल मिलता है। क्षय रोग और उससे जुड़े सारे उपद्रवों में इसका नियमित सेवन काफी लाभप्रद होता है।

वैज्ञानिक मतानुसार गुलाब के रासायनिक संगठन का विश्लेषण करने पर ज्ञात होता है कि इसमें ओलियम रोजी (Oleum Rosi) तेल, गैलिक और टैनिक एसिड्स, प्रति 100 ग्राम पुष्पों में 6000 मिलीग्राम विटामिन 'सी' पाया जाता है। विटामिन 'सी' हमारे शरीर के लिए बहुत आवश्यक होता है, क्योंकि यह संक्रामक रोगों से बचाता है, नजला, सर्दी जुकाम से दूर रखता है, टिशूज और हड्डियों में विशेष शक्ति का संचार करता है। रूस में तो कई-कई किलोमीटर तक गुलाबों के बाग लगाए गए हैं। कुछ का मानना है कि गुलाब विटामिन 'सी' से भरा होता है।

हानिकारक प्रभाव

कामशक्ति को निर्बल करने के कारण ताजे गुलाब के पुष्पों का अधिक मात्रा में सेवन नहीं करना चाहिए। जिनका मूत्राशय कमजोर हो, उसे गुलकन्द के सेवन से परहेज करना चाहिए।

मात्रा

ताजे पुष्प 10 से 30 ग्राम। शुष्क पुष्प चूर्ण 3 से 6 ग्राम। पुष्प का काढ़ा 25 से 50 मिलीलीटर। गुलकन्द 10-30 ग्राम। अर्क 20-40 मिलीलीटर।

उपलब्ध आयुर्वेदिक योग

गुलाब जल, गुलाब अर्क, गुलकंद, लक्ष्मी विकास अवलेह।

विभिन्न रोगों में प्रयोग

होंठों का कालापन : गुलाब की पंखुड़ियों को पीसकर उसमें थोड़ा-सा ग्लिसरीन अच्छी तरह मिला लें। इसे दिन में 3-4 बार होठों पर नियमित रूप से लगाएं।

मुंह के छाले : फूलों का काढ़ा बनाकर उससे बार-बार गरारे करें।

कान दर्द : गुलाब के फूलों का निकाला ताजा रस कानों में टपकाएं।

दाद : नीबू के रस में बराबर की मात्रा में गुलाब अर्क मिलाकर नियमित लगाएं।

आंखों के कष्ट : सुबह-शाम गुलाब अर्क 2-2 बूंद आंखों में डालते रहने से अनेक कष्ट दूर होते हैं।

अतिसार : गुलाब के फूल 10 ग्राम और मिसरी 5 ग्राम को मिलाकर, इसकी एक मात्रा दिन में तीन बार खिलाएं। अधिक कष्टदायक रोग में गुलाब के फूलों के बीच लगने वाले छोटे-छोटे दाने, जिसे जीरा कहते हैं, एक ग्राम की मात्रा में तीन बार दें।

श्वेत प्रदर : 2 चम्मच शुष्क गुलाब के फूलों का चूर्ण और एक चम्मच मिसरी मिलाकर दूध के साथ सुबह-शाम नियमित सेवन करने और ताजे पिसे हुए फूल सोते समय योनि में रखने से शीघ्र लाभ मिलता है।

पेट की बीमारियां : भोजन के बाद गुलकन्द का नियमित रूप से 2-2 चम्मच की मात्रा में दो बार सेवन करें।

दांतों के रोग : फूलों की पंखुड़ियां चबाकर खाते रहने से मसूड़े और दांत मजबूत होते हैं, मुख की दुर्गंध दूर होकर पायोरिया की बीमारी में लाभ होता है।

खुजली : चमेली का तेल, नीबू का रस और अर्क गुलाब बराबर की मात्रा में मिलाकर पीड़ित अंगों पर मलकर लगाएं।

शीतपित्त : चंदन के तेल में गुलाब का अर्क बराबर की मात्रा में मिलाकर लगाएं।

सिर दर्द : 10 ग्राम गुलाब के फूलों की पंखुड़ियां 2 इलायची के साथ चबाकर खाएं।

अम्लपित्त : गुलब जल में, गुलाब पुष्प, 1 इलायची और 1 चम्मच धनिया चूर्ण मिलाकर पीस लें और भोजन के बाद सेवन करें।

35. गुग्गुल/गूगल

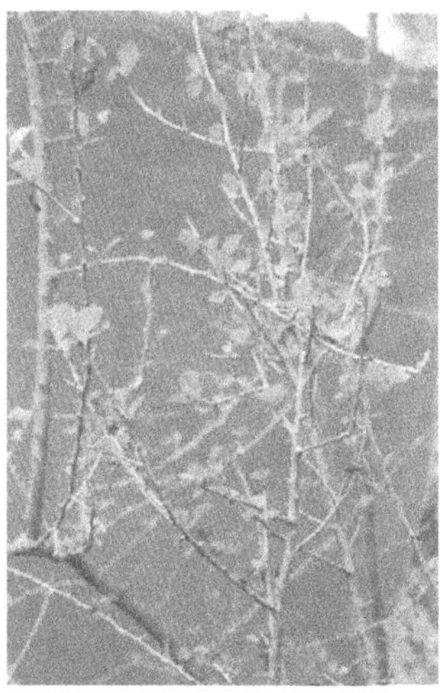

सामान्य परिचय

गूगल राजस्थान की एक प्रमुख वनौषधि है, जो सारे भारत में पाई जाती है। आबू पर्वत पर पैदा होने वाला गूगल श्रेष्ठ माना जाता है। इसका वृक्ष 4 से 12 फुट तक ऊंचा होता है, जिसकी शाखाएं कांटेदार होती हैं। शाखाओं की टहनियों पर से भूरे रंग का पतला छिलका उतरता नजर आता है। छाल हरापन लिए हुए पीली, चमकीली परतदार होती है। पत्ते नीम के समान छोटे-छोटे, चमकीले, चिकने, संयुक्त होते हैं। पुष्प लाल रंग के छोटे, पंचदल युक्त होते हैं। फल बेर के समान मांसल, लंबे, गोल, तीन धार वाले तथा लाल रंग के होते हैं। तने से और डालियों से जो गोंद निकलता है, उसे ही गुग्गुल या गूगल कहा जाता है।

विभिन्न भाषाओं में नाम

संस्कृत गुग्गुल। हिंदी गूगल। मराठी गुग्गुल। गुजराती गुगल। बंगाली गगुल। अंग्रेजी इंडियन बेदेलियम (Indian Bedellium)। लैटिन कोमिफोरा मुकुल (Comiphora Mukul)।

गुण

आयुर्वेदिक मतानुसार गूगल तीक्ष्ण, वात-कफ़ नाशक, रुचिकारक, सुखदायक, उष्ण प्रकृति युक्त, विपाक में कटु, दीपन-पाचन, वात रोगों, अस्थि व्रण, विषहर, हृदय

रोग, पाण्डु, अग्निमांद्य, कब्ज़, बवासीर, कृमि आदि रोगों में लाभप्रद है। कामोत्तेजक होने के कारण नपुंसकता, शुक्र दौर्बल्य में भी हितकारी है। गर्भाशय की नाड़ियों को बल देने का गुण होने के कारण बन्ध्यत्व में यह लाभदायक है।

यूनानी मतानुसार गूगल तीसरे दर्जे का गर्म तासीर युक्त एवं खुश्क होता है। यह वायुनाशक, सूजन हर, दर्दहर, पुरानी खांसी, फेफड़े की सूजन, पथरी, बवासीर, विष दूर करनेवाला, काम शक्तिवर्धक, टिटेनस, दमा, सन्धिवात, जिगर की कमजोरी में लाभप्रद होता है।

वैज्ञानिक मतानुसार गूगल का रासायनिक विश्लेषण करने पर ज्ञात होता है कि इसमें गोंद (Gum) 32 प्रतिशत, सुगंधित तेल 1.45 प्रतिशत, ग्लियोरेजिन, कैल्शियम, मैगनीशियम, लोहा, सिलिका आदि अल्प मात्रा में पाए जाते हैं। यह रक्तशोधन करके सारे शरीर में उत्तेजना फैलाता है। इसमें रक्त के श्वेत कणों को बढ़ाने का विशेष गुण होने के कारण यह गण्डमाला रोग में बहुत गुणकारी है। श्वेत रक्तकण हमारी रोगनाशक शक्ति को बढ़ाते हैं।

हानिकारक प्रभाव

गूगल के अतियोग सेवन से कमजोरी, नपुंसकता, मूर्च्छा, अंगों में शिथिलता, मुखशोष, दस्त विकार उत्पन्न हो सकते हैं, जिन्हें खूनी बवासीर, मुंह में छाले, रक्तपित्त, आंखों में जलन, उषण वात, पित्त से होने वाला सिर दर्द, हाथीपांव का रोग हो, उन्हें गूगल का और गाय का दूध घी के साथ सावधानीपूर्वक सेवन करना चाहिए। इसके सेवन काल में देर तक रात्रि जागरण व दोपहर में सोने से बचें।

मात्रा

2 से 4 ग्राम।

उपलब्ध आयुर्वेदिक योग

योगराज गुग्गुल, कांचनार गुग्गुल, गोक्षुरादि गुग्गुल।

विभिन्न रोगों में प्रयोग

सिर दर्द : गूगल को पान के साथ पीसकर मस्तक पर 2-3 बार लेप करें।

कटिशूल : गूगल को पानी में उबालकर गाढ़ा लेप बनाएं और कटि पर मलकर लगाएं।

व्रण, घाव : गूगल के चूर्ण को नारियल के तेल में घिसकर लेप बनाएं और उसे व्रण, घाव पर दिन में 3 बार लगाने से वह जल्द ठीक होगा।

हिचकी : गूगल को जल में घिसकर बनाया लेप नाभि पर लगाएं, आराम होगा।

जोड़ों का दर्द : गूगल और सोंठ का चूर्ण समान मात्रा में लेकर घी में पीसकर पीड़ित जोड़ों पर लगाएं।

गंजापन : गूगल को सिरके में घोटकर गंज पर सुबह-शाम नियमित रूप से लगाएं।

शोथ : किसी भी अंग पर आई शोथ (सूजन) पर गूगल को गर्म पानी में घिसकर बनाए लेप को दिन में 2-3 बार कुछ दिन नियमित लगाएं।

गृध्रसी सियाटिका : 50 ग्राम गूगल में 10 ग्राम लहसुन और 25 ग्राम घी मिलाकर मटर के दानों के बराबर की गोलियां बना लें। एक-एक गोली जल के साथ 3 बार सेवन करें।

पक्षाघात (पेरालाइसिस) एरण्ड के तेल में गूगल को पीसकर लेप बनाएं और पीड़ित अंग की कुछ हफ्ते तक नियमित मालिश करें।

बवासीर के मस्से : गूगल को जल में घिसकर बने लेप को मस्सों पर लगाएं।

अम्लपित्त : एक चम्मच गूगल का चूर्ण एक कप पानी में गलाकर एक घंटे बाद छान लें। भोजन के बाद दोनों समय सेवन करें।

ग्रंथि : चने का आटा और गूगल समभाग लेकर पानी की सहायता से टिकिया बनाकर गरम कर लें। यह टिकिया गरम-गरम ही ग्रंथि पर बांधने से शीघ्र बैठ जाएगी।

36. गूलर

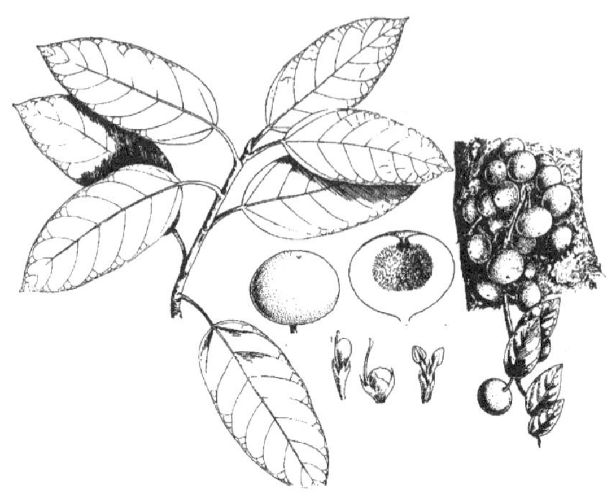

सामान्य परिचय

प्रायः सभी स्थानों पर पाया जाने वाला गूलर का वृक्ष 20 से 40 फुट ऊंचा होता है। तना मोटा, लंबा, अकसर टेढ़ापन लिए होता है। छाल लाल व मटमैली होती है। पत्ते 3 से 5 इंच लंबे, डेढ़ से तीन इंच चौड़े, नोकीले, चिकने और चमकीले होते हैं। पुष्प गुप्तरूप से होने के कारण अलग से दिखते नहीं। फल ग्रीष्म काल में 1 से 2 इंच व्यास के गोलाकार, मांसल, अंजीर के समान, प्रायः गुच्छों में लगते हैं। कच्चे फल हरे रंग के और पके फल लाल रंग के होते हैं। फल थोड़ा दबाते ही फूट जाता है और इसमें सूक्ष्म कीटाणु भी पाए जाते हैं। वृक्ष के सभी अंगों में दूध भरा होने के कारण किसी भी धारदार चीज से कटे स्थान पर दूध निकलने लगता है। दूध की विशेषता यह होती है कि ताजा निकलते समय तो यह सफेद होता है, लेकिन हवा के संपर्क में आते ही कुछ ही देर में पीला हो जाता है। यही दूध औषधियों के रूप में काफी गुणकारी होता है।

विभिन्न भाषाओं में नाम

संस्कृत उदुम्बर। हिंदी गूलर। मराठी उम्बर। गुजराती उम्बरो। बंगाली यज्ञडम्बर। अंग्रेजी क्लस्टर फिग (Clusterfig), कण्ट्री फिग (Country Fig)। लैटिन फाइकस ग्लोमेराटा (Ficus Glomerata)।

गुण

आयुर्वेदिक मतानुसार गूलर मधुर, कषाय, गुरु, शीतल, पित्त, कफ़, रक्त विकार नाशक, विपाक में कटु, शरीर के वर्ण में निखार लाने वाला, शुक्र स्तम्भक, शूलहर, गर्भरक्षक, रक्तप्रदर, मधुमेह, रंग रोग, नेत्र रोग नाशक, बलवर्धक अस्थि जोड़ने वाला, अतिसार, सूखा रोग, प्रमेह, मूत्र रोग नाशक होता है

यूनानी चिकित्सकों के मतानुसार गूलर दूसरे दर्जे का गर्म और पहले दर्जे का तर होता है। यह आंखों के रोग, सीने के दर्द, सूखी खांसी, गुर्दे और तिल्ली के दर्द, सूजन, बवासीर में खून जाना, खून की खराबी, रक्तातिसार, कमर दर्द एवं फोड़े-फुंसियों में लाभप्रद है।

वैज्ञानिक मतानुसार गूलर का रासायनिक विश्लेषण करने पर ज्ञात होता है कि इसके फल में कार्बोहाइड्रेट 49 प्रतिशत, अलब्युमिनायड 7.4 प्रतिशत, वसा 5.6 प्रतिशत, रंजक द्रव्य 8.5 प्रतिशत, भस्म 6.5 प्रतिशत, आर्द्रता 13.6 प्रतिशत तथा अल्प मात्रा में फास्फोरस व सिलिका होता है। इसकी छाल में 14 प्रतिशत, टैनिन और दूध में 4 से 7.4 प्रतिशत तक रबड़ होता है।

गूलर का पका फल खाने में मीठा होता है। मीठा होने के कारण इसमें कीड़े आसानी से लग जाते हैं, अतः उपयोग में लेने से पूर्व इसे काटकर अवश्य देख लेना चाहिए। यदि लगे हों, तो उन्हें निकालकर अच्छे भाग को सुखाकर उपयोग में लें। कहा जाता है कि गूलर के पकने के दिनों में इसका एक-दो फल नियमित रूप से दो हफ्ते तक खाया जाए, तो पूरे वर्ष नेत्र संबंधी रोग नहीं होते हैं।

मात्रा

कच्चे फल का सूखा चूर्ण 3 से 6 ग्राम। छाल का चूर्ण 10 से 20 ग्राम। काढ़ा 50 से 100 मिलीलीटर। दूध 10 से 15 बूंद। पके फल 2 से 4 तक।

विभिन्न रोगों में प्रयोग

मधुमेह : एक चम्मच गूलर के फलों के चूर्ण को एक कप पानी के साथ दोनों समय के भोजन के बाद नियमित रूप से सेवन करने से पेशाब में चीनी आना बंद हो जाती है और रक्त की शर्करा भी नियंत्रित होती है। साथ ही कच्चे फलों की सब्ज़ी नियमित रूप से खाते रहना अधिक गुणकारी है। बीच-बीच में चीनी का टेस्ट अवश्य कराएं। नियंत्रण में आने पर इसे खाना बंद कर दें।

शिशु का दुबलापन : बच्चों को उम्र के अनुसार कुछ बूंदों से लेकर 8-10 बूंदों तक गूलर का दूध मां या गाय-भैंस के दूध के साथ मिलाकर नियमित रूप से

कुछ माह तक एक बार पिलाते रहने से वह शरीर से हृष्ट-पुष्ट और सुडौल हो जाएगा।

दांत के रोग : गूलर की छाल के काढ़े से गरारे करते रहने से दांत और मसूड़ों के समस्त होग दूर होकर मजबूत होते हैं।

रक्त प्रदर : फल का एक चम्मच चूर्ण समभाग मिसरी मिलाकर सुबह-शाम नियमित रूप से सेवन करने से कुछ ही हफ्तों में न केवल रक्त प्रदर में लाभ होगा, बल्कि मासिक स्राव में अधिक रक्त जाने की तकलीफ भी दूर होगी।

रक्तस्राव : नाक से, मुंह से, योनि से, गुदा से होने वाले रक्तस्राव में इसके दूध की 15 बूंदें एक चम्मच पानी के साथ दिन में 3 बार सेवन करना चाहिए।

अधिक पेशाब : गूलर के कच्चे फलों का एक चम्मच चूर्ण तथा 2-2 चम्मच शहद और दूध के साथ सुबह-शाम सेवन करने से कष्ट दूर होता है।

धातु दौर्बल्य : एक बताशे में 10 बूंद गूलर का दूध लेकर सुबह-शाम सेवन करने और एक चम्मच की मात्रा में फलों का चूर्ण रात्रि में सोने से पहले एक कप दूध के साथ कुछ हफ्ते नियमित सेवन करने से धातु क्षीणता, दुर्बलता, स्तम्भन में लाभ मिलता है।

श्वेत प्रदर : रोजाना दिन में 3-4 बार गूलर के पके फल एक-एक करके सेवन करें।

चोट का रक्तस्राव : गूलर के पत्तों का रस चोट लगने पर निकलने वाले रक्त को रोकने में समर्थ होता है। अतः रस को रूई में भिगोकर चोट पर बांधना चाहिए। इस प्रयोग को दोहराते रहने से घाव भी शीघ्र भर जाता है।

खसरे में : गूलर की जड़ का रस मिसरी मिलाकर 2 चम्मच की मात्रा में सुबह-शाम पिलाने से खसरे की सारी तकलीफें शीघ्र ही दूर हो जाती हैं।

गर्भस्राव : गूलर के फलों का चूर्ण एक-एक चम्मच की मात्रा में सुबह-शाम दूध के साथ सेवन करते रहने और सोते समय जड़ की छाल का चूर्ण एक चम्मच समभाग मिसरी के साथ नियमित सेवन करने से गर्भस्राव नहीं होता।

37. गेंदा

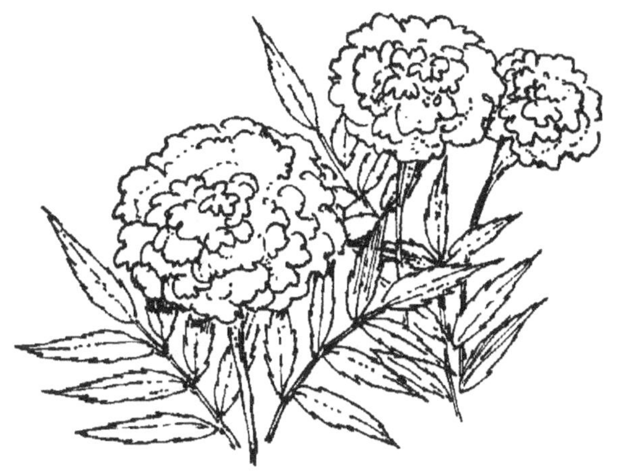

सामान्य परिचय

गेंदे के फूलों की मालाओं का सर्वाधिक प्रयोग आम जीवन में किया जाता है। इसकी खूबसूरती और सुगंध सभी को अपनी ओर आकृष्ट करती है। इसका पौधा बरसात के मौसम में लगता है और सारे भारत में सर्वत्र पाया जाता है। इसकी ऊंचाई लगभग 3-4 फुट होती है। पत्ते 1-2 इंच लंबे और कंगूरेदार होते हैं, जो मसलने पर अच्छी खुशबू देते हैं। पुष्प पीले रंग के, नारंगी रंग के अक्टूबर-नवंबर महीने में लगते हैं, जो आकार में अन्य फूलों के मुकाबले घने और बड़े-बड़े होते हैं। इनकी अनेक जातियां होती हैं, जिनमें मखमली, जाफरे, हवशी, सुरनाई और हजार ज्यादा प्रचलित हैं।

विभिन्न भाषाओं में नाम

संस्कृत झण्डू, स्थूल पुष्पा। हिंदी गेंदा। मराठी झेंडु। गुजराती गलगोटो। अंग्रेजी मेरी गोल्ड (Meri Gold)।

गुण

आयुर्वेदिक मतानुसार गेंदा कसैला, स्वाद में कड़वा, ज्वरनाशक, संक्रमण नाशक होता है। रक्तस्राव को रोकने की विशेष क्षमता के कारण इसे रक्तप्रदर, बवासीर

के रक्तस्राव में विशेष तौर पर उपयोगी पाया गया है। इसे सामान्य चोट, मोच, सूजन पर बांधने से भी बहुत लाभ होता है।

वैज्ञानिक अनुसंधानों से ज्ञात हुआ है कि गेंदे के फूलों में हानिकारक कीड़ों, कीटाणुओं को दूर भगाने, उन्हें नष्ट करने का विशेष गुण होता है। ओटावा, कनाडा के वैज्ञानिक डॉ.जॉन अर्नेसन के मतानुसार गेंदे के फूलों में ऐसा सक्रिय तत्व पाया जाता है, जो मलेरिया फैलाने वाले एनाफिलीज जाति के मच्छरों को भगाने में काफी प्रभावशाली सिद्ध हुआ है। कुरुक्षेत्र विश्वविद्यालय के वैज्ञानिकों के एक दल ने यह सिद्ध किया है कि गेंदे के फूलों का सत बहुत कम मात्रा में भी पानी में मिला दिया जाए, और घोल को लगभग 2 घंटे तक धूप में रखें, तो वह मच्छरों के लारवा के लिए घातक सिद्ध होता है। फूल के सत में उपस्थित गंधक का सम्मिश्रण सूर्य के प्रकाश से संश्लिष्ट होकर एक जहरीले पदार्थ में परिवर्तित हो जाता है। अतः गेंदा मलेरिया जैसी बीमारी की रोकथाम का अचूक उपाय सिद्ध हो सकता है। यूं ही देखा गया है कि गेंदे के पौधों के आसपास हानिकारक कीड़े और मच्छर दिखाई नहीं देते।

विभिन्न रोगों में प्रयोग

स्तनशोथ : गेंदे के पत्तों को पीसकर उसका लेप स्तन पर लगाएं और उस पर ब्रा पहनकर गरम सिंकाई करें, सूजन उतर जाएगी।

दाद : प्रभावित अंग पर गेंदे के फूलों का रस निकालकर 2-3 बार नियमित लगाएं।

कान का दर्द : गेंदे के पत्तों का रस गर्म कर सहनीय अवस्था में पीड़ित कान में 2-3 बूंद की मात्रा में टपकाने से दर्द में शीघ्र आराम मिलेगा।

दुखती आंखों पर : गेंदे के पत्तों को पीसकर टिकिया रूप में दुखती आंखों पर पलकें बंद करके रखें और पट्टी से बांधकर आराम करने से आंखों का दुखना बंद होता है।

वीर्य, स्तम्भन शक्ति बढ़ाने हेतु : एक चम्मच गेंदे के बीज और इतनी ही मात्रा में मिसरी मिलाकर एक कप दूध के साथ सुबह-शाम नियमित रूप से कुछ हफ्ते सेवन करने से वीर्य, स्तम्भनशक्ति बढ़ती है।

गुदाभ्रंश : गेंदे के 10 ग्राम पत्ते, तथा 5 ग्राम मिसरी को 2 चम्मच पानी में पीसकर सुबह-शाम सेवन करने से लाभ होगा। यही प्रयोग पेशाब में दर्द, जलन और कठिनाई से उतरने में भी गुणकारी है।

दांत दर्द : गेंदे के पत्तों का काढ़ा तैयार करके उससे 2-3 बार गरारे कर कुल्ला करते रहने से कष्ट दूर होगा।

चोट, मोच, सूजन : गेंदे के सभी अंगों (पंचांग) का रस निकालकर चोट, मोच, सूजन पर लगाएं व मालिश करें, आराम मिलेगा।

दमा, खांसी में : गेंदे के बीजों को समभाग मिसरी के साथ पीसकर एक चम्मच की मात्रा में एक कप पानी से 2-3 बार सेवन करने से इस कष्ट में लाभ होगा।

फोड़े-फुंसी, घाव : गेंदे के पत्तों को पीसकर 2-3 बार लगाएं।

बवासीर में रक्तस्राव : फूल की पंखुड़ियों को 10 ग्राम की मात्रा में, थोड़े से घी में पकाकर दिन में 3 बार नियमित खाने से शीघ्र लाभ मिलता है।

हाथ पैर फटने पर : गेंदे के पत्तों का रस वैसलीन में मिलाकर 2-3 बार लगाएं।

38. गोखरू

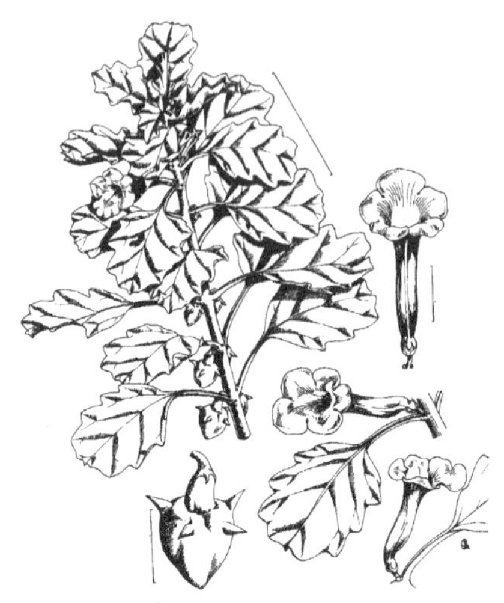

सामान्य परिचय

गोखरू एक सरलता से उपलब्ध होने वाला और जमीन पर फैलने वाला पौधा है, जो सर्वत्र पाया जाता है। वर्षा के प्रारंभ में ही यह पौधा जंगल, खेतों के आसपास, आम जगहों पर उग आता है। इसकी शाखाएं 2-3 फुट लंबी होती हैं, जिनसे चने के समान पत्ते निकलते हैं। हर पत्ती में 4 से 7 जोड़े पत्रक निकलते हैं। डंठल पर रोएं और जगह-जगह गठानें होती हैं। पुष्प शरद ऋतु में छोटे-छोटे व पीले रंग के लगते हैं। फल गोलाकार, 2 से 6 कांटे और अनेक बीजों से युक्त होते हैं। कांटे, छुरे की तरह तेज होने के कारण पशुओं के पैरों में गड़ जाते हैं, इसलिए इसे गौक्षुर कहते हैं। बीजों से सुगंधित तेल निकलता है। जड़ 4 से 5 इंच लंबी, मुलायम, रेशेदार, भूरे रंग की ईख जैसी गंध लिए होती है। गोखरू छोटा और बड़ा, दो प्रकार का मिलता है, लेकिन उनके गुणों में समानता होती है।

विभिन्न भाषाओं में नाम

संस्कृत गोक्षुर। हिंदी गोखरू। मराठी सराटे। गुजराती गोखरू। बंगाली गोखरी। अंग्रेजी लेण्ड केलट्राप्स (Land Caltrops) लैटिन ट्रिबुलस टेरेस्ट्रिस (Tribulus Terrestris)।

गुण

आयुर्वेदिक मतानुसार गोखरू मधुर, गुरु, स्निग्ध, शीतल, वात-पित्त शामक, विपाक में मधुर, मूत्राशय का शोधन करने वाला, बलदायक, पुष्टिदायक, अग्नि प्रदीपक, स्वादिष्ठ वीर्यवर्द्धक, मूत्रकृच्छ, पथरी गलाने वाला, पेट के समस्त रोगों को दूर करने वाला, मूत्र पिंड को उत्तेजना देने वाला, वेदनानाशक, सूजाक, प्रमेह, श्वास, खांसी, बवासीर, वातरोग नाशक, गर्भाशय को शुद्ध करने वाला, बन्ध्यत्व मिटाने वाला, प्रोस्टेट ग्रंथि की सूजन दूर करने वाला एवं हृदय रोग में गुणकारी होता है।

यूनानी मतानुसार यह गरम और खुश्क होता है। ब्लेडर और गुर्दे की पथरी को नष्ट करता है। मूत्रावरोध को दूर कर सूजाक, प्रमेह में लाभप्रद है। यह नपुंसकता में भी गुणकारी है।

वैज्ञानिक मतानुसार गोखरू का रासायनिक विश्लेषण करने पर ज्ञात होता है कि इसकी पत्तियों में 7.22 प्रतिशत प्रोटीन, 4.63 प्रतिशत राख और 79 प्रतिशत जल पाया जाता है। इसके अलावा अल्प मात्रा में कैल्शियम, फास्फोरस, लोहा और विटामिन 'सी' भी मिलता है। फल में एल्कोलायड की मात्रा एक प्रतिशत होती है। इसके अलावा राल, टैनिन, स्टिरोल, ग्लाइकोसाइड, शर्करा, नाइट्रेट्स, अवाष्पशील तेल, सुगंधित तेल भी होते हैं। पौधे में हरमन तथा बीजों में हरमिन नामक ऐल्कोलायड उपस्थित होते हैं। प्रचुर मात्रा में फास्फोरस और नाइट्रोजन बीजों में पाए गए हैं।

खोजों से ज्ञात हुआ है कि यह सभी प्रकार के गुर्दों के विकारों में प्रभावशाली दिखाई पड़ता है। मूत्र की मात्रा बढ़ाकर पथरी को कुछ ही हफ्तों में टुकड़े-टुकड़े कर बाहर निकाल देना गोखरू का विशेष गुण है। यह नेफ्राइटिस में भी गुणकारी पाया गया है।

हानिकारक प्रभाव

गोखरू की अधिक मात्रा सेवन करने से प्लीहा और गुर्दों को हानि पहुंचती है और कफ जन्य रोगों की वृद्धि होती है।

मात्रा

फल का चूर्ण 3 से 6 ग्राम, दिन में 2 या 3 बार। काढ़ा 50 से 100 मिलीलीटर।

उपलब्ध आयुर्वेदिक योग

गोक्षुरादि चूर्ण, गोक्षुरादि गुग्गुल, गोक्षुरादि क्वाथ, गोक्षुराद्यावलेह।

विभिन्न रोगों में प्रयोग

पथरी : एक चम्मच की मात्रा में गोखरू के बीजों का महीन चूर्ण बनाकर शहद के साथ मिलाकर एक कप बकरी के दूध के साथ दिन में 3 बार एक सप्ताह तक नियमित पीने से पथरी गलकर पेशाब में निकल जाती है। गोखरू के पंचांग का चूर्ण एक चम्मच की मात्रा में दिन में 3 बार गाय के दूध के साथ नियमित पीने से भी पथरी टूट-टूटकर गल जाती है।

मूत्रावरोध : बुढ़ापे में प्रोस्टेट ग्लैण्ड के बढ़ जाने से अकसर पुरुषों को रुक-रुक कर पेशाब बहुत कम मात्रा में उतरती है और इसके निवारण हेतु ऑपरेशन कराना पड़ता है। गोखरू के फल का चूर्ण 2 चम्मच, 200 मिलीलीटर दूध में पकाकर छानने के बाद सुबह-शाम नियमित रूप से पीने से मूत्र संबंधी सारी समस्याएं दूर हो जाती हैं।

नपुंसकता : हस्तमैथुन की बुरी लत से उत्पन्न नपुंसकता को दूर करने के लिए एक-एक चम्मच गोखरू के फल का चूर्ण और काले तिल मिलाकर शहद के साथ दिन में 3 बार नियमित रूप से कुछ हफ्ते तक सेवन कराएं।

सूजन : बड़े गोखरू के पंचांग को पीसकर सूजन वाले स्थान पर गर्म-गर्म लेप लगाएं।

प्रमेह : गोखरू के फल का चूर्ण समभाग मिसरी मिलाकर सुबह-शाम सेवन करें।

स्वप्नदोष : एक चम्मच की मात्रा में बड़े गोखरू के फल का चूर्ण, थोड़ा घी और मिसरी मिलाकर एक हफ्ते तक नित्य सुबह-शाम लें।

आमवात : गोखरू और सोंठ का एक-एक चम्मच चूर्ण लेकर एक कप पानी में मिलाकर कुछ देर उबालें व छानकर पी लें। यह प्रयोग दिन में दो बार एक हफ्ते तक करें।

यौन शक्ति की वृद्धि हेतु : गोखरू और शतावरी का चूर्ण एक-एक चम्मच की मात्रा में, एक कप पानी में कुछ देर उबालकर छान लें, फिर छानकर पी लें। इससे शीघ्रपतन की शिकायत दूर होकर यौन शक्ति बढ़ेगी।

पेशाब की जलन : गोखरू के पत्ते और फल समान मात्रा में मिलाकर पानी में काढ़ा तैयार करें और छानकर आधा कप की मात्रा में 3 बार लें, तुरंत आराम मिलेगा।

संक्रमणों में : स्त्री जनन अंगों के संक्रमणों में गोखरू के फल का 3 चम्मच चूर्ण, एक-एक चम्मच मिसरी और घी के साथ सुबह-शाम सेवन करें।

39. घीग्वार/ग्वारपाठा

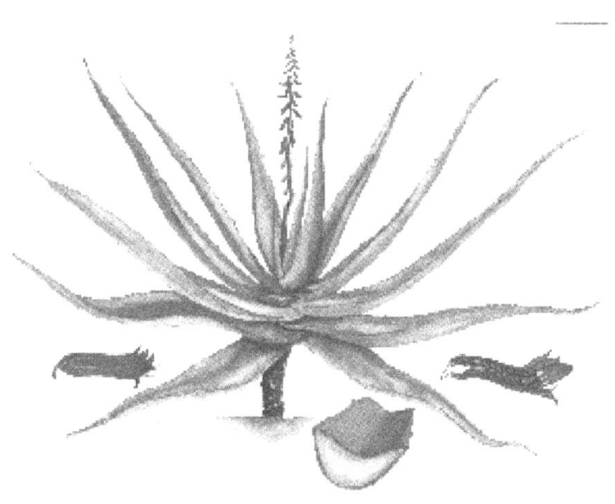

सामान्य परिचय

घीग्वार सारे भारत में पैदा होता है। इसे घर के बगीचों में भी औषधीय गुणों के कारण लगाया जाता है। आमतौर पर इसका पौधा खेतों की बाड़ में, नदी किनारे यूं ही उग आता है। इसके पौधे की ऊंचाई 2-3 फुट होती है। जड़ के ऊपर तने से पत्ते निकलना शुरू होते हैं। पत्ते प्रारंभ में सफेद रंग के होते हैं, जो बाद में बड़े होकर हरे हो जाते हैं। पत्ते की लंबाई एक से डेढ़ फुट और चौड़ाई एक से 3 इंच तक होती है। मोटाई में ये गूदा भरे होने के कारण लगभग आधा इंच मोटे होते हैं। इन्हें छीलने से घी जैसा गूदा निकलता है, जिसे सुखाकर 'मुसब्बर' नामक पदार्थ बनाया जाता है। पत्ते आगे नोकदार और किनारों पर कांटेदार होते हैं। पुराने पौधे में बीचोंबीच एक दंड पर लाल पुष्प लगते हैं। फल एक से डेढ़ इंच लंबे फलियों के रूप में लगते हैं, जिनका उपयोग सब्जी बनाने में किया जाता है। अलग-अलग स्थानों पर इसकी अनेक जातियां मिलती हैं।

विभिन्न भाषाओं में नाम

संस्कृत घृतकुमारी। हिंदी घीग्वार, ग्वारपाठा। मराठी कोरफल, कोरकांड। गुजराती कंवार पाठु। बंगाली घृतकोमारी। अंग्रेजी एलो (Aloe)। लैटिन एलो वेरा (Aloe Vera)।

गुण

आयुर्वेदिक मतानुसार घीग्वार स्वाद में मधुर, तिक्त, शीतल प्रकृति, गुरु, स्निग्ध, विपाक में कटु, वात-कफ़हर, विषनाशक, पुष्टिकारक, वीर्यवर्धक, बलवर्धक, खून को शुद्ध करने वाला, आंखों के लिए हितकारी होता है। यह बुखार, ग्रंथि, यकृत, प्लीहा, त्वचा, रक्त विकारों को दूर करने वाला, कब्ज़, खांसी, दमा, मासिक धर्म के विकार, पेट में वायुगोला, शोथहर, आग से जलने पर, अंडवृद्धि में भी गुणकारी है।

यूनानी चिकित्सा सिद्धांतानुसार घीग्वार दूसरे दर्जे का गर्म और खुश्क होता है। यह कब्ज़ दूर करने वाला, रक्तशोधक, आमाशय को बल देने वाला, मूत्र और रज प्रवर्तक, यकृत, प्लीहा और तिल्ली के बढ़ाव को कम करने वाला, आंखों के लिए गुणकारी, हाजमा बढ़ाने वाला, कृमिनाशक, बवासीर की उत्तम औषधि और संधियों के विकारों में भी गुणकारी होता है।

वैज्ञानिक मतानुसार घीग्वार का रासायनिक विश्लेषण करने पर ज्ञात होता है कि इसमें एलोइन नामक ग्लूकोसाइड समूह होता है। मुख्य घटक बारबेलोइन कहलाता है। इसके आलावा आइसोबारबेलिन, एलो इमोडिन, क्राइसोफेनिक अम्ल, एन्जाइम्स, राल, गैलिक एसिड, सुगंधित तेल भी होता है। घीग्वार यकृत की सूजन, हृदय रोग से उत्पन्न गुर्दे की सूजन में गुणकारी है। रक्त में हीमोग्लोबिन बढ़ाकर रक्ताल्पता (एनीमिया) दूर करना और पित्ताशय की क्रिया को सुचारु रूप से चलाने में मदद करना इसका विशेष गुण है। गुदा व्रणों को भरने की यह सर्वोत्तम औषधि है।

हानिकारक प्रभाव

गर्भवती और प्रसूता स्त्रियों को उनके स्तनपान के दौरान घीग्वार का सेवन नहीं कराएं। जिन रोगों में शरीर से रक्तस्राव हो रहा हो, उनमें भी इसका सेवन हानिप्रद होता है। अधिक मात्रा में सेवन करने से मरोड़ के साथ दस्त होने लगते हैं।

मात्रा

पत्तों का रस 10 से 20 मिलीलीटर। चूर्ण 200 से 500 मिलीग्राम।

उपलब्ध आयुर्वेदिक योग

कुमार्यासव, कुमारी पाक, कुमारिका वटी आदि।

यूनानी योग

हब्ब सिब्र, हब्बशबयार, हब्ब अयारिज आदि।

विभिन्न रोगों में प्रयोग

सूजन : घीग्वार का पत्ता, सफेद जीरा और हलदी पीसकर तैयार लेप को सूजन पर लगाएं। दिन में 2-3 बार प्रयोग दोहराएं।

आग से जलने पर : घीग्वार के पत्ते को चीरकर निकले गूदे को जली हुई त्वचा पर दिन में 2-3 बार लगाने से जलन दूर होकर शांति मिलेगी, घाव शीघ्र भरेगा।

गांठ (गठान) : शरीर की किसी ग्रंथि में गांठ पड़ जाए, तो घीग्वार का गूदा लहसुन और हलदी मिलाकर गर्म-गर्म लेप लगाएं।

पेट की तकलीफें : घीग्वार के गूदे को पेट पर बांधने से कड़ा पेट नरम होकर, आंतों में जमा मल गुदा से निकल जाएगा और पेट के अंदर की गांठें गल जाएंगी।

फोड़े-फुंसी पर : घीग्वार का गूदा गर्म करके बांधने से या तो वह बैठ जाएगी या फिर पककर फूट जाएगी। फूटने के बाद गूदे में हलदी मिलाकर लगाने से घाव शीघ्र ही भर जाएगा।

उदर रोगों में : 10 ग्राम घीग्वार के गूदे का ताजा रस में एक-एक चम्मच शहद और नीबू का रस मिलाकर सेवन करने से उदर रोगों में आराम मिलता है।

बवासीर : गूदे में थोड़ा पिसा हुआ गेरू मिलाकर मस्सों पर बांधने से जलन, पीड़ा, दूर होकर रक्त गिरना बंद हो जाएगा।

हिचकी : दो चम्मच घीग्वार का रस आधे चम्मच सोंठ के चूर्ण के साथ सेवन करने से हिचकी में आराम मिलता है।

त्वचा के मस्से : इन्हें दूर करने के लिए बार-बार घीग्वार का गूदा लगाएं।

मासिक धर्म चालू करने के लिए : घीग्वार के 20 ग्राम गूदे में 10 ग्राम पुराना गुड़ मिलाकर ऐसी एक मात्रा दिन में दो बार 3-4 दिनों तक खिलाने से लाभ होगा।

पौष्टिक, बलवर्द्धक योग : घीग्वार के 2-4 पत्तों को चीरकर उसका सारा गूदा निकाल लें। उसमें नीम गिलोय का एक चम्मच चूर्ण मिलाकर नियमित रूप से रोजाना एक बार सेवन करते रहने से शारीरिक स्वास्थ्य उत्तम बना रहता है।

कमर दर्द : 20-25 ग्राम गूदे में शहद और सोंठ का चूर्ण मिलाकर सुबह-शाम कुछ दिन सेवन करें।

आंखों का दर्द : गूदे में हलदी का चूर्ण मिलाकर गरम करें और सहनीय अवस्था में पैरों के तलवों में लगाकर बांधने से आंखों का दुखना दूर होता है।

40. चंदन

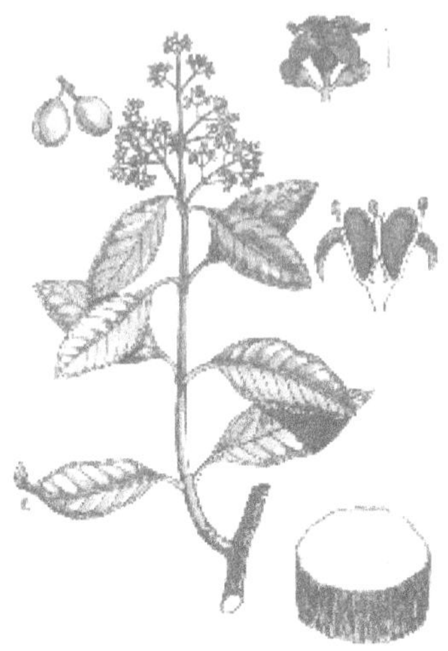

सामान्य परिचय

चंदन की पैदावार तमिलनाडु, मालाबार और कर्नाटक में अधिक होती है। इसका वृक्ष सदाबहार, 30 से 40 फुट ऊंचा और अर्द्ध पराश्रयी होता है। बाहर से छाल का रंग मटमैला, काला और अंदर से लालिमायुक्त लंबे चीरेदार होता है। तने के बाहरी भाग में कोई गंध नहीं होती, जबकि अंदर का भाग सुगंधित और तेल युक्त होता है। पत्ते अंडाकार के तथा एक-दो इंच लंबे होते हैं। पुष्प गुच्छों में, छोटे-छोटे, पीलापन लिए, बैंगनी रंग के तथा बिना किसी गंध के लगते हैं। फल छोटे, गोल, मांसल, पकने पर गहरे बैंगनी रंग के होते हैं। आमतौर पर फूल और फल की बहार जून से सितम्बर और नवम्बर से फरवरी तक आती है। एक वृक्ष की आयु लगभग 50 वर्ष होती है। चंदन 5-6 प्रकार का मिलता है, जिसमें सफेद, लाल, पीत, कुचंदन (पतंग) रंगों के आधार पर आमतौर से जाने जाते हैं। उत्तम चंदन स्वाद में कटु, घिसने पर पीला, ऊपर से सफेद, काटने में लाल, कोटरयुक्त और गांठदार होता है।

विभिन्न भाषाओं में नाम

संस्कृत गंधसार, चंदन। हिंदी चंदन। मराठी चंदन। बंगाली चंदन। गुजराती सुखड़। अंग्रेजी सैण्डल वूड (Sandal Wood)। लैटिन सैण्टलम एलबम (Santalum Album)।

गुण

आयुर्वेद के मतानुसार चंदन रस में मधुर, तिक्त, लघु, शीतल प्रकृति का, विपाक में कटु, पित्त-कफ़शामक होता है। चंदन का लेप दाह को शांत करने में सर्वश्रेष्ठ है। शरीर की त्वचा के वर्ण में निखार लाना, खाज-खुजली में राहत पहुंचाना, शारीरिक विषों के प्रभाव को नष्ट करना, सुगंध के कारण मद और मदन को बढ़ाने वाला, रक्तस्रावी रोग जैसे-रक्तप्रदर, खूनी बवासीर, टी.बी., रक्तमेह आदि में भी यह गुणकारी है।

वैज्ञानिक मतानुसार चंदन के रासायनिक संगठन का विश्लेषण करने पर ज्ञात होता है कि इसमें 90 प्रतिशत सैण्टलोल नामक तत्त्व होता है। इसके अलावा टैनिक एसिड, राल भी पाए जाते हैं। एक किलो चंदन की लकड़ी से 100 मिलीलीटर तेल निकलता है, जो पीलापन लिए, कटुतिक्त स्वादयुक्त, गाढ़ा और तेज गंध वाला होता है। एक किलो बीजों से लगभग आधा किलो लाल रंग का गाढ़ा स्थिर तेल निकलता है।

चंदन का तेल गर्म प्रकृति का, धारक, कफ़निस्सारक, उत्तेजक, जीवाणुनाशक, आंतरिक झिल्ली पर संकोच पैदा करने वाला और अति प्यास, मुंह का सूखना, कटि वेदना में भी गुणकारी होता है।

मात्रा

चूर्ण 3 से 6 ग्राम। तेल 5 से 20 बूंद।

उपलब्ध आयुर्वेदिक योग

चंदनादि तेल, चंदनादि लौह, चंदनादि वटी, चंदनासव।

विभिन्न रोगों में प्रयोग

मूत्र रोग : 8 से 10 बूंद चंदन का तेल बताशे में डालकर एक कप दूध के साथ सुबह-शाम सेवन करने से पेशाब की जलन, पेशाब में पीव (पस) आने की तकलीफ दूर हो जाती है।

दाह, जलन : शरीर के जिन अंगों में दाह या जलन महसूस हो, उन पर चंदन को पानी में घिसकर बनाया गया लेप लगाएं। इससे कष्ट में शीघ्र राहत मिलेगी।

फोड़े-फुंसी, घाव चंदन पानी में घिसकर लगाने से ये शीघ्र ठीक हो जाते हैं।

मलद्वार की खुजली : चंदन का तेल नीबू के रस में मिलाकर लगाएं।

वमन : एक चम्मच चंदन का चूर्ण, इतनी ही मात्रा में आंवले का रस और शहद को मिलाकर पिलाने से वमन का कष्ट दूर होता है।

मुहांसे : दूध में लाल चंदन घिसकर दिन में 2-3 बार कुछ दिन नियमित लगाएं।

कान का दर्द : चंदन का गुनगुना गर्म तेल कान में 2-3 बूंद टपकाएं।

त्वचा विकारों में : चंदन को घिसकर बनाए गए लेप में थोड़ा-सा कपूर और गुलाब जल मिलाकर त्वचा के समस्त विकारों पर लगाने से लाभ मिलता है।

सिर दर्द : चंदन के घिसे लेप में हरे धनिए का रस और गुलाब जल मिलाकर मस्तक पर 2-3 बार लेप करने से सिर दर्द दूर होगा।

पसीने की अधिकता : हाथ-पैरों के तलवों पर पसीना अधिक आने पर चंदन को आंवले के रस में घिसकर बनाए गए लेप को लगाएं, कुछ दिनों में कष्ट दूर होगा।

रक्त प्रदर : दूध में एक चम्मच चंदन का चूर्ण, घी और शकर समान मात्रा में मिलाकर पकाएं। फिर इसे दिन में दो बार कुछ दिनों तक सेवन कराएं।

बवासीर के मस्से : चंदन को जल में घिसकर मस्सों पर 2-3 बार लगाएं।

लू लगने पर : आंवले के 2 चम्मच रस में एक चम्मच चंदन का चूर्ण और आधा चम्मच पिसी हुई काली मिर्च मिलाकर सेवन कराएं।

तेज प्यास लगने पर : एक कप नारियल के पानी में एक चम्मच चंदन का महीन चूर्ण मिलाकर दिन में 2-3 बार पिलाने से तेज प्यास शांत होगी।

41. चिरायता

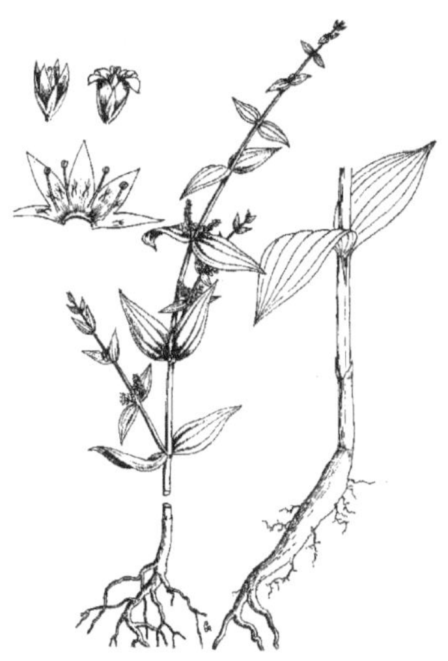

सामान्य परिचय

चिरायता आमतौर पर आसानी से उपलब्ध होने वाला पौधा नहीं है। नेपाल मूल उत्पादक देश होने के कारण यहां अधिकता से पैदा होता है। भारत में हिमाचल प्रदेश में कश्मीर से लेकर अरुणाचल तक काफी ऊंचाई पर इसका पौधा होता है। मध्य प्रदेश और दक्षिण भारत के पहाड़ी क्षेत्रों में भी इसको उगाया जाता है। इसका एक-दो वर्षीय पौधा 2 से 4 फुट ऊंचा होता है। पत्ते भालाकार, नोकदार, 2-3 इंच लंबे और 3-4 सेंटीमीटर चौड़े, चिकने, पांच सिरायुक्त होते हैं। तना स्थूल, लंबा और शाखा युक्त होता है। पुष्पदंडों पर हरे-पीले रंग के बैंगनी आभायुक्त छोटे-छोटे होते हैं। फल 6-7 मिलीमीटर व्यास के अंडाकार तथा बीज छोटे, चिकने, बहुकोणीय, बहुसंख्या में होते हैं। फूल वर्षा ऋतु में और फल अगस्त-सितंबर तक आते हैं। शरद ऋतु में जब फल पक जाते हैं, तब इनका संग्रह किया जाता है।

विभिन्न भाषाओं में नाम

संस्कृत किरात, किराततिक्त। हिंदी चिरायता। मराठी किराईत। गुजराती करियातु। बंगाली चिरेता। अंग्रेजी चिरेट्टा (Chiretta)। लैटिन स्वेर्टिया चिरायता (Swertia Chirayita)।

गुण

आयुर्वेदिक मतानुसार चिरायता रस में तिक्त, गुण में लघु, प्रकृति में गर्म, विपाक में कटु, प्रभाव में ज्वरहन, दाहहन, कृमिनाशक होता है। यह त्रिदोष शामक, प्लीहा, यकृत वृद्धि को रोकने वाला, आमपाचक, दीपन, अजीर्ण, अम्लपित्त, कब्ज़, अतिसार, तृष्णा, पीलिया, अग्निमांद्य, संग्रहणी, हृदय की दुर्बलता, रक्त पित्त, रक्त विकार, चर्म विकार, मधुमेह, गठिया, जीवनी शक्तिवर्धक, जीवाणु नाशक गुणों से युक्त होने के कारण इन बीमारियों में सफलता पूर्वक व्यवहार में लाया जाता है।

यूनानी चिकित्सा पद्धति के मतानुसार चिरायता दूसरे दर्जे का गर्म और खुश्क होता है। ज्वर निवारण में इसका प्रयोग जग प्रसिद्ध है। यह हृदय और यकृत को ताकत देता है, आमाशय और यकृत की सूजन दूर करता है, मूत्र की रुकावट, गर्भाशय का दर्द, गुर्दे का दर्द, खुजली, चर्म रोग, खांसी, कब्ज़ियत, आंखों की ज्योति बढ़ाने वाला, हाजमा, दुरुस्त कर भूख बढ़ाना और बिगड़े हुए बुखार में भी अत्यन्त गुणकारी है।

वैज्ञानिक मतानुसार चिरायता का रासायनिक विश्लेषण करने पर ज्ञात होता है कि इसमें पीले रंग का एक ओफेलिक एसिड, दो प्रकार के तिक्त चिरायनिन और एमेरोजेण्टिन नामक ग्लाइकोसाइड्स, दो क्रिस्टलीय फिनॉल जेन्टीयोपीक्रीन, पीले रंग के क्रिस्टल यौगिक, सुअर्चिरिन नामक जैन्थोन होते हैं। उल्लेखनीय है कि एमेरोजेण्टिन नामक ग्लाइकोसाइड संसार के सबसे अधिक कड़वे पदार्थों में से एक होता है। इसका कड़वापन ही इस औषधि का विशेष गुण होता है। इसका उपयोग मलेरिया, दमे की बीमारी, फ्लू, टायफायड, शक्तिवर्धक, संक्रमण रोधक, जीवाणु-कृमि नाशक, कालाजार जिसमें प्लीहा और यकृत दोनों बढ़ जाते हैं, में सफलतापूर्वक किया जाता है।

मात्रा

चूर्ण 1 से 3 ग्राम। काढ़ा 50 से 100 मिलीलीटर।

उपलब्ध आयुर्वेदिक योग

किरातादि क्वाथ, किरातादिचूर्ण, किरातादि घृत।

विभिन्न रोगों में प्रयोग

आग से जलने पर उत्पन्न घाव : चिरायता को सिरके और गुलाब जल में पीसकर बने लेप को घाव पर लगाएं।

नेत्र रोग : चिरायता को पानी में घिसकर आंखों पर लेप करने से नेत्र ज्योति बढ़ती है और उसके अनेक रोगों में आराम मिलता है।

सामान्य ज्वर : 4 चम्मच चिरायता का चूर्ण एक गिलास पानी में भिगोकर रात्रि में रख दें। सुबह छानकर 3-3 चम्मच की मात्रा में दिन में 3-4 बार पिलाएं।

मलेरिया : चिरायते का काढ़ा एक कप की मात्रा में दिन में 3 बार कुछ दिनों तक नियमित रूप से पिलाने से रोग के सारे कष्टों में शीघ्र आराम मिलता है।

जीर्ण ज्वर में : चिरायता, सोंठ, वच, आंवला, गिलोय सभी बराबर की मात्रा में मिलाकर पीस लें और एक-एक चम्मच की मात्रा में दिन में 3-4 बार दें।

कृमि रोग : चिरायता और आंवले से बनाया गया काढ़ा सोने से पूर्व एक कप की मात्रा में दें।

गर्भवती का वमन : चिरायते का चूर्ण शहद के साथ सेवन कराएं।

शोथ, सूजन : चिरायता और सोंठ बराबर की मात्रा में मिलाकर काढ़ा तैयार करें और एक कप की मात्रा में दिन में 3 बार सेवन कराएं।

चर्म रोग : खुजली, फोड़े-फुंसी जैसे चर्म रोगों में चिरायता का लेप लगाएं।

यकृत और आमाशय की सूजन : चिरायता का आधा चम्मच चूर्ण सुबह-शाम लें।

गठिया, दमा, रक्त विकार, मूत्र की रुकावट, खांसी, कब्ज़ियत, भूख न लगना, पाचन की कमी, मधुमेह, श्वास नलिकाओं की सूजन, अम्ल-पित्त और हृदय रोगों में चिरायता का चूर्ण आधा चम्मच की मात्रा में सुबह-शाम शहद या देसी घी के साथ नियमित रूप से सेवन करना लाभदायक होता है।

42. जटामांसी

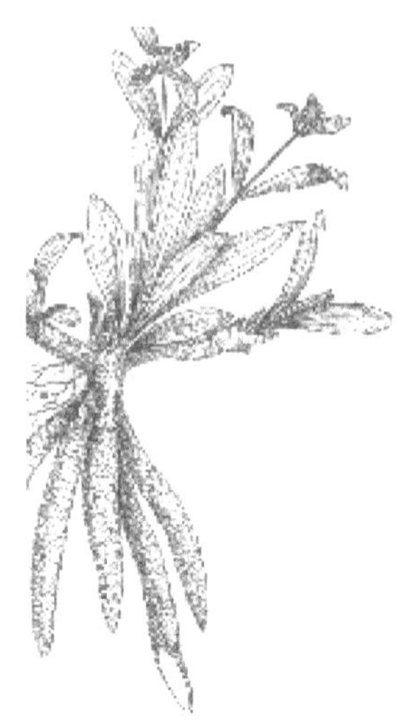

सामान्य परिचय

जटामांसी हिमालय की एक प्रसिद्ध औषधि है। यह कश्मीर, भूटान, सिक्किम, कुमाऊं आदि के पहाड़ी वाले ढलानों पर अपने आप पैदा होती है। इसे बालछड़ के नाम से भी अनेक क्षेत्रों में जाना जाता है। ठंडी जलवायु में उत्पन्न होने के कारण यह अन्यत्र नहीं मिलती। जटा की भांति इसके कंद में बाल जैसे तन्तु लगे होने से इसे जटामांसी कहते हैं। एलोपैथिक डॉक्टर को इसके सारे गुण वेलेरियन (Valerian) नामक दवा में मिलते हैं।

जटामांसी का पौधा बहुवर्षीय होता है। इसका तना 4 से 24 इंच लंबा होता है, जिससे 6-8 इंच लंबे मूलीय पत्ते लगे रहते हैं। तने से पत्ते 2-3 जोड़ों में 1 से 3 इंच लंबे, आयताकार होते हैं। पुष्प सफेद व गुलाबी या नीले रंग के गुच्छों में लगते हैं। फल सफेद रोमों से युक्त छोटे-छोटे गोल-गोल होते हैं। जड़ लंबी, गहरे भूरे रंग की सूत्रों से युक्त होती है।

विभिन्न भाषाओं में नाम

संस्कृत जटामांसी। हिंदी जटामांसी, बालछड़। मराठी जटामांसी। गुजराती बालछड़। बंगाली जटामांसी। अंग्रेजी स्पाइक नार्ड (Spikenard)। लैटिन नार्डो स्टेकिस जटामांसी (Nordostachys Jatamansi)।

गुण

आयुर्वेदिक मतानुसार जटामांसी मधुर, कषाय व तिक्त रस वाली, लघु, स्निग्ध व तीक्ष्ण गुण युक्त, शीतल प्रकृति की, विपाक में कटु, त्रिदोष नाशक, शक्तिवर्द्धक, कांतिवर्द्धक, सुगंधित, पाचक होती है। इसके अलावा यह कुष्ठ, रक्तविकार, त्वचा रोग, ज्वर, मिर्गी, हिस्टीरिया, अरुचि, दाह, वेदनाहर, हृदय रोग, अनिद्रा, वमन, शोथ, दंत रोग, गैस की तकलीफ, उदर शूल, मस्तिष्क के रोग, नेत्र ज्योति बढ़ाने वाली, बालों को काला करने वाली, आंतों की सूजन, मूत्र रोग, ऋतुस्राव नियामक, रक्ताभिसरण क्रिया की खराबी, पीलिया, जलोदर, आक्षेप रोगों में भी यह बहुत गुणकारी औषधि है।

यूनानी चिकित्सा पद्धति के मतानुसार जटामांसी दूसरे दर्जे की गरम होती है। यह आमाशय, यकृत, मस्तिष्क, हृदय के लिए बलकारी, पौष्टिक है। इसके अलावा यह बालों को काला करने, नेत्र ज्योति बढ़ाने, हृदय की व्याकुलता, मासिक धर्म संबंधी अनेक कष्टों, पेट के अफारे को दूर करने वाली एक श्रेष्ठ औषधि है।

वैज्ञानिक मतानुसार जटामांसी का रासायनिक विश्लेषण करने पर ज्ञात होता है कि इसकी जड़ में 2 प्रतिशत की मात्रा में एक उड़नशील तेल होता है, जो पीलापन लिए हुए, हरा, कपूर की गंध वाला, कड़वा, तिक्त, हलका, हवा में जमने वाला होता है। अल्प मात्रा में जटामांसिक और जटामांसोन नामक तत्त्व भी इसमें मिलते हैं। मस्तिष्कीय क्षमता बढ़ाने का गुण होने के कारण जटामांसी याददाश्त की कमजोरी, सिर दर्द, अनिद्रा, मस्तिष्क से निकलने वाली नाड़ियों की दुर्बलता, न्यूरेल्जिया का दर्द, मानसिक तनाव से उत्पन्न उच्च रक्तचाप को दूर करने में अत्यंत लाभकारी है। 45 वर्ष के बाद स्त्रियों में मासिक धर्म बंद होने से उत्पन्न लक्षणों जैसे चिड़चिड़ापन, दिल घबराना, नींद न आना, अधिक पसीना आना, चेहरे और शरीर में गर्मी अधिक महसूस होना में भी यह औषधि बहुत गुणकारी है।

हानिकारक प्रभाव

मात्रा से अधिक सेवन करने से गुर्दों को हानि पहुंचती है और पेट में असह्य दर्द होता है। गुर्दों में भी क्षोभ पैदा होता है।

मात्रा

2 से 4 ग्राम जड़ का चूर्ण। काढ़ा 10 मिलीलीटर।

उपलब्ध आयुर्वेदिक योग

मांस्यादि क्वाथ, रक्षोहनघृत, सर्वोषधिस्नान।

विभिन्न रोगों में प्रयोग

हिस्टीरिया : 4 चम्मच जटामांसी की जड़ का चूर्ण, 2 चम्मच वच का चूर्ण और एक चम्मच काला नमक मिलाकर आधा चम्मच की मात्रा में शहद के साथ दिन में तीन बार नियमित रूप से एक हफ्ते तक सेवन करने से रोग दूर होगा।

बाल काले और लंबे करने के लिए : जटामांसी के काढ़े को सिर में मल-मल कर रोजाना सुबह लगाएं और 2 घंटे बाद नहाएं, नियमित प्रयोग से लाभ नजर आएगा।

चेहरे का सौंदर्य वर्द्धन : जटामांसी की जड़ गुलाब जल में पीसकर चेहरे पर उबटन की तरह लगाने से कुछ ही दिनों में त्वचा में निखार आएगा।

अनिद्रा : सोने के समय से एक घंटा पूर्व एक चम्मच जटामांसी की जड़ का चूर्ण ताजा पानी से लें।

उच्च रक्तचाप में : जटामांसी, ब्राह्मी और अश्वगंधा का चूर्ण समान मात्रा में मिलाकर एक-एक चम्मच की मात्रा में दिन में 3 बार नियमित रूप से लें।

बवासीर : जटामांसी और हलदी बराबर की मात्रा में पीसकर मस्सों पर लगाएं।

सूजन एवं दर्द में : जटामांसी का चूर्ण पानी में पीसकर बने लेप को सूजन पर लेप करें।

दंत रोगों में : जटामांसी की जड़ का बारीक चूर्ण मंजन की तरह दांतों में मसूढ़ों पर मलने से दांतों, मसूढ़ों का दर्द, सूजन, पीव आना, मुख की दुर्गन्ध आदि कष्ट दूर हो जाते हैं।

पेट दर्द : जटामांसी, सोंठ, आंवला और काला नमक बराबर की मात्रा में मिलाकर पीस लें और एक-एक चम्मच की मात्रा में 3 बार लें।

अंगों में कंपन : हाथ-पैर या किसी अन्य अंग के स्वतः कंपन में जटामांसी का काढ़ा 2 चम्मच की मात्रा में सुबह-शाम नियमित सेवन करें।

मासिक धर्म के कष्ट : जटामांसी का चूर्ण 20 ग्राम, काला जीरा 10 ग्राम और काली मिर्च 5 ग्राम मिलाकर चूर्ण बनाएं और एक-एक चम्मच दिन में 3 बार कुछ दिन सेवन करने से मासिक धर्म की पीड़ा, मानसिक तनाव, शारीरिक अवसाद दूर होगा।

हृदय की धड़कन बढ़ना : आधा चम्मच जटामांसी का चूर्ण, एक चम्मच दालचीनी और चुटकी भर कपूर मिलाकर ऐसी एक मात्रा सुबह-शाम सेवन करें।

मिर्गी : जटामांसी के चूर्ण को नाक के नथुने में लगाकर सुंघाएं, तो लाभ शीघ्र होगा।

नपुंसकता : जटामांसी, सोंठ, जायफल और लौंग। सबको समान मात्रा में लेकर पीस लें और एक-एक चम्मच की मात्रा में दिन में 3 बार सेवन करें।

43. जमालगोटा

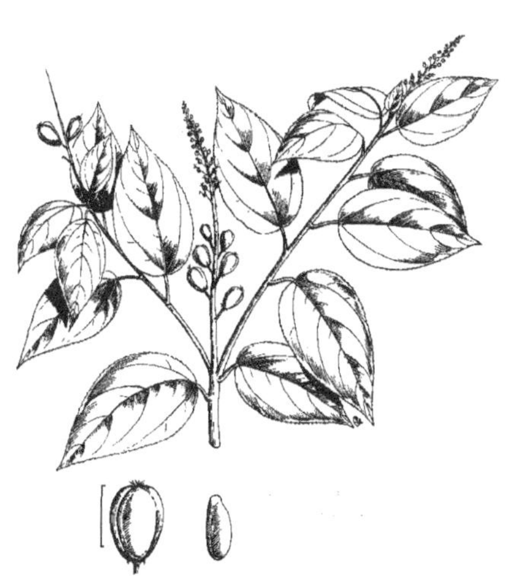

सामान्य परिचय

भारत में जमालगोटा पंजाब, आसाम, बंगाल व दक्षिण भारत में अपने आप उगने वाला और बगीचों में लगाया जाने वाला वृक्ष है। यह मूल रूप से चीन में पैदा होता है। इसके वृक्ष सदाबहार किस्म के 15 से 20 फुट ऊंचे होते हैं। पत्ते लंबाई में 2 से 4 इंच, चिकने, पतले, नोकदार 3-5 सिराओं वाले होते हैं, जो सूखने पर हलके पीले पड़ जाते हैं। पुष्प, मंजरियों में छोटे-छोटे व सफेद रंग के होते हैं। फल, सफेद रंग के लगभग एक इंच लंबाई के आयताकार, तीन खंडों में विभक्त होते हैं। बीज अंडाकार, आधा इंच लंबे, बादामी भूरे रंग के, आसानी से आवरण हटने वाले होते हैं। एक फल से तीन बीज निकलते हैं। पुष्प ग्रीष्म ऋतु में और फल शीत ऋतु में लगते हैं।

विभिन्न भाषाओं में नाम

संस्कृत जयपाल। हिंदी जमालगोटा। मराठी जमालगोटा। गुजराती नेपालो। बंगाली जयपाल। अंग्रेजी परगेटिव क्रोटोन (Purgative Croton)। लैटिन क्रोटोन टिगलियम (Croton Tiglium)।

गुण

आयुर्वेदिक मतानुसार जमालगोटा रस में कटु, गुण में तीक्ष्ण, देर में पचने वाला, प्रकृति में गर्म, विपाक में कटु, कफ -पित्तदोष हर, तीव्र दस्तावर होता है। यह चर्म

रोगों में, नपुंसकता, गंजापन, सर्पविषहर, श्वास रोग, संधिवात, जलोदर, मस्तिष्क ज्वर, कब्ज़, अंगों में सूजन, ब्रेन हेमरेज, कामा कंडीशन में, सिर दर्द, पथरी, कटिशूल, सामान्य ज्वर एवं बिच्छू दंश में गुणकारी होता है।

यूनानी मतानुसार जमालगोटा चौथे दर्जे का गरम और खुश्क होता है। शारीरिक गर्मी बढ़ जाने से उत्पन्न विष के प्रभाव को यह बखूबी दूर करता है। इसे विरेचन के रूप में बलगमी और पित्त के रोगों में प्रयोग किया जाता है। पीलिया, कमर दर्द, पथरी, उपदंश, जलोदर, कब्ज़, पक्षाघात इत्यादि में यह गुणकारी है।

वैज्ञानिक मतानुसार जमालगोटा की रासायनिक बनावट का विश्लेषण करने पर ज्ञात होता है कि इसके बीजों में स्थिर तेल 30 से 45 प्रतिशत होता है, जिसमें क्रोटन रेजिन होता है। इसके अलावा कुछ उड़नशील तेल के कारण इसकी गंध काफी तेज होती है। इसके उपरोक्त तत्त्वों के कारण यह तीव्र विरेचक (तेज दस्तावर) होता है। मात्र एक बूंद तेल के प्रभाव से 5-10 दस्त लग सकते हैं। उन्माद, मिर्गी, आक्षेपक रोगों से इसे विरेचक के रूप में प्रयोग करना लाभदायक होता है।

हानिकारक प्रभाव

निर्देशित मात्रा से अधिक सेवन करने से आमाशय व आंतों में प्रदाह पैदा होकर दर्द, रक्त मिले दस्त होते हैं। पेट में अल्सर हो सकते हैं। बवासीर, प्रवाहिका, गुदभ्रंश, अम्लपित्त से पीड़ितों और छोटे बच्चों, बूढ़ों व गर्भिणी को जमालगोटा से बनी कोई भी औषधि हानिकारक हो सकती है, अतः प्रयोग से बचना चाहिए।

मात्रा

बीजों का चूर्ण 30 से 120 मिलीग्राम। तेल आधी से एक बूंद, मक्खन या शहद के साथ प्रयोग करें।

उपलब्ध आयुर्वेदिक योग

इच्छाभेदी रस। नाराच रस। अश्व-कंचुकी रस।

विभिन्न रोगों में प्रयोग

गंजापन : नीबू के रस में जमालगोटे के बीज को पीसकर गंज पर लगाएं। सूखने पर कुछ ही देर में धो लें। यह प्रयोग रोजाना दोहराते रहें।

चर्म रोगों पर : जमालगोटा को नारियल के तेल में पीसकर बने लेप को लगाएं।

सर्प विष : जमालगोटा का चूर्ण 100 मिलीग्राम की मात्रा में एक काली मिर्च के

साथ पीसकर पानी के साथ पिलाने से वमन होकर विष निकल जाएगा। फल को घिसकर दंश के स्थान पर भी लगाने से शीघ्र लाभ होता है।

सिद दर्द : जमालगोटा के बीज को पानी में घिसकर कनपटियों पर लेप करें। कुछ समय बाद पोंछकर घी लगा लें अन्यथा जलन होगी। इससे सिर दर्द में आराम मिलेगा।

बिच्छू का विष : जमालगोटा को पानी में घिसकर दंश पर लगाने से जहर उतरेगा।

फोड़े-फुंसी, मुहांसों पर : जमालगोटा और एरण्ड के बीज बराबर की मात्रा में पीसकर पानी में मिलाकर लेप बनाएं और लगाएं।

श्वास, दमा में : जमालगोटा को गर्म कंडे पर टुकड़े-टुकड़े करके डालें और उत्पन्न धुएं को मुंह से अंदर खींचकर नाक के बाहर निकालें। यह प्रयोग बार-बार दोहराएं। जले हुए जमालगोटा के टुकड़े को पान में रखकर चबाकर खाना भी अधिक गुणकारी होगा।

पक्षाघात, संधिवात : तिल के तेल में जमालगोटा के तेल की कुछ बूंदें मिलाकर मालिस करने से कष्ट कम होगा।

मस्तिष्क ज्वर में : सिर के बाल मुंड़वाकर 3 चम्मच जैतून के तेल में एक चम्मच जमालगोटा का तेल मिलाकर मालिश करना लाभदायक होता है।

ब्रेन हेमरेज व कॉमा : मक्खन या शहद के साथ जमालगोटा के तेल की एक बूंद जीभ के नीचे रख देना फायदेमंद होता है। आवश्यक होने पर दूसरे दिन भी यही प्रयोग दोहराया जा सकता है।

कब्ज़, जलोदर, सर्वांगशोथ, मिर्गी, उन्माद, आक्षेपक रोगों में जमालगोटा का तेल एक बूंद की मात्रा में शहद या मक्खन के साथ रोजाना सोते समय दें।

44. जामुन

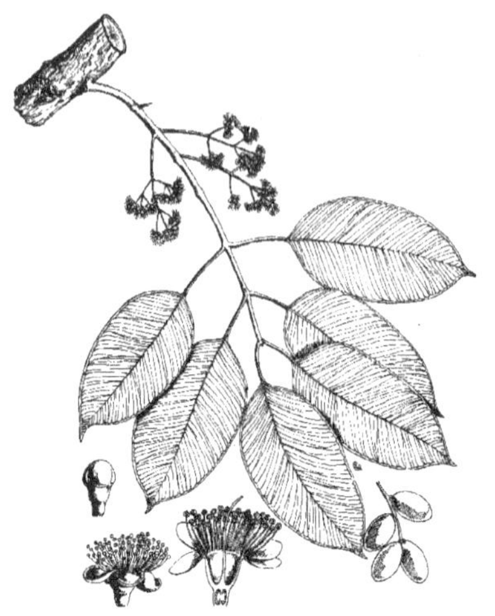

सामान्य परिचय

इसका वृक्ष आम के वृक्ष की तरह ही विशाल लगभग 70 फुट ऊंचा होता है। छाल का रंग सफेद भूरा होता है। इसके पत्ते आम, मौलसिरी के समान होते हैं। अप्रैल में फूल लगते हैं और जुलाई-अगस्त में फल पकते हैं। फल का रंग कालिमा लिए होता है, जिसमें एक बीज होता है। जामुन छोटी और बड़ी दो प्रकार की मिलती है।

विभिन्न भाषाओं में नाम

संस्कृत राजजम्बू। हिंदी जामुन। मराठी जाम्भुल। गुजराती जांबू। बंगाली बड़जाम, कालजाम। अंग्रेजी जाम्बुल ट्री (Jambul Tree)। लैटिन युजेनिया जाम्बोलेना (Eugenia Jambolana)।

गुण

आयुर्वेद के मतानुसार जामुन मधुर, कसैली, रुचिकारक, स्वादिष्ठ, रूखी, भारी, कफ़-पित्त नाशक, वात कारक, विपाक में कटु और प्रकृति में शीतवीर्य होती है। यह मल बांधने वाली, रक्त विकार, जलन, कृमि, दस्त, पेट दर्द, मधुमेह, पेचिश, यकृत रोग, अपच, त्वचा रोग, बवासीर, वमन, तिल्ली के रोग, तृष्णा, प्रदर, वीर्यदोष और दाह में भी लाभप्रद है।

वैज्ञानिक मतानुसार जामुन के रासायनिक तत्त्वों का विश्लेषण करने पर ज्ञात होता है कि इसमें कार्बोहाइड्रेट 14 से 19.7 प्रतिशत, प्रोटीन 0.7 प्रतिशत, वसा 0.3 प्रतिशत, खनिज लवण 0.4 प्रतिशत, रेशा 0.9 प्रतिशत और जल 83.7 प्रतिशत तक होता है। इसके अलावा अल्प मात्रा में कैल्शियम, फास्फोरस, लोहा, विटामिन 'बी' के घटक, विटामिन 'सी,' गैलिक एसिड, राल एल्ब्युमिन भी होते हैं। प्रत्येक 100 ग्राम जामुन से 62 कैलोरी ऊर्जा प्राप्त होती है।

जामुन की गुठली में 'जम्बोलिन' नामक ग्लूकोसाइड पाया जाता है, जो स्टार्च को शर्करा में बदलने से रोकता है। मधुमेह के रोगियों के लिए गुठली का चूर्ण अमृत के समान गुणकारी होता है। गुठली के प्रयोग से अनेक रोगों में लाभ उठाया जा सकता है।

हानिकारक प्रभाव

अधिक मात्रा में जामुन का किया गया सेवन गैस, बुखार, सीने का दर्द, कफ वृद्धि से उत्पन्न रोग, वात विकारों को उत्पन्न कर सकता है। खट्टा और कसैला रस होने से इसे दूध के साथ सेवन न करें। पूरी तरह पके, मीठे जामुन भोजन के बाद काला नमक, काली मिर्च और सोंठ का चूर्ण छिड़ककर खाने से उसके सारे दोषों का निवारण हो जाता है। जामुन के साथ आम खाने से वह शीघ्र पच जाती है।

विभिन्न रोगों में प्रयोग

तृष्णा, वमन, दाह : जामुन का मीठा गूदा खाने या उसका रस पीने से आराम मिलेगा।

रक्तातिसार : जामुन का रस गुलाब के अर्क को मिलाकर दिन में 2-3 बार पिलाएं।

सामान्य दस्त : सोंठ का चूर्ण जामुन के रस में पिलाने से लाभ होगा।

यकृत रोग : जामुन के रस का सिरका दिन में तीन बार नियमित रूप से पिलाएं।

पसीना अधिक आना : जामुन के पत्तों को पानी में उबालकर नियमित रूप से नहाने से पसीने की तकलीफ में आराम मिलेगा।

श्वेत प्रदर : छाया में सुखाई जामुन की छाल का चूर्ण एक चम्मच की मात्रा में दिन में 3 बार पानी के साथ कुछ दिन नियमित रूप से सेवन करें।

मुहांसे : जामुन की गुठली को दूध में पीसकर लेप बनाएं और रोजाना सोते समय

चेहरे पर लेप करें। सुबह जल से साफ कर लें। नियमित प्रयोग से चेहरा निखर जाएगा और मुंहासे दूर हो जाएंगे।

आवाज बैठने पर : जामुन की गुठली का चूर्ण शहद मिलाकर 3-4 बार सेवन करें।

मुंह के छाले : जामुन के पत्तों को मुंह में चबाने अथवा पत्तों के रस से गरारे करने से मुंह के छाले दूर होकर मुंह की दुर्गन्ध भी दूर होगी।

मसूढ़े और दांत रोगों में : जामुन के पत्तों को जलाकर मंजन की तरह इस्तेमाल करने से मसूढ़े और दांत के रोग दूर होकर मजबूत होते हैं।

पैरों के छाले : तंग, नया जूता पहनने से उत्पन्न छालों, घावों पर जामुन की गुठली पानी में घिस कर 2-3 बार नियमित लगाने से ठीक होते हैं।

फोड़े-फुंसी पर : पत्तों को पीसकर बनी लुग्दी को फोड़े-फुंसी पर लगाकर बांधें। बैठने वाले फोड़े या तो बैठ जाएंगे अथवा पककर शीघ्र फूट जाएंगे।

जलने पर : जामुन की छाल को नारियल के तेल में पीसकर जले अंग पर 2-3 बार लगाएं।

बवासीर : पत्तों (नई कोंपलों) का चार चम्मच रस मिसरी में मिलाकर दिन में 3 बार सेवन करने से बवासीर का रक्तस्राव रुकेगा।

45. जायफल

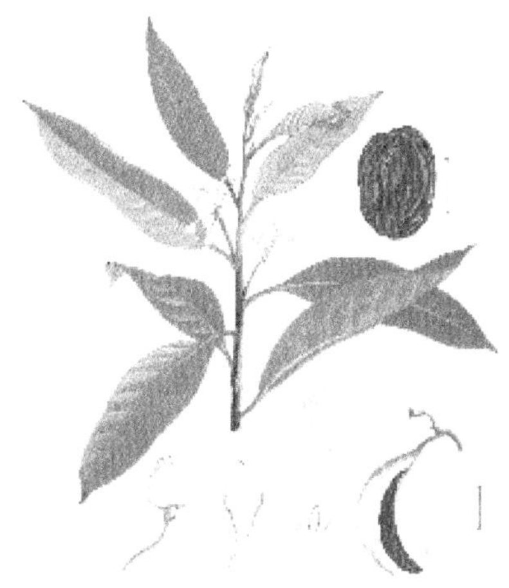

सामान्य परिचय

जायफल का वृक्ष जावा, मलेशिया, सुमात्रा, सिंगापुर आदि द्वीपों में जंगली पौधे के रूप में और श्रीलंका व दक्षिण भारत में अल्प मात्रा में पैदा होता। इसका वृक्ष सदाबहार, सुहावना, सुगंधित, 30 से 80 फुट तक ऊंचा होता है। शाखाएं कोमल और नीचे की ओर झुकी रहती हैं। पत्ते सुगंधित, 3-4 इंच लंबे, डेढ़ इंच चौड़े, जामुन के पत्तों के समान होते हैं। पुष्प छत्राकार मंजरियों में, छोटे, सुगंधित और पीले रंग के होते हैं। फल लंबा, गोल, अंडाकार, डेढ़ से तीन इंच लंबा एवं अमरूद से मिलता-जुलता होता है। फल पककर अपने आप फट जाता है। फल का छिलका 'जावित्री' के नाम से जाना जाता है। बाजार में जायफल बीजावरण के साथ और बिना बीजावरण के, दोनों अवस्था में ही मिलता है। बीज को जायफल के नाम से जाना जाता है।

विभिन्न भाषाओं में नाम

संस्कृत जातीफल। हिंदी जायफल। मराठी जातीफल। गुजराती जायफल। बंगाली जातीफल। अंग्रेजी नट मेग (Nut Meg)। लैटिन मिरिस्टिका फ्रेगरेन्स (Myristica Fragrans)।

गुण

आयुर्वेदिक मतानुसार जायफल रस में कड़वा, तिक्त, कषाय, गुण में तीक्ष्ण, स्निग्ध, हलका, रुचिकारक, चटपटा, ग्राही, अग्निदीपक, गर्म प्रकृति का, वात और कफ़ नाशक, शोथ हर, वेदना नाशक, पाचक, मुख का फीकापन, मल की दुर्गन्ध और कालिमा दूर करने वाला होता है। यह अनिद्रा, खांसी, दमा, कृमि, वमन, हिचकी, नपुंसकता, शीघ्रपतन, जोड़ों का दर्द, उदर शूल, सिर दर्द, कमर दर्द, सर्दी-जुकाम, मन्दाग्नि, मुंह के छाले, त्वचा रोगों में भी गुणकारी होता है।

जायफल का तेल अग्निप्रदीपक, उत्तेजक, बलदायक होता है, जो अजीर्ण, पेचिस, जीर्ण, अतिसार, आक्षेप, दन्त शूल, आमवात, दांतों से मवाद आना, व्रण आदि रोगों को बखूबी दूर करता है। जावित्री के गुण जायफल से काफी मिलते हैं, लेकिन यह जायफल की अपेक्षा ग्राही कम होती है और इसमें विष को नष्ट करने का गुण अधिक होता है। इसके अलावा यह पाचक, पौष्टिक, स्तनवर्धक, हैजा, यकृत, प्लीह के विकारों, पक्षाघात, नेत्र रोगों और सिर दर्द में ज्यादा गुणकारी होती है।

यूनानी चिकित्सा पद्धति मतानुसार जायफल दूसरे दर्जे का गर्म और तीसरे दर्जे का खुश्क होता है। सर्द मिजाज़ वालों के लिए यह ज्यादा गुणकारी है। कामशक्ति और स्तम्भन बढ़ाना इसका विशेष गुण है। आंखों के रोग दूर करने और नेत्र ज्योति बढ़ाने में यह सक्षम होता है। यकृत और आमाशय के अनेक रोगों में अत्यन्त लाभकारी है। गठिया, तिल्ली और यकृत की सूजन, बिस्तर में मूत्र आना, गैस की तकलीफ, लकवा, अतिसार और मुख की दुर्गन्ध दूर करने में भी यह अधिक गुणकारी है।

वैज्ञानिक मतानुसार जायफल के रासायनिक तत्त्वों का विश्लेषण करने पर ज्ञात होता है कि इसमें 6 से 16 प्रतिशत उड़नशील तेल होता है, जो पीले रंग का मिरिस्टिसीन और मिरिस्टिक एसिड, डी-कैम्फीन, डी-पाइनीन, यूजिनाल, जिरेनिआल सेफ्रोल आदि से युक्त होता है। यह तेल अल्प मात्रा में इसकी छाल और पत्तों में भी मिलता है। स्थिर तेल 38 से 43 प्रतिशत की मात्रा में भी होता है, जिसमें ग्लिसराइड राल व सुगंधित तेल अल्प मात्रा में मिलता है। स्थिर तेल की साबुन जैसी बट्टियां बेची जाती हैं। इनके अलावा प्रोटीन 7.5 प्रतिशत, स्टार्च 14.6 से 24.2 प्रतिशत तथा खनिज द्रव्य 1.7 प्रतिशत भी इसमें पाए जाते हैं, जबकि जावित्री में 4 से 14 प्रतिशत उड़नशील तेल, 26 प्रतिशत स्थिर तेल, 26 प्रतिशत पेक्टिन एमाइलोडेक्स्ट्रिन और रालीय रंजक द्रव्य पाए जाते हैं।

हानिकारक प्रभाव

आवश्यकता से अधिक मात्रा में बार-बार जायफल के उपयोग करने से मादक प्रभाव उत्पन्न होते हैं। इसके अलावा प्रलाप, चक्कर आना, मूढ़ता उत्पन्न होना, वीर्य का पतला होकर नपुंसकता आना, यकृत और फेफड़ों पर दुष्प्रभाव होना, सिर दर्द और मूर्च्छा तक उत्पन्न हो सकती है। गर्म प्रकृति के लोगों को इसका सेवन नहीं करना चाहिए।

मात्रा

चूर्ण 500 मिलीग्राम से एक ग्राम। तेल 1 से 3 बूंद।

विभिन्न रोगों में प्रयोग

हिचकी : तुलसी के रस में जायफल घिसकर एक चम्मच की मात्रा में 3 बार सेवन करें।

सिर दर्द : कच्चे दूध में जायफल घिसकर कपाल पर लगाएं, आराम मिलेगा।

मुंह के छाले : जायफल के काढ़े से 3-4 बार गरारे करें।

बच्चों के दस्त : जायफल को पानी में घिसकर आधा-आधा चम्मच 2-3 बार पिलाएं।

अनिद्रा : गाय के घी में जायफल घिसकर तलवों और पलकों पर लगाएं, नींद आएगी।

सर्दी जुकाम : जायफल को पानी में घिसकर बने लेप को नाक पर मलने और नथुनों में लगाने या छाती पर मलने से शीघ्र आराम मिलेगा। साथ ही जायफल का चूर्ण सोंठ के चूर्ण के साथ बराबर की मात्रा में मिलाकर एक चौथाई चम्मच 2 बार खिलाएं।

मुहांसों पर : कच्चे दूध में जायफल घिसकर रोजना सुबह और रात्रि में पूरे चेहरे पर लगाएं। मुंहासे के अलावा चेहरे के काले धब्बे भी दूर होंगे और चेहरा निखर जाएगा।

गैस, कब्ज़ की तकलीफ : नीबू के रस में जायफल घिसकर 2 चम्मच की मात्रा में सुबह-शाम भोजन के बाद सेवन करने से गैस, कब्ज़ की तकलीफ दूर होगी।

त्वचा की शून्यता में : एक चम्मच नारियल के तेल में 2-3 बूंद जायफल का तेल मिलाकर शून्यता वाले अंग पर मालिश करें।

मुंह की दुर्गन्ध और फीकापन : जायफल के छोटे-छोटे टुकड़ों को दिन में 2-3 बार चूसते रहने से मुंह की दुर्गन्ध और फीकापन दूर हो जाएगा।

पेट दर्द : जायफल का एक चौथाई चम्मच चूर्ण गर्म पानी से सेवन करें।

दांत दर्द : रूई से जायफल का तेल दांत की जड़ में लगाने और खोखले भाग में फोहा भर कर दबाए रखने से दर्द में आराम मिलेगा।

कमर दर्द : पान में जायफल का टुकड़ा डालकर खाने और जायफल को पानी में घिसकर लेप को गर्म-गर्म ही कमर में लगाकर 3 बार मालिश करें।

शिशु को दूध न पचना : मां का दूध छुड़ाकर ऊपरी दूध पिलाने पर यदि शिशु को न पच रहा हो, तो दूध में एक जायफल डालकर खूब उबालें। फिर ठंडा करके पिलाएं। इससे दूध आसानी से हजम होगा और मल बंधा, दुर्गन्ध रहित होगा।

भूख न लगना : शहद के साथ एक ग्राम जायफल का चूर्ण सुबह शाम खिलाएं।

जोड़ों का दर्द : एक भाग जायफल का तेल और चार भाग सरसों का तेल मिलाकर जोड़ों के दर्द, सूजन, मोच पर 2-3 बार मालिश करने से आराम मिलेगा।

बड़ों के दस्त : जायफल और सोंठ समभाग में पीसकर एक-एक चम्मच 2 बार लें।

नपुंसकता और शीघ्रपतन : जायफल का चूर्ण एक चौथाई चम्मच सुबह-शाम शहद के साथ सेवन करें और इसका तेल सरसों के तेल में मिलाकर शिश्न पर मलें।

दुर्बलता दूर करने के लिए : जायफल और जावित्री 10-10 ग्राम और अश्वगन्धा 50 ग्राम मिलाकर पीस लें। एक-एक चम्मच सुबह-शाम दूध के साथ नियमित लें।

46. अनन्तमूल

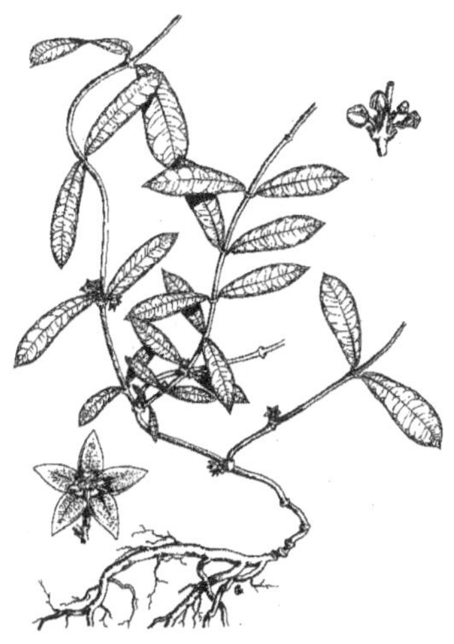

सामान्य परिचय

अनन्तमूल समुद्र के किनारे वाले प्रदेशों से लेकर भारत के सभी पहाड़ी प्रदेशों में बेल (लता) के रूप में प्रचुरता से मिलती है। यह सफेद और काली, दो प्रकार की होती है, जो गौरीसर और कालीसर के नाम से आमतौर पर जानी जाती है। संस्कृत में इसे श्वेत सारिवा और कृष्ण सारिवा कहते हैं। इसकी बेल पतली, बहुवर्षीय, जमीन पर फैलने वाली, वृक्ष पर चढ़ने वाली और 5 से 15 फुट लंबी होती है। काले रंग की चारों ओर फैली शाखाएं उंगली तक मोटी होती हैं, जिन पर भूरे रंग के रोम लगे होते हैं। पत्ते एक दूसरे के सामने अंडाकार, आयताकार, 1 से 4 इंच लंबे सफेद रंग की धारियों से युक्त होते हैं, जिन्हें तोड़ने पर दूध निकलता है। इसके फूल छोटे, सफेद रंग के, हरापन लिए, अंदर से बैंगनी रंग युक्त, गंध रहित मंजरियों में लगते हैं। लौंग के आकार के पांच पंखुड़ी युक्त फूल शरद ऋतु में लगते हैं। छोटी, पतली अनेक फलियां कार्तिक माह में लगती हैं, जो पकने पर फट जाती हैं। जड़ें भूमि में काफी गहरी जाती हैं, जिसका छोर ढूंढ़ना कठिन होता है। यही वजह है कि इसे अनन्तमूल कहते हैं। जड़ की ऊपरी छाल लाल रंग की कुछ भूरी-सी होती है। जड़ से कपूर मिश्रित चंदन की-सी गंध आती है। सुगंधित जड़ें ही औषधीय कार्य के लिए श्रेष्ठ मानी जाती हैं। बेल (लता) की ताजा जड़ें तोड़ने पर दूध निकलता है।

विभिन्न भाषाओं में नाम

संस्कृत सारिवा। हिंदी अनन्तमूल। मराठी श्वेत उपलसरी। गुजराती उपलसरी। बंगाली श्यामलता, अनन्तमूल। अंग्रेज़ी इंडियन सारसपरीला (Indian Sarsaparila)। लैटिन हेमिडेस्मस इण्डिकस (Hemidesmus Indicus)।

गुण

आयुर्वेदिक मतानुसार अनन्तमूल मधुर, शीतल, स्निग्ध, भारी, कड़वी, मीठी, चरपरी, सुगंधित, वीर्यवर्द्धक, त्रिदोषनाशक, रक्तशोधक, प्रतिरोधक, शक्ति बढ़ाने वाली होती है। यह स्वेदजनक, बलकारक, मूत्र विरेचक, क्षुधावर्द्धक, चर्म रोगनाशक, धातुपरिवर्तक होने के कारण अरुचि, ज्वर, खांसी, रक्त विकार, मंदाग्नि, दाह हरने वाली, देह की दुर्गंध, खुजली, आमदोष, प्रदाह, श्वांस, विषहर, व्रण, तृष्णा में गुणकारी है।

यूनानी मतानुसार अनन्तमूल शीतल और तर होती है। यह पसीना लाकर रक्तशोधन, पेशाब का बनना बढ़ाकर, चयापचय क्रिया को बढ़ाने वाली होती है। पूरे शरीर में खून का प्रवाह बढ़ाकर शारीरिक दुर्गंध दूर करना इसका विशेष गुण है।

वैज्ञानिक मतानुसार अनन्तमूल का रासायनिक विश्लेषण करने पर ज्ञात होता है कि इसमें 0.22 प्रतिशत उड़नशील तेल होता है, जिसका 80 प्रतिशत भाग सुगंधित पैरानेथाक्सी सेलिसिलिक एल्डीहाइड कहलाता है। इसके अलावा बीटा साइटो स्टीरॉल, सैपोनिन, राल, रेसिन अम्ल, एल्फ और बीटा एसाइरिन्स, ल्यूपियोल, टैनिन्स, रेसिन अम्ल, ग्लाइकोसाइड्स, **टेट्रासाइक्लीक ट्राई स्पीर्न** अल्कोहल और कीटोन्स अल्प मात्रा में मिलते हैं। इनसे त्वचान्तर्गत रक्त वाहिनियों का विकास होकर रक्त प्रवाह निर्बाध गति से होता है। रक्त के ऊपर इस औषधि की क्रियाशीलता अधिक देखी गई है।

मात्रा

जड़ का चूर्ण 3 से 6 ग्राम। पिसी हुई लुगदी 5 से 10 ग्राम।

उपलब्ध आयुर्वेदिक योग

सारिवादिवटी क्वाथ, सारिवाद्यारिष्ट, सारिवाद्यासव।

विभिन्न रोगों में प्रयोग

सिर दर्द : अनन्तमूल की जड़ को पानी में घिसने से बने लेप को गर्म करके मस्तक पर लगाने से पीड़ा दूर होती है।

बच्चों का सूखा रोग : अनन्तमूल की जड़ और बायबिडंग का चूर्ण बराबर की मात्रा में मिलाकर आधे चम्मच की मात्रा में सुबह-शाम सेवन कराने से बच्चे का स्वास्थ्य सुधरता है।

पथरी और पेशाब की रुकावट : अनन्तमूल की जड़ के एक चम्मच चूर्ण को एक कप दूध के साथ 2-3 बार पीने से पेशाब की रुकावट दूर होकर पथरी रोग में लाभ मिलता है। मूत्राशय का दर्द भी दूर होता है।

रक्त शुद्धि हेतु : 100 ग्राम अनन्तमूल का चूर्ण, 50 ग्राम सौंफ और 10 ग्राम दालचीनी मिलाकर पीस लें। एक कप दूध में एक चम्मच शकर और एक चम्मच इसका चूर्ण मिलाकर चाय की तरह उबालें और छानकर 2-3 बार नियमित रूप से पीने से रक्त शुद्ध होकर अनेक प्रकार के त्वचा रोग दूर होंगे।

मुंह के छाले : शहद के साथ अनन्तमूल की जड़ का महीन चूर्ण मिलाकर छालों पर लगाएं।

घाव पर : अनन्तमूल का चूर्ण घाव पर बांधते रहने से वह शीघ्र भर जाता है।

कामला : एक चम्मच अनन्तमूल का चूर्ण और 5 काली मिर्च के दाने मिलाकर एक कप पानी में उबालें। पानी आधा रह जाए, तब छानकर इसकी एक मात्रा नियमित रूप से एक हफ्ते तक सुबह खाली पेट पिलाने से रोग दूर हो जाएगा।

सर्प के विष में : चावल के मांड़ के साथ अनन्तमूल की जड़ का महीन चूर्ण एक चम्मच की मात्रा में 2-3 बार पिलाना लाभप्रद होता है।

गर्भपात : जिन स्त्रियों को बार-बार गर्भपात होता हो, उन्हें गर्भस्थापना होते ही नियमित रूप से सुबह-शाम एक-एक चम्मच जड़ का चूर्ण सेवन करते रहना चाहिए। इससे गर्भपात नहीं होगा और शिशु भी स्वस्थ और सुंदर होगा।

47. अकरकरा

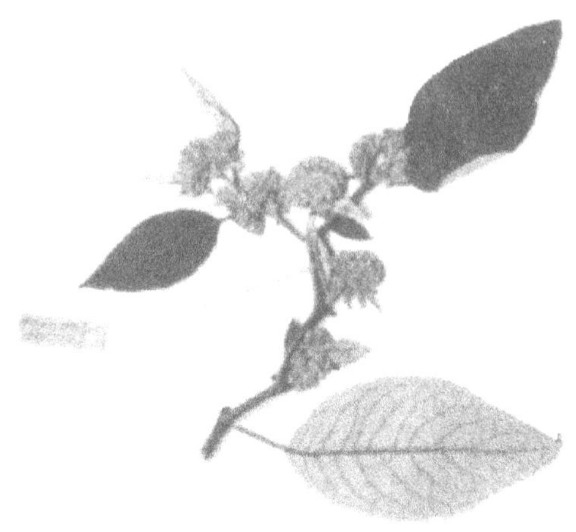

सामान्य परिचय

अकरकरा अल्जीरिया में सबसे अधिक मात्रा में पैदा होता है। भारत में कश्मीर, आसाम, आबू और बंगाल के पहाड़ी क्षेत्रों में और गुजरात, महाराष्ट्र आदि की उपजाऊ भूमि में कहीं-कहीं उगता है। वर्षा के शुरू में ही इसका झाड़ीदार पौधा उगना प्रारंभ हो जाता है। इसका तना रोएंदार और ग्रंथियुक्त होता है। छाल कड़वी और मटमैले रंग की होती है। पुष्प पीले रंग के, गंधयुक्त और मुंडक आकार में लगते हैं। जड़ 3 से 4 इंच लंबी और लगभग आधा इंच चौड़ी तथा मजबूत, मटमैली होती है।

विभिन्न भाषाओं में नाम

संस्कृत आकारकर, आकल्लक। हिंदी अकरकरा। मराठी अक्कलकरा। गुजराती अकोरकरो। बंगाली आकरकरा। अंग्रेजी पेलिटरी (Pellitory)। लैटिन एनासाइक्लस पाइरेथ्रम (Anacyclus Pyrethrum)।

गुण

आयुर्वेदिक मतानुसार अकरकरा रस में कटु, गुण में रुक्ष, तीक्ष्ण, विपाक में कटु, गरम प्रकृति का, कफ़ और वात का शमन करने वाला होता है। इसके अलावा यह कामोत्तेजक, धातुवर्द्धक, रक्तशोधक, शोथहर, मुख दुर्गंधनाशक, दंत रोग, हृदय की दुर्बलता, दांत आने के समय के रोग, तुतलाहट, हकलाहट, रक्तसंचार बढ़ाने

में भी गुणकारी है।

यूनानी मतानुसार अकरकरा दूसरे दर्जे का गरम होता है। यह वाक्-शक्ति को बढ़ाने वाला, वातनाशक, मज्जातन्तुओं को बल प्रदान करने वाला, पक्षाघात, गले के रोग, मिर्गी, तालु मूल ग्रंथि प्रदाह आदि अनेक रोगों में भी लाभप्रद है।

वैज्ञानिक मतानुसार अकरकरा का रासायनिक विश्लेषण करने पर ज्ञात होता है कि इसमें पायरेथ्रीन (Pyrethrin) नामक एल्कोलाइड होता है, जिसमें पीले रंग के दो प्रकार के स्थाई और उड़नशील तेल होते हैं। एलोपैथिक इलाज के लिए इसका टिंचर ऑफ पाइरीथ्रम इस्तेमाल किया जाता है।

हानिकारक प्रभाव

अकरकरा का अधिक मात्रा में किया गया बाह्य प्रयोग त्वचा का रंग लाल कर उस पर दाह उत्पन्न करता है। आंतरिक रूप से किया गया अधिक प्रयोग नाड़ी की गति बढ़ना, दस्त लगना, जी मिचलाहट, उबकाई आना, संज्ञाहीनता, रक्तपित्त आदि दुष्प्रभाव पैदा कर सकते हैं। फेफड़ों के लिए भी यह हानिकारक होता है, क्योंकि इससे उनकी गति बढ़ जाती है।

मात्रा

जड़ का चूर्ण आधा से एक ग्राम

उपलब्ध आयुर्वेदिक योग

आकरकरादि चूर्ण, आकरकरादि वटी, आकरकरादि अवलेह।

विभिन्न रोगों में प्रयोग

दांत रोग : अकरकरा को सिरके में घिसकर दुखते दांत पर रखकर दबाने से दर्द में लाभ होता है।

अकरकरा और कपूर समभाग पीसकर नियमित रूप से सुबह-शाम मंजन करते रहने से सभी प्रकार की दंत पीड़ा दूर हो जाती है।

अकरकरा, माजूफल, नागरमोथा, फूली हुई फिटकिरी, काली मिर्च, सेंधानमक बराबर की मात्रा में मिलाकर पीस लें। इससे नियमित मंजन करते रहने से दांत और मसूढ़ों के समस्त विकार दूर होकर दुर्गंध मिट जाती है।

नपुंसकता : अकरकरा का महीन चूर्ण शहद में मिलाकर शिश्न पर लेप करके रोजाना पान के पत्ते से लपेटे रखने से शैथिल्यता दूर होकर स्तम्भन होगा।

सिर दर्द : बादाम के हलवे के साथ आधा ग्राम अकरकरा का चूर्ण सुबह-शाम सेवन करने से लगातार एक समान बने रहने वाला सिर दर्द ठीक हो जाता है।

हृदय रोग : अर्जुन की छाल और अकरकरा की जड़ का चूर्ण समभाग मिलाकर पीस लें। दिन में दो बार आधा चम्मच की मात्रा में नियमित रूप से सेवन करने से घबराहट, हृदय की धड़कन, पीड़ा, कम्पन और दुर्बलता में लाभ होता है।

तुतलापन, हकलाहट : अकरकरा और काली मिर्च समभाग पीसकर एक ग्राम की मात्रा शहद में मिलाकर सुबह-शाम जीभ पर 4-6 हफ्ते नियमित प्रयोग करने से पूरा लाभ मिलेगा।

उदर रोग : छोटी पीपल और अकरकरा की जड़ का चूर्ण बराबर की मात्रा में पीसकर आधा चम्मच शहद के साथ सुबह-शाम, भोजन के बाद सेवन करते रहने से उदर संबंधी अनेक रोग दूर हो जाते हैं।

दमा : अकरकरा की जड़ से तैयार किया गया काढ़ा बराबर की मात्रा में शहद मिलाकर पिलाने से दमे का वेग शांत होगा।

मंद बुद्धि : ब्राह्मी और अकरकरा समभाग पीसकर आधा चम्मच नियमित सेवन कराने से कष्ट का निवारण होगा।

हिचकी : एक ग्राम अकरकरा का चूर्ण एक चम्मच शहद के साथ चटाएं।

बाजीकरण : अकरकरा, सफेद मूसली और असगन्ध सभी को समभाग लेकर पीस लें। एक-एक चम्मच की मात्रा सुबह-शाम एक कप दूध के साथ नियमित लें।

48. अतीस

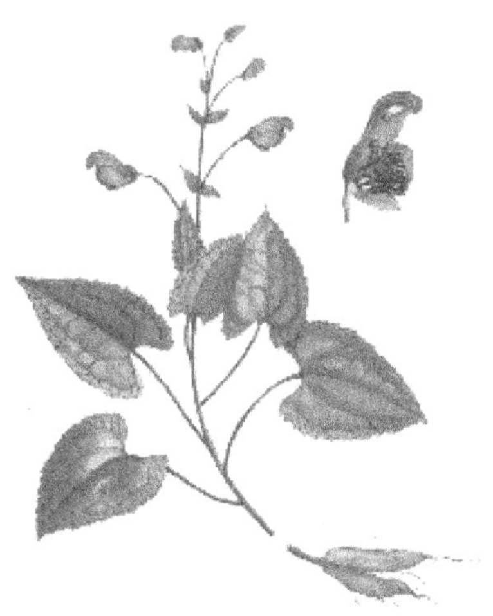

सामान्य परिचय

अतीस हिमालय के ऊंचाई वाले क्षेत्रों में पैदा होता है। इसका पौधा भूमि पर सीधा खड़ा रहते हुए 1 से 3 फुट ऊंचाई का होता है। तना सामान्यतया सरल, गोल, ऊपर से रोमयुक्त और नीचे की तरफ चिकना होता है। तने के निचले भाग से निकलने वाली पत्तियां हृदय के आकार की, 2 से 4 इंच लंबी, किनारे दांत जैसे कटावदार होते हैं। पत्तों से निकले पुष्पदंडों पर एक से डेढ़ इंच लंबे, चमकीले, नीले या हरापन लिए नीली-बैंगनी शिराएं लिए मंजरी में बहुपुष्प लगते हैं। फूल का ऊपरी दल फण के आकार का होता है। अनेक बीजों से युक्त फल पंचकोष युक्त होते हैं। द्विवर्षीय पौधा होने के कारण इसकी जड़ में दो कंद एक से डेढ़ इंच लंबे और आधा इंच मोटे हाथी की सूंड़ के आकार के लगते हैं। पिछले वर्ष का कंद बड़ा, धूसर रंग का और नया कंद छोटा और सफेद रंग का होता है। जब फल शरद ऋतु के अंत में पक जाते हैं, तभी इनकी जड़ों का संग्रह किया जाता है। रेत में दबाकर रखने से जड़ों में कीड़ा नहीं लगता।

विभिन्न भाषाओं में नाम

संस्कृत अतिविषा। हिंदी अतीस। मराठी अतिविष। गुजराती अतिविष। बंगाली आतईच। अंग्रेजी एकोनाइट (Aconite)। लैटिन एकोनाइटम हेटेरोफीलम (Aconitum Heterophylum)।

गुण

आयुर्वेदिक मतानुसार अतीस रस में तिक्त, कटु, गुण में लघु, पाचक, ग्राही, त्रिदोष नाशक, गर्म प्रकृति की, विपाक में कटु होती है। यह ज्वर, खांसी, वमन, कृमि, बवासीर, तृष्णा, अतिसार, विष, रक्तातिसार, सर्दी-जुकाम, हिचकी, पांडु रोगों में गुणकारी है।

यूनानी चिकित्सा पद्धति मतानुसार अतीस दूसरे दर्जे की गर्म और पहले दर्जे की रुक्ष होती है। यह ज्वर प्रतिरोधक, कामोद्दीपक, क्षुधावर्द्धक, बवासीर, जलोदर, अतिसार, कफ़ व पित्त विकारों में लाभदायक है।

वैज्ञानिक मतानुसार अतीस का रासायनिक विश्लेषण करने पर ज्ञात होता है कि इसमें हेटिसीन (Hetesine), हेट्राटीसिन (Hetratisine) डिहाइड्रोएटीसीन (Dihydroatisine) और एटीसीन (Atisine) एल्केलॉइड्स अल्प मात्रा में पाए जाते हैं। अतीस अल्प मात्रा में बलकारक और कुछ अधिक मात्रा में नियतकालिक ज्वरनाशक होता है। मलेरिया बुखार की यह एक उत्तम औषधि है।

हानिकारक प्रभाव

अतीस आमाशय और आंतों के लिए हानिकारक होता है, अतः इसके निवारण हेतु शीतल वस्तुएं सेवन करना चाहिए।

मात्रा

जड़ का चूर्ण 1 से 3 ग्राम। ताजी जड़ ज्यादा गुणकारी होती है।

उपलब्ध आयुर्वेदिक योग

अतिविषादि चूर्ण, बालचातुर्भद्र चूर्ण।

विभिन्न रोगों में प्रयोग

मकड़ी, बिच्छू, मधुमक्खी का विष : अतीस की जड़ का चूर्ण बराबर की मात्रा में चूना मिलाकर पानी में घिसकर लेप बनाएं और दंश पर लगाएं। जलन और सूजन में तुरंत आराम मिलेगा।

सामान्य ज्वर : अतीस का चूर्ण 1-2 ग्राम की मात्रा में दिन में 3-4 बार पानी से सेवन कराने से कष्ट दूर होगा।

मलेरिया अतीस का चूर्ण 1 ग्राम और 2 काली मिर्चें पीसकर इसकी एक मात्रा दिन में 3-4 बार पानी से सेवन कराएं।

बच्चों के कृमि : अतीस और बायबिडंग बराबर की मात्रा में पीसकर आधा चम्मच शहद के साथ सोते समय कुछ दिन नियमित देते रहने से कृमि नष्ट हो जाएंगे।

सर्दी-जुकाम : तुलसी के रस या शहद के साथ अतीस का चूर्ण एक ग्राम की मात्रा में दिन में 3 बार देने से सारे कष्ट दूर होंगे।

उन्माद : 1 ग्राम अतीस के चूर्ण को 3-4 गुड़हल के पुष्पों को पीसकर निकले रस के साथ सुबह-शाम नियमित रूप से कुछ दिन सेवन कराने से रोग दूर हो जाएगा।

खांसी : अतीस का चूर्ण 1 ग्राम और काकड़ासींगी चूर्ण आधा ग्राम मिलाकर शहद के साथ 2-3 बार चटाने से खांसी में लाभ होता है।

भूख न लगना : अतीस का चूर्ण बराबर की मात्रा में सोंठ के साथ मिलाकर आधा चम्मच की मात्रा में भोजन से एक घंटा पूर्व सेवन करने से भूख लगने लगेगी।

अतिसार : समभाग अतीस और बिल्व का चूर्ण मिलाकर आधा चम्मच की मात्रा में दिन में 3 बार सेवन कराएं, दस्त में लाभ होगा।

बिस्तर पर पेशाब करना : अतीस का चूर्ण 1 ग्राम और बायबिडंग चूर्ण 2 ग्राम मिलाकर, इसकी एक मात्रा दिन में 3 बार सेवन कराने से रोग में आराम मिलेगा।

तृष्णा, प्यास की अधिकता : अतीस का 10 ग्राम चूर्ण एक लीटर पानी में इतना उबालें कि उसकी 800 मिलीलीटर के लगभग मात्रा बच जाए। इसे ठंडा करके छान लें। ज्वर की अवस्था में, गर्मी की अधिकता से, दस्त लगने, हैजा के रोग में जब बार-बार प्यास लगे, तो उपरोक्त बने पानी को पिलाने से कष्ट में राहत मिलेगी।

बलवर्द्धक : अतीस, वंशलोचन और इलायची समान मात्रा में मिलाकर पीस लें और एक चम्मच की मात्रा में एक कप शहद मिले दूध के साथ नियमित रूप से सेवन करते रहने से शारीरिक बल बढ़ेगा।

49. कनेर

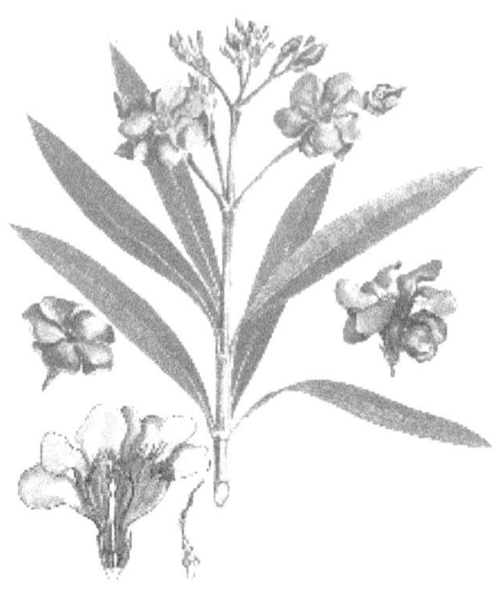

सामान्य परिचय

कनेर का पेड़ प्रायः सर्वत्र पाया जाता है। पूजा के लिए फूल हेतु इसे विशेष तौर पर घर, मंदिर और बगीचों में उगाया जाता है। सदाबहार रहने वाला इसका पेड़ झाड़ीदार और लगभग 10 फुट ऊंचा होता है। तने के दोनों ओर से तीन-तीन पत्तियां आमने-सामने की ओर निकलती हैं। पत्ते लंबाई में 4 से 6 इंच और चौड़ाई में 1 इंच, सिरे से नोकदार, नीचे से खुरदरे, सफेद घाटीदार और ऊपर से चिकने होते हैं। पुष्प छत्राकार, लगभग डेढ़ इंच व्यास के, सफेद, लाल, गुलाबी और पीले रंग में सुगंधित लगते हैं। पुष्प विशेषकर गर्मी के मौसम में फूलते हैं। फलियां चपटी, गोलाकार 5 से 6 इंच लंबी होती हैं, जो विषैली होती हैं। वैसे कनेर के सभी अंग विषैले होते हैं, लेकिन जड़ की त्वचा (छाल) सर्वाधिक विषैली होती है। बीज एक गुच्छे में, रोम से आवृत भूरे रंग के होते हैं, जिन्हें कच्चा काटने पर दूध स्रवित होता है। पत्तों और डालियों को भी कुरेदने या तोड़ने से दूध निकलता है।

विभिन्न भाषाओं में नाम

संस्कृत करवीर। हिंदी कनेर। मराठी कणहेर। गुजराती कणेर। बंगाली करवी। अंग्रेजी ओलिएण्डर (Oleander)। लैटिन नेरियम ओडोरम (Nerium Odorum)।

गुण

आयुर्वेदिक मतानुसार कनेर रस में कटु, तिक्त, कषाय, गुण में लघु, तीक्ष्ण, रुक्ष, प्रकृति में गर्म, विपाक में कटु होता है। यह कुष्ठ, त्वचा रोगों, व्रण, कण्डू, कृमि रोग, ज्वर, पामा, उष्ण वात, पक्षाघात, उपदंश, कुत्ते के विष पर, नेत्र रोगों में लाभप्रद होता है।

वैज्ञानिक मतानुसार कनेर के बीज की मज्जा में 57 प्रतिशत तेल होता है, जिसमें एक थिवेटिन नामक ग्लुकोसाइड पाया जाता है। जड़ में हृदय के लिए अत्यन्त विषैले नेरिओडोरेन और नेरिओडोरिन ग्लुकोसाइड्स पाए जाते हैं। अल्प मात्रा में मोम, नेरिन, उड़नशील तेल भी इसमें होते हैं।

हानिकारक प्रभाव

कनेर हृदय और श्वास की गति में अवरोध पैदा कर घातक प्रभाव दिखा सकता है, अतः इसके आंतरिक सेवन के प्रयोग में पूर्ण सावधानी रखना जरूरी है।

मात्रा

जड़ की छाल का चूर्ण 50 से 100 मिलीग्राम। टिंचर 10 से 15 बूंद।

उपलब्ध आयुर्वेदिक योग

करवीराद्य तेल।

विभिन्न रोगों में प्रयोग

घाव : कनेर के सूखे हुए पत्तों का चूर्ण घाव पर लगाने से वह शीघ्र भरेगा।

फोड़े-फुंसी : कनेर के लाल फूलों को पीसकर लेप तैयार करें और इसे फोड़े-फुंसी पर दिन में 2-3 बार नियमित लगाएं। वे शीघ्र ही ठीक हो जाएंगे।

दाद : कनेर की जड़ को सिरके में पीसकर दाद पर 2-3 बार नियमित रूप से लगाने से रोग दूर होगा।

खुजली : कनेर के पत्ते, जड़, फूल और तने को समभाग में लेकर 100 ग्राम की मात्रा 500 मिलीलीटर सरसों के तेल में पकाएं। जब तेल आधा बचा रह जाए, तो छानकर शीशी में भर लें। इसका प्रयोग करते रहने से सभी प्रकार की खुजली दूर होगी और अनेक प्रकार की त्वचा की बीमारियों में लाभ होगा।

कुत्ते के विष में : सफेद कनेर की जड़ की छाल का महीन चूर्ण 60 मिलीग्राम की मात्रा में 4 चम्मच दूध में मिलाकर दिन में दो बार एक हफ्ते तक पिलाएं।

कुष्ठ : कनेर के 100 ग्राम पत्तों को 2 लीटर पानी में उबालें। एक लीटर पानी बचने पर इसे छानकर एक बाल्टी पानी में मिलाकर नियमित रूप से कुछ माह नहाने और छने हुए पानी को दिन में एक बार 50 मिलीलीटर की मात्रा में नियमित पिलाने से कुष्ठ रोग में बहुत लाभ मिलेगा।

बवासीर : कनेर और नीम के पत्तों को बराबर की मात्रा में लेकर पीस लें। तैयार लेप को बवासीर के मस्सों पर 2-3 बार नियमित लगाएं।

नपुंसकता : सफेद कनेर की 10 ग्राम जड़ पीसकर 20 ग्राम वनस्पति घी में पकाएं। फिर ठंडा करके जमने पर इसे शिश्न पर सुबह-शाम मालिश करें।

अफीम की आदत : इसे छुड़ाने के लिए 100 मिलीग्राम की मात्रा में कनेर की जड़ का महीन 2 चम्मच चूर्ण दूध के साथ कुछ हफ्ते तक नियमित खिलाते रहने से अफीम की आदत छूट जाएगी।

कुष्ठ, पीठ का दर्द और शिश्न के नसों की कमजोरी : कनेर के 50 ग्राम ताजे फूलों को 100 ग्राम मीठे तेल में पीसकर, एक हफ्ते तक रख दें। फिर 200 ग्राम जैतून के तेल में मिलाकर कुष्ठ, सफेद दाग, पीठ का दर्द, बदन दर्द, शिश्न पर उभरी नसों की कमजोरी दूर करने के लिए 2-3 बार नियमित मालिश करें।

सर्प विष में : कनेर के एक-दो पत्ते पानी से धोकर चबाने को दें। दिन में 4-5 बार प्रयोग करने से वमन और दस्त लगकर विष निकल जाएगा।

50. काकड़ासींगी

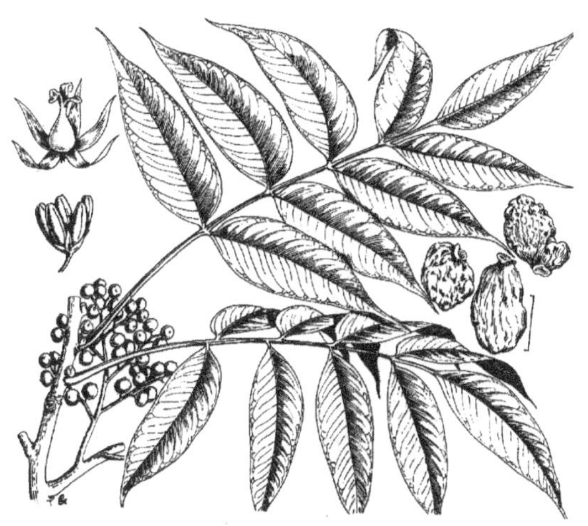

सामान्य परिचय

काकड़ासींगी का वृक्ष आसाम, कश्मीर, भूटान, नेपाल, बंगाल और हिमालय की निचली पहाड़ियों में पाया जाता है। इसका वृक्ष ऊंचाई में 25 से 40 फुट होता है, जिसकी छाल मटमैली, कालापन लिए होती है। छाल को काटने से सुगंधित स्राव निकलता है। इसके ज्यादातर पत्ते आमने-सामने युग्म में, 5 से 7 इंच लंबे होते हैं, जिनकी चौड़ाई 1 से 3 इंच होती है। नए कोमल पत्तों का रंग लाल होता है। पुष्प मंजरियों में लाल रंग के छोटे-छोटे लगते हैं। अप्रैल-जून में पुष्पों की बहार आती है और फल चिकने, गोल, एक चौथाई इंच व्यास के लगते हैं, जो पकने पर मटमैले रंग के हो जाते हैं। वृक्ष के पत्तों या पत्तों के वृंतों पर लंबे-लंबे शृंग के समान कृमिगृह (एफिस नामक कृमि द्वारा बनाए) लगे होते हैं, जिनका उपयोग चिकित्सा में किया जाता है। कृमिगृह कड़ा, सिकुड़ा हुआ 1 से 3 इंच लंबा और आधे से 2 इंच चौड़ा, अंदर से खोखला, शृंगाकार होता है। शृंगाकार रचना होने के कारण ही इसका नाम काकड़ासींगी या काकड़ा शृंगी पड़ा। शृंगाकार कृमिगृह (कोष) ही पंसारी की दुकान पर बेचे जाते हैं।

विभिन्न भाषाओं में नाम

संस्कृत कर्कटशृंगी। हिंदी काकड़ासींगी। मराठी काकड़ाशिंगी। गुजराती काकड़ा। बंगाली कांकड़ा शृंगी। अंग्रेज़ी स्टेवार्टेक्स ब्रांडिस (Stewartex Brandis)। लैटिन पिस्टेसिया इन्टेग्रिमा (Pistacia Integerrima)।

गुण

आयुर्वेदिक मतानुसार काकड़ासींगी रस में कषैला, तिक्त, गुण में लघु, रुक्ष, तासीर में गर्म, विपाक में कटु, कफ़ वातशामक, पौष्टिक, संकोचक, कृमिनाशक होता है। यह खांसी, श्वांस, पित्त, ज्वर, वमन, क्षय, रक्तविकार, प्यास, मूर्च्छा, अग्निमांद्य, अतिसार, हिचकी, अरुचि, दांत निकलने के समय की परेशानियां, रक्तरोधक होने से मसूड़ों से खून आने, सूजन दूर करने में गुणकारी है।

यूनानी चिकित्सकों के मतानुसार काकड़ासींगी दूसरे दर्जे का गर्म और तीसरे दर्जे का खुश्क होता है। कफ़ के उपद्रवों को दूर करने में यह उत्तम औषधि है। इससे बवासीर, खांसी, दमा, कै, खूनी दस्तों, वायु गोला, भूख न लगने में आराम मिलता है।

वैज्ञानिक मतानुसार काकड़ासींगी का रासायनिक विश्लेषण करने पर ज्ञात होता है कि इसके पत्ते में 16 प्रतिशत और फल में 8 प्रतिशत टैनिक होता है। जबकि इसमें 20 से 75 प्रतिशत टैनिन, 1.3 प्रतिशत उड़नशील तेल, 3.4 प्रतिशत स्फटकीय हाइड्रोकार्बन तथा 5 प्रतिशत राल पाया जाता है। उड़नशील तेल विशिष्ट गंध और स्वाद लिए पीले रंग का होता है। फेफड़ों की पीड़ा दूर करने में काकड़ासींगी को काफी प्रसिद्धि मिली है।

हानिकारक प्रभाव

काकड़ासींगी का अधिक मात्रा में किया गया सेवन गुर्दे, आमाशय और यकृत के लिए हानिकारक होता है।

मात्रा

शृंगाकार कोष 1 से 3 ग्राम।

उपलब्ध आयुर्वेदिक योग

बालचातुर्भद्र चूर्ण, शृंग्यादि चूर्ण, कर्कटादि चूर्ण आदि।

विभिन्न रोगों में प्रयोग

दमा : काकड़ासींगी कोष और कायफल का चूर्ण समभाग मिलाकर एक चम्मच की मात्रा में दो बार शहद के साथ सेवन कराएं।

सूजन : काकड़ासींगी कोष को गाय के मूत्र के साथ पीसकर तैयार लेप को सूजन वाले अंग पर लगाएं।

मंदाग्नि : पिप्पली के चूर्ण को काकड़ासींगी कोष चूर्ण में बराबर की मात्रा में मिलाकर शहद के साथ सुबह-शाम भोजन के आधा घंटा पूर्व सेवन करें।

मसूड़ों से रक्त आने पर : काकड़ासींगी कोष के काढ़े से नियमित रूप से गरारे करें।

वमन : नागरमोथा और काकड़ासींगी कोष का चूर्ण समभाग में मिलाकर एक चम्मच की मात्रा में शहद के साथ खिलाएं।

अतिसार : बेलगिरी का चूर्ण और काकड़ासींगी कोष का चूर्ण बराबर की मात्रा में मिलाकर एक-एक चम्मच दिन में 3 बार दें, लाभ होगा।

चोट, घाव से रक्तस्राव : काकड़ासींगी कोष का बारीक चूर्ण लगाकर बांधें। इससे रक्तस्राव रुक जाएगा और घाव जल्द ठीक हो जाएगा।

खांसी : आधा चम्मच काकड़ासींगी कोष का चूर्ण शहद के साथ दिन में 2 बार देने से खांसी में आराम मिलता है। बच्चों को एक चौथाई चम्मच की मात्रा में दें।

प्रवाहिका : दही के साथ आधा चम्मच काकड़ासींगी कोष का चूर्ण दिन में 3-4 बार सेवन कराने से रोग में शीघ्र लाभ होता है।

वातश्लेष्मिक ज्वर : काकड़ासींगी कोष का आधा चम्मच चूर्ण, 2-2 लौंग और काली मिर्च, 10 तुलसी के पत्ते और आधा चम्मच अदरक का रस। सबको मिलाकर सुबह-शाम सेवन कराने से ज्वर दूर होगा।

नपुंसकता : आधा चम्मच काकड़ासींगी कोष का महीन चूर्ण एक कप दूध के साथ सुबह-शाम सेवन कराते रहने से कुछ हफ्ते में पूर्ण लाभ मिलेगा।

51. कुचला

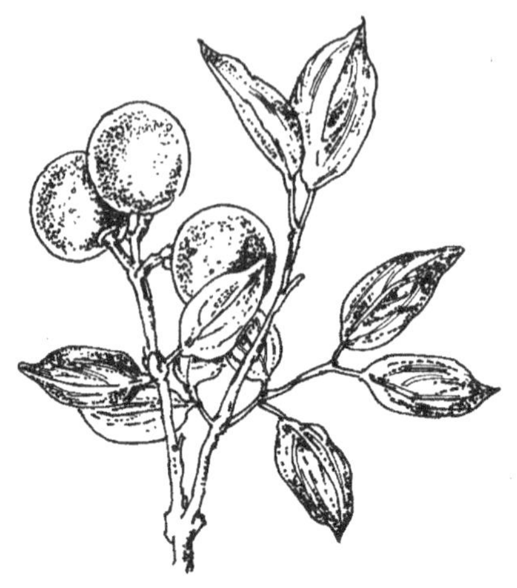

सामान्य परिचय

कुचला के वृक्ष भारत के उष्ण प्रदेशों के जंगलों में पाए जाते हैं। इसका वृक्ष 40 से 60 फुट ऊंचा, तना कुछ टेढ़ा और मोटा तथा छाल चिकनी, पतली और राख के रंग की मटमैली होती है। पत्ते लट्वाकार 3 से 5 इंच लंबे, डेढ़ से 3 इंच चौड़े, चमकदार, चिकने, 5 शिराओं वाले होते हैं। पुष्प हरापन लिए सफेद रंग के, हलदी की गंध लिए, फरवरी से अप्रैल तक लगते हैं। फल कड़क, मजबूत आवरण लिए डेढ़ इंच व्यास के, गोलाकार, नारंगी रंग के होते हैं। फल का गूदा सफेद रंग का 2 से 5 चपटे बीजों से युक्त होता है। बीज गोल, चपटे, मोटे बटन की तरह कड़क, सफेद, मटमैले व चमकदार रोमों से युक्त होते हैं। बीज के अंदर की छोटी-सी जीभी उपयोग से पूर्व निकाल दी जाती है, क्योंकि यह विषैली होती है। फल दिसंबर-जनवरी में पकते हैं।

विभिन्न भाषाओं में नाम

संस्कृत कुपीलु। हिंदी कुचला। मराठी काजरा। गुजराती झेरक्रोचला। बंगाली कुचले। अंग्रेज़ी नक्सवोमिका (Nuxuomica) लैटिन स्ट्रिकनोस नक्सवोमिका (Strychnos Nuxvomica)।

गुण

आयुर्वेदिक मतानुसार कुचला गुण में लघु, तीक्ष्ण, रुक्ष, रस में कटु, तिक्त, तासीर में गर्म, विपाक में कटु, उत्तम दीपन, कफ़, वातनाशक होता है। यह अनिद्रा, पक्षाघात, नाड़ीशूल, साईटिका, अग्निमांद्य, बवासीर, कृमिनाशक, उदरशूल, ज्वर, बिस्तर में पेशाब करना, मधुमेह, शीघ्रपतन, नपुंसकता, खुजली, कुष्ठ, अतिस्वेद आना, संधिवात, आमवातशूल, वेदनाहर, पथरी, कटिशूल, कुत्ते के विष पर गुणकारी है।

यूनानी चिकित्सा पद्धति मतानुसार कुचला बहुत गर्म और खुश्क होता है। स्नायु जाल से संबंधित समस्त बीमारियों में यह एक उत्तम औषधि है। चेहरे के कालेपन, झाईं, दाद और तर खुजली में इसका लेप लाभप्रद होता है। पेशाब और मासिकधर्म के कष्टों को भी यह दूर करता है। पथरी को तोड़कर बाहर निकालने का गुण भी इसमें होता है।

वैज्ञानिक मतानुसार कुचला का रासायनिक विश्लेषण करने पर ज्ञात होता है कि इसमें 2.6 से 5 प्रतिशत तक कुल एल्कोलाइड्स होते हैं, जिनमें 1.25 से 1.5 प्रतिशत स्ट्रिकनीन और ब्रुसीन 1.7 प्रतिशत होता है। इसके अलावा कुछ और एल्कोलाइड्स, प्रोटीन 11 प्रतिशत, स्टॉर्च, गोंद, शर्करा 6 प्रतिशत, मोम, भस्म 2 प्रतिशत आदि भी पाए जाते हैं। इसके तने और पत्तियों में ब्रुसीन कम और ताजी छाल में सबसे अधिक 3.1 प्रतिशत तक पाया जाता है, जबकि बीजों में केवल स्ट्रिकनीन होता है। एलोपैथी और होमियोपैथी चिकित्सा पद्धतियों में भी इसका उपयोग व्यापक रूप में औषधि के रूप में किया जाता है। यह केंद्रीय नाड़ी संस्थान मेडुला पर प्रभावशाली असर कर शरीर की अनेक महत्त्वपूर्ण क्रियाओं के संचालन में महत्त्वपूर्ण योगदान देता है। इससे रक्त वाहिनियों की क्रिया सुधर कर रक्त दाब बढ़ता है। जननेन्द्रियों में उत्तेजना पहुंचाने में भी यह बहुत गुणकारी है।

हानिकारक प्रभाव

अमृत तुल्य लाभकारी यह औषधि आवश्यकता से अधिक मात्रा में सेवन करने से घबराहट, शारीरिक अंगों में ऐंठन और पीड़ा, जकड़ना, नाड़ी की गति अनियमित होना, श्वास लेने में तकलीफ होना, वमन, अतिसार होना, टिटेनस रोग के लक्षण पैदा होना, श्वास अवरोध होकर मृत्यु तक हो सकती है। अतः इसका सेवन सावधानी पूर्वक करना चाहिए। दुष्प्रभावों को दूर करने के लिए गोदुग्ध में घी और मिसरी मिलाकर सेवन कराएं। पूर्व में वमन करा लें।

बीजों का शुद्धीकरण

बीजों का उपयोग करने से पहले उनका शुद्धीकरण कर लेने से उसके विषाक्त गुण नष्ट हो जाते हैं। बीजों को गोमूत्र में एक हफ्ते के लिए डुबोकर रखें, रोज मूत्र बदलते रहें। फिर छिलका निकाल कर दूध में काफी उबालें। या फिर गर्म तवे पर थोड़ा-सा घी डालकर, धीमी आंच पर छिलके कुछ लाल होने तक बीजों को सेंकें। इनके छिलके दूर कर, भीतरी मज्जा को कूटकर पीस लें और शीशी में भर लें। बिना शुद्ध किए बीजों का उपयोग करने से भी हानिकारक प्रभाव देखने को मिल सकते हैं।

मात्रा

60 से 250 मिलीग्राम बीज मज्जा का चूर्ण।

उपलब्ध आयुर्वेदिक योग

लक्ष्मीविलास रस, अग्नि तुण्डी वटी, नवजीवन रस, शूलनिर्मूलन रस, कृमिमुगदर रस, विषतिन्दुकादि वटी, विषतिंदुक तेल।

विभिन्न रोगों में प्रयोग

कुत्ते के काटने पर : पुरुष के पेशाब में बीज की मज्जा पीसकर काटे गए स्थान पर लगाएं।

जीभ का दर्द : बीज मज्जा का चूर्ण शहद या मलाई में मिलाकर जीभ पर मलें।

प्रसव कष्ट : कुचला की मज्जा को पानी में घिसकर नाभि पर लगाएं।

अनिद्रा : एक चम्मच पिप्पलीजड़ के चूर्ण में 100 मिलीग्राम बीज मज्जा मिलाकर सेवन करें।

सर्प विष : 100 मिलीग्राम बीज मज्जा, 4 काली मिर्च के चूर्ण में मिलाकर खिलाएं।

नपुंसकता : एक चम्मच विदारीचूर्ण के साथ 100 मिलीग्राम बीज मज्जा का चूर्ण 2 बार लें।

बवासीर : अफीम और कुचला को समभाग में लेकर पानी में घिसकर मस्सों पर लगाएं।

आमवात : कुचला बीज मज्जा को पानी में पीसकर दर्द वाले भागों पर लेप करें।

कंपवात : आधा-आधा चम्मच अजवायन और सोंठ का चूर्ण तथा कुचला बीज मज्जा का 100 मिलीग्राम चूर्ण मिलाकर सुबह-शाम सेवन करें, इससे कष्ट में लाभ होगा।

52. कुटज

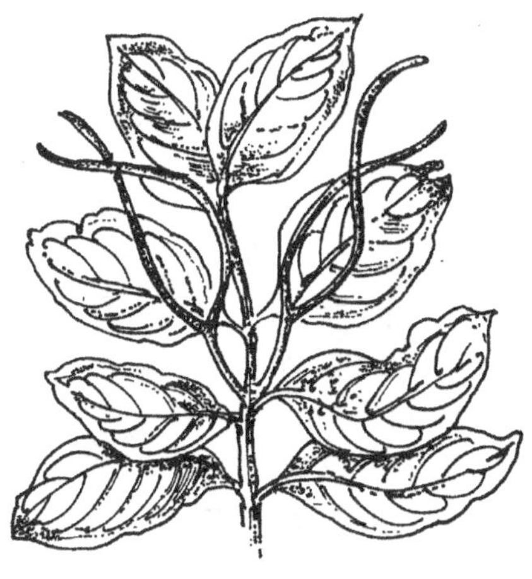

सामान्य परिचय

कुटज समस्त भारत के पहाड़ी क्षेत्रों में पाया जाता है, लेकिन हिमालय की तराई क्षेत्र में अधिकता में मिलता है। इसका वृक्ष 12 से 20 फुट ऊंचा और बहुवर्षीय होता है। तना अनेक शाखाओं से युक्त गोल, सफेद आभा लिए, कमजोर होता है। छाल एक चौथाई इंच मोटी, दानेदार उभारों के कारण खुरदरी और भूरे रंग की होती है। पत्ते एक दूसरे के सामने 6 से 12 इंच लंबे और 2 से 5 इंच चौड़े, अंडाकार, सिरे से नुकीले, चिकने, 10 से 14 जोड़ी उभरी हुई शिराएं लिए होते हैं। पुष्प चमेली के फूलों की तरह हलकी सुगंध लिए सफेद रंग के लगते हैं। फलियां एक साथ दो लगती हैं, जो 8 से 16 इंच लंबी, आधे इंच से कम व्यास की, कुछ टेढ़े आकार की लगती हैं, जिन पर सफेद रंग के दाग नजर आते हैं। इसमें जौ (यव) के समान मटमैले, भूरे रंग के बीज लगते हैं, जिन पर रोम पाए जाते हैं। इसीलिए इसे इन्द्रयव भी कहा जाता है। इनका स्वाद कड़वा होता है। वृक्ष पर पुष्प की बहार वर्षा ऋतु में और फल की बहार शीतऋतु में आती है। रंगभेद से कुटज दो प्रकार का होता है, श्वेत और कृष्ण कुटज। श्वेत कुटज की छाल और बीज का स्वाद अत्यन्त कटु और तीक्ष्ण होता है, जबकि कृष्ण कुटज स्वाद रहित होते हैं। अतः इन्हें मधुर कहा जाता है।

विभिन्न भाषाओं में नाम

संस्कृत कुटज, इन्द्रयव। हिंदी कूड़ा, कुरैया। मराठी कुड़ा। गुजराती कुड़ो। बंगाली कुरची। अंग्रेजी कुर्ची (Kurchi)। लैटिन होलेरिना एण्टीडिसेन्ट्रिका (Holarrhena Antidysenterica)।

गुण

आयुर्वेदिक मतानुसार कुटज गुण में लघु, रुक्ष, रस में कटु, तिक्त, तासीर में शीतल, विपाक में कटु, कफ़-पित्त शामक, वातवर्द्धक, बीज त्रिदोष नाशक और ग्राही होती है। यह रक्तपित्त, प्रदर, अतिसार, बवासीर, ज्वर, रक्तातिसार, संग्रहणी, प्रवाहिका, पित्तातिसार, गुर्दे का दर्द, दंत रोग, कृमि रोग, कामला में गुणकारी है।

यूनानी चिकित्सा पद्धति के मतानुसार कुटज दूसरे दर्जे की गरम और खुश्क होती है। यह रक्तस्राव को रोकने वाली, घाव भरने वाली, सिर दर्द दूर करने वाली, मसूड़ों के लिए हितकर, पौष्टिक, कटिवात, पेशाब की तकलीफ, दूध वृद्धि करने वाली, ऋतुस्राव को नियमित करने वाली होती है।

वैज्ञानिक मतानुसार कुटज का रासायनिक विश्लेषण करने पर ज्ञात होता है कि इसकी छाल में कोनेसिन (Conessin) के अलावा 17 अन्य प्रकार के अल्केलायड्स पाए जाते हैं, जिनका प्रतिशत 0.22 से 4.2 तक पाया जाता है। वृक्ष की आयु और तने की मोटाई के परिवर्तन से अल्कलाइड्स के प्रतिशत पर भी असर पड़ता है। इसके अलावा 1.44 प्रतिशत टैनिन, 9.56 प्रतिशत गोंद और 0.2 प्रतिशत राल भी पाया जाता है। बीजों से 19.30 प्रतिशत एक तेज गंध वाला तेल मिलता है। कुटज रक्तातिसार और प्रवाहिका की एक उत्तम औषधि है। मलेरिया, गुर्दे के दर्द, श्वास, भूख बढ़ाने में भी अतिगुणकारी है। प्रसव के बाद योनि को दृढ़ करने के लिए इसका उपयोग लाभप्रद होता है।

हानिकारक प्रभाव

कुटज का अधिक मात्रा में किया गया सेवन दुर्बलता, मूर्च्छा, भ्रम, मुखशोथ, नपुंसकता, कब्ज़, हृदय पीड़ा, ग्लानि, पक्षाघात जैसे लक्षण पैदा कर सकते हैं। प्रयोग बंद कर देने से ये धीरे-धीरे दूर हो जाते हैं।

मात्रा

छाल का चूर्ण 3 से 6 ग्राम। बीज का चूर्ण 1 से 3 ग्राम। काढ़ा 20 से 30 मिलीलीटर।

उपलब्ध आयुर्वेदिक योग

कुटजादि चूर्ण, कुटजादि वटी, कुटजारिष्ट, कुटजावलेह।

विभिन्न रोगों में प्रयोग

सफेद दाग, कुष्ठ : कुटज के बीजों को गोमूत्र में पीसकर दागों पर रोजाना लगाएं।

दंत रोग : कुटज की छाल और बीजों का चूर्ण समभाग लेकर पीस लें, नित्य इससे मंजन करने से दांत का दर्द और रक्तस्राव ठीक होगा।

रक्तातिसार : 500 मिलीलीटर पानी में कुटज की छाल 20 ग्राम और इतनी ही मात्रा में अनार के छिलके डालकर पकाएं। जब पानी 200 मि.ली. रह जाए, तब छानकर 50 मिलीलीटर की एक मात्रा 10 मिलीलीटर शहद के साथ सुबह-शाम दें।

योनि शिथिलता : कुटज की छाल का चूर्ण आधा चम्मच की मात्रा में सुबह-शाम खिलाएं और छाल के काढ़े से योनि में सोते समय डूश करें। इच्छित लाभ होगा।

खूनी बवासीर : दूध में कुटज के बीजों को डालकर काढ़ा तैयार करें और 2-2 चम्मच की मात्रा में दिन में 3 बार सेवन कराएं। कष्ट शीघ्र दूर होगा।

कृमि रोग में : कुटज के बीजों का चूर्ण आधा चम्मच रोजाना सोते समय खिलाएं।

ज्वर : बीजों का चूर्ण और खस की जड़ का चूर्ण समभाग मिलाकर इसमें से 10 ग्राम की मात्रा एक गिलास पानी में उबालें। आधा बची रहने पर छानकर 2-2 चम्मच की मात्रा में 3 बार पिलाने से तेज ज्वर शांत हो जाता है।

अतिसार : कुटज की छाल का चूर्ण आधा चम्मच की मात्रा में दही के साथ 3 बार दें।

पथरी : छाल का आधा चम्मच चूर्ण तक्र के साथ कुछ हफ्ते नियमित रूप से 2 बार लें।

लू लगने पर : कुटज की छाल का चूर्ण आधा चम्मच की मात्रा में एक कप दूध के साथ 2-3 बार सेवन कराएं।

53. कुलंजन

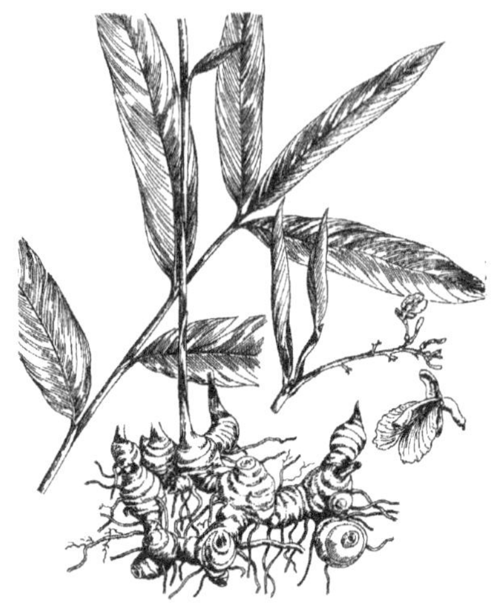

सामान्य परिचय

कुलंजन की खेती दक्षिण-पश्चिम भारत में की जाती है। इसका पौधा 6-7 फुट ऊंचा और तना पत्रमय होता है। पत्ते लंबाई में 1-2 फुट और चौड़ाई में 4-6 इंच, नोकीले, हरे और चिकने होते हैं। पत्ते की निचली सतह रोएंदार होती है। पुष्प छोटे-छोटे, कुछ मुड़े हुए, हरापन लिए, सफेद, एक-डेढ़ फुट लंबी पुष्पमंजरी पर गुच्छों में लगते हैं। फल लाल रंग के गोलाकार, नीबू के समान होते हैं। बीज सुगंधित, हलके भूरे रंग के, चपटे, 3-6 की मात्रा में प्रत्येक फल से निकलते हैं। ग्रीष्म ऋतु में पुष्पों की बहार आती है। जड़ सुगंधित, आलू के समान कंदमय और बहुवर्षीय होती है। जड़ के छोटे-छोटे टुकड़े, जो बाहर से लाल रंग के और अंदर से पीले रंग के होते हैं, वे ही बिकते हैं। कंदरूपी जड़ ही औषधि के काम आती है।

विभिन्न भाषाओं में नाम

संस्कृत मलयवचा। हिंदी कुलंजन। मराठी कोष्ठ कोलिंजन। गुजराती कुलिंजन। बंगाली कुलींजन। अंग्रेज़ी ग्रेटर गैलंगल (Greater Galangal)। लैटिन ऐल्पिनिया गलंगा (Alpinia Galanga)।

गुण

आयुर्वेदिक मतानुसार कुलंजन रस में कटु, गुण में लघु, रुक्ष, तीक्ष्ण, तासीर में गर्म, विपाक में कटु, कफ़-वातशामक होता है। यह खांसी, श्वास, स्वर विकार, हकलाहट, नाड़ी दुर्बलता, वात रोग, उदरशूल, मंदाग्नि, अरुचि, मुख की दुर्गंध, बहुमूत्र, प्रमेह, नपुंसकता, सिर-दर्द आदि में गुणकारी है।

यूनानी चिकित्सा पद्धति के अनुसार कुलंजन तीव्र गंधयुक्त और जायकेदार होती है। स्नायुमंडल की कमजोरी, मंदाग्नि और नपुंसकता की यह एक श्रेष्ठ औषधि है। यह कफ़ निस्सारक, अग्निवर्द्धक, कामोद्दीपक भी होती है। कमर दर्द, सिर दर्द, छाती के रोग, गले के दर्द, मूत्र रोग में भी गुणकारी है।

वैज्ञानिक मतानुसार कुलंजन का रासायनिक विश्लेषण करने पर ज्ञात होता है कि इसके कंद में एलपिनिन, गेलंगिन और केम्फेराइड नामक तत्त्व मुख्य रूप से पाए जाते हैं। तने में पाए जाने वाले सुगंधित तथा उड़नशील तेल में कर्पूर, सिनिओल, डी-पाइनिन और मेथिल सिनेमेंट अल्प मात्रा में मिलते हैं। इन तत्त्वों के प्रभाव से श्वसन संस्थान उत्तेजित होता है, मूत्र की रुकावट भी दूर हो जाती है।

हानिकारक प्रभाव

कुलंजन का आवश्यकता से अधिक मात्रा में सेवन करने से मूत्रावरोध होने लगता है।

मात्रा

कंदरूपी जड़ का चूर्ण 1 से 3 ग्राम।

उपलब्ध आयुर्वेदिक योग

कुलंजनादि क्वाथ, कुलंजनादि वटी, कुलंजनादि चूर्ण।

विभिन्न रोगों में प्रयोग

खांसी : कुलंजन की जड़ का चूर्ण और अदरक का रस आधा-आधा चम्मच की मात्रा में मिलाकर सुबह-शाम चटाने से खांसी दूर होती है।

अधिक छींकें आना : कुलंजन का पीसा चूर्ण कपड़े की पोटली में बांधकर बार-बार सूंघते रहने से अधिक छींकें आने की बीमारी दूर होगी।

मूत्रावरोध : जड़ का चूर्ण 3 ग्राम नारियल के पानी के साथ सुबह-शाम सेवन करें।

मुंहासे, झाईं : जड़ पानी में घिसकर दिन में 2-3 बार चेहरे पर लगाएं।

बच्चों के अतिसार में : जड़ की गांठ को पत्थर पर छाछ के साथ घिसकर थोड़ा-सा

हींग मिलाकर, हलका गरम करके बच्चों को आधा चम्मच चटाने से अतिसार में लाभ होगा।

नपुंसकता : कुलंजन की जड़ की डली चूसते रहने और एक कप दूध में आधा चम्मच जड़ का चूर्ण मिलाकर नियमित रूप से सुबह-शाम सेवन करने से रोग में लाभ मिलता है।

हकलाहट : कुलंजन, बच, ब्राह्मी और शंखपुष्पी का चूर्ण समभाग में मिलाकर एक चम्मच की मात्रा में सुबह-शाम सेवन करते रहने से कुछ हफ्ते में हकलाट में आराम मिलता है।

आवाज बैठने पर : मुलेठी, कुलंजन, अकरकरा और सेंधानमक समभाग मिलाकर चूर्ण बना लें। चूर्ण जबान पर रगड़कर निगल लें।

दंतशूल में : कुलंजन की जड़ का महीन चूर्ण मंजन की तरह इस्तेमाल करें।

जोड़ों के दर्द में : कुलंजन और सोंठ का चूर्ण बराबर की मात्रा में मिलाकर एरण्ड के तेल में फेंट लें। पीड़ित अंग पर इसका लेप मालिश करके लगाएं।

मुख की दुर्गंध : कुलंजन की जड़ का चूर्ण चुटकी भर बार-बार चूसते रहने से मुख की दुर्गंध दूर होगी।

सिर दर्द : कुलंजन की जड़ का पिसा महीन चूर्ण बार-बार पोटली में बांधकर सूंघते रहने से सिर दर्द में आराम मिलेगा।

बहुमूत्र : कुलंजन और सोंठ का समभाग चूर्ण मधु में एक चम्मच की मात्रा में मिलाकर, सुबह-शाम सेवन करने से रोग में लाभ मिलेगा।

54. खस

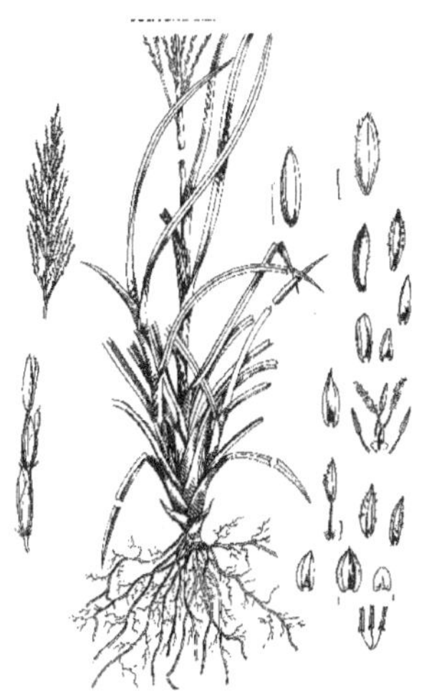

सामान्य परिचय

खस का पौधा दक्षिण भारत, राजस्थान, पश्चिम बंगाल में नदियों, झीलों के आसपास ज्यादा पैदा होता है। यों तो सभी प्रांतों में पानी वाली जमीन, तालाब, नदी, झरने के किनारे अपने आप उग आता है। इसके पौधे इकट्ठे समूह में कुश की तरह बहुवर्षीय होते हैं। खस गांडर (वीरण, सींक) नामक घास की जड़ को कहते हैं। इस घास का पौधा 5-6 फुट ऊंचा और सरकंडे की पत्तियों के समान पत्तीदार होता है। पत्ते 1 से 2 फुट लंबे और 3 इंच तक चौड़े होते हैं। ये सीधे, ऊपर की ओर चिकने और भीतर की ओर रोमदार होते हैं। तना सुगंधित और 2 से 5 फुट ऊंचा होता है। पुष्प हरे, पीले-लाल मिश्रित रंग में 4 से 12 इंच लंबे पुष्पदण्ड पर लगते हैं। पुष्पों की बहार वर्षा ऋतु में आती है, जिसके पश्चात् फल आते हैं। जड़ें पतली-पतली मोटे धागे की तरह जमीन में 2 फुट से भी अधिक गहराई तक जाती हैं। जड़ का रंग पीलापन लिए भूरा होता है। जड़ से छोटे-छोटे अनेक रोम लगे होते हैं। गीली जड़ से अधिक और सूखी जड़ से कम मनमोहक गंध निकलती रहती है। गर्मी के दिनों में खस का सर्वाधिक इस्तेमाल खिड़की, दरवाजों को ढकने के लिए किया जाता है। इन पर पानी छिड़कते रहने से गर्मी शांत होती है और वातावरण सुगंधित बनता है। इसके अलावा जड़ों से इत्र, तेल भी बनाया जाता है। औषधि के रूप में इसमें अनेक गुण भी पाए जाते हैं।

विभिन्न भाषाओं में नाम

संस्कृत उशीर। हिंदी खस। मराठी कालावाला। गुजराती कालाबालो। बंगाली बेना घास। अंग्रेजी खसखस ग्रास (Khas-Khas Grass)। लैटिन वेटीवेरिया जीजानीआइडिस (Vetiveria Zizanioides)।

गुण

आयुर्वेदिक मतानुसार खस रस में मधुर, तिक्त, गुण में लघु, रुक्ष, तासीर में शीतल, विपाक में कटु, शारीरिक दाह व तृष्णा नाशक, थकावट, पित्तनाशक, दीपन, मूत्र पैदा करने वाली, पाचक, विष दूर करने वाली होती है। यह ज्वर, वमन, रक्त विकार, अतिसार, त्वचा रोग, बालकों के रोग, हृदय शूल, शुक्राल्पता आदि में गुणकारी है।

यूनानी चिकित्सकों के मतानुसार खस शीतल होने के कारण दिमाग को ठंडक पहुंचाती है। जो व्यक्ति दिमागी गर्मी बढ़ जाने से पगला जाते हैं, उनके लिए बहुत लाभप्रद है। गर्मी के दिनों में सेवन किया इसका शरबत प्यास की अधिकता को शांत करता है। इसके अलावा स्वप्नदोष, सिर दर्द और रक्त की खराबी से उत्पन्न रोगों में भी यह लाभप्रद होता है।

वैज्ञानिक मतानुसार खस का रासायनिक विश्लेषण करने पर ज्ञात होता है कि इसमें एक उड़नशील तेल, लौह आक्साइड, स्वतंत्र अम्ल, राल, चूने का लवण, रंगद्रव होते हैं। यह सूतिका ज्वर की एक उत्तम औषधि है। दिल के दर्द को शांत कर ऋतुस्राव को नियमित करना भी इसका विशेष गुण है।

मात्रा

जड़ का चूर्ण 2 से 6 ग्राम। अर्क 10 से 40 मिलीलीटर।

उपलब्ध आयुर्वेदिक योग

उशीरादि तेल, उशीरासव, उशीरादि चूर्ण, उशीरादि क्वाथ, उशीर शरबत।

विभिन्न रोगों में प्रयोग

पसीने की अधिकता : खस की जड़, कमल के पत्ते और लोध्र की छाल को समभाग लेकर पीस लें। इसे शरीर पर मलने से गर्मी के दिनों में उत्पन्न पसीने की अधिकता कम होगी।

दाह : सफेद चंदन और खस की जड़ को समान मात्रा में लेकर जल में पीस लें। तैयार लेप को दाह और जलन पर लगाने से आराम मिलेगा।

पेशाब की जलन, रुकावट : खस की जड़ का चूर्ण एक चम्मच की मात्रा में 3 बार पानी से सेवन कराने पर पेशाब की जलन, रुकावट दूर होगी।

ज्वर : खस की जड़ का काढ़ा 4-4 चम्मच की मात्रा में 3 बार पिलाने से ज्वर पसीना आकर उतर जाएगा और ज्वर से उत्पन्न प्यास की अधिकता, दाह में आराम मिलेगा।

हृत्शूल : पिप्पली चूर्ण और खस की जड़ का चूर्ण समभाग मिलाकर एक चम्मच की मात्रा में शहद के साथ देने से हृदय शूल में लाभ मिलता है।

शुक्राणुओं की कमी : खस की जड़, तालमखाना और सफेद चंदन का चूर्ण बराबर की मात्रा में मिलाकर एक-एक चम्मच, एक कप दूध के साथ सुबह-शाम नियमित 4-6 हफ्ते सेवन करने से शुक्राल्पता दूर होकर वीर्य बढ़ेगा।

बालकों का अतिसार : खस का चूर्ण मिस्री के साथ समभाग लेकर पीस लें। आधा चम्मच की मात्रा में 3 बार सेवन कराने से दस्त में लाभ होगा।

खसरा : खस की जड़ को पानी में पीसकर लेप बनाएं और शरीर पर लगाएं।

खुजली : खस, चंदन और हलदी समान मात्रा में मिलाकर पीस लें और गुलाब जल में पीसकर लेप बनाएं। खुजली वाले अंगों पर सुबह-शाम लगाएं।

खून की खराबी, सिर दर्द, स्वप्नदोष में : खस की जड़ के चूर्ण में समभाग मिसरी मिलाकर एक चम्मच की मात्रा में दूध से कुछ दिन नियमित सेवन करें।

55. गुड़हल

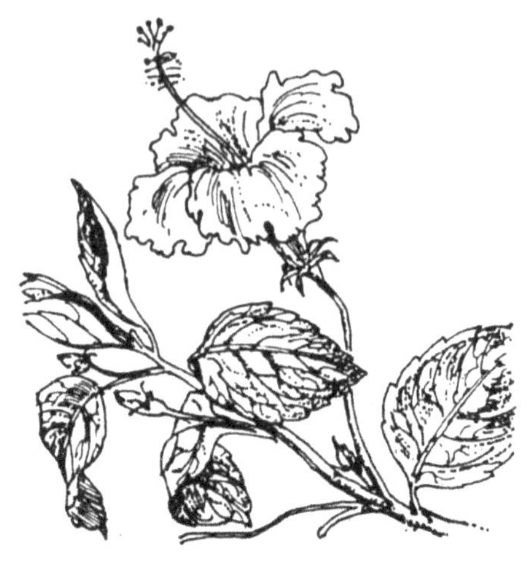

सामान्य परिचय

सारे भारत में गुड़हल का पौधा बाग-बगीचों, घर के गमलों, क्यारियों और मंदिर के बगीचे में फूलों की सुंदरता के कारण लगाया जाता है, लेकिन इसके औषधीय गुणों का ज्ञान बहुत कम लोगों को होता है। इसका पौधा आमतौर पर 5 से 9 फुट ऊंचा होता है, जो सदा हराभरा रहता है। इसके पत्ते 3 सेंटीमीटर लंबे व 2 सेंटीमीटर चौड़े, चिकने, चमकीले, अंडाकार, कंगूरेदार होते हैं। फूल गहरे लाल व केशरिया रंग के 4 से 6 इंच व्यास के घंटाकार होते हैं, जिनमें बीच से पुंकेसर बाहर निकला अलग से दिखता है। अनेक बीजों से युक्त फली गोलाकार होती है। औषधि प्रयोग में इसका फूल ही मुख्य रूप से काम आता है।

विभिन्न भाषाओं में नाम

संस्कृत–जपा। हिंदी–गुड़हल। मराठी–जासवन्द। गुजराती–जासुंद। बंगाली–जवाफुलेरगाछ। अंग्रेजी–शू फ्लावर (Shoe Flower)। लैटिन–हिबिस्कस रोजासिनेंसिस (Hibiscus Rosasinensis)।

गुण

आयुर्वेदिक मतानुसार गुड़हल रस में मधुर, कषाय, गुण में लघु, स्निग्ध, प्रकृति में शीतल, विपाक में कटु, कफ़ और वातशामक होता है। यह केशों के लिए हितकारी, गर्भस्थ शिशु को पुष्ट करने वाला, शरीर व पेशाब की जलन मिटानेवाला,

संकोचक, सूजन दूर करने वाला, सूजाक में, हृदय, मस्तिष्क की दुर्बलता हरने वाला, प्रदर रोग में, स्वप्नदोष, सर्दी, रक्त प्रदर में गुणकारी है।

वैज्ञानिक मतानुसार गुड़हल के पुष्प में लौह, फास्फोरस, कैल्शियम, राइबोफ्लेविन, थियामिन, नियासिन व विटामिन सी अल्प मात्रा में होता है। इसके पत्तों में थोड़ी मात्रा में केरोटीन पाया जाता है।

मात्रा

पुष्प चूर्ण 3 से 6 ग्राम, रस 10 से 20 मिलीलीटर, पिसी हुई लुगदी 3 से 6 ग्राम।

उपलब्ध आयुर्वेदिक योग

जपाकुसुम तेल अथवा जवाकुसुम तेल।

विभिन्न रोगों में प्रयोग

प्रदर : 8-10 फूलों की कलियों को घी में सेंककर एक चम्मच मिसरी और एक कप दूध के साथ रोजाना सेवन करने से रोग कुछ हफ्ते में दूर हो जाता है।

सर्दी-जुकाम : 4-5 गुड़हल के फूल इतनी ही काली मिर्च के साथ चबाकर सेवन करने से कुछ ही दिनों में पूरा आराम मिलता है।

गंजापन : गुड़हल के फूलों को गाय के मूत्र में पीसकर लेप बनाएं। इससे रोजाना सोते समय गंजे सिर पर मलें। कुछ हफ्तों के नियमित प्रयोग से सिर का गंजापन दूर होगा और बाल उग आते हैं।

बालों के पोषण के लिए : गुड़हल के पत्तों को पीसकर बनी लुगदी को बालों की जड़ों में नहाने से 2 घंटे पूर्व मालिश कर के लगाएं। फिर नहाकर साफ कर लें। इस प्रयोग को नियमित रूप से करते रहने से न केवल बालों को पोषण मिलेगा, बल्कि सिर में शीतलता का भी अनुभव होगा।

बाल लंबे, घने और स्वस्थ बनाए रखने के लिए : गुड़हल के पत्ते और फूलों को बराबर की मात्रा में लेकर पीसें और बने लेप को सोते समय बालों में मलकर लगाएं और सुबह धो लें। नियमित रूप से किए गए इस उपाय से बाल स्वस्थ बने रहेंगे।

बाल चमकीले, लंबे करने के लिए : ताजे फूलों के रस में जैतून का तेल बराबर की मात्रा में मिलाकर आग पर पका लें। जल का अंश उड़ जाने पर शीशी में भर लें। रोजाना नहाने के बाद बालों में मल-मलकर जड़ों तक लगाएं। इससे वे चमकीले होकर लंबे हो जाएंगे।

सूजाक रोग में : 2 फूल और एक बताशा दिन में 2 बार एक हफ्ते तक नियमित रूप से खाने पर सूजाक में बहुत लाभ मिलेगा।

हृदय दौर्बल्यता : 8-10 फूलों का रस एक चम्मच मिसरी के साथ नियमित रूप से एक बार सेवन करते रहने से हृदय की दुर्बलता दूर होती है।

सूजन व दर्द : गुड़हल के पत्तों को पानी के साथ पीसकर लेप तैयार करें। इसे सूजन पर गाढ़ा लगाएं। सूजन और दर्द में आराम मिलेगा।

यौन शक्ति व स्मरण शक्तिवर्द्धक : गुड़हल के पत्तों और फूलों को सुखाकर बराबर की मात्रा में मिलाएं। फिर पीसकर एक शीशी में भर लें। एक चम्मच की मात्रा में सुबह-शाम एक कप मीठे दूध के साथ नियमित रूप से पीते रहने से यौन शक्ति और स्मरण शक्ति बढ़ेगी।

रक्त की कमी : गुड़हल के सूखे फूलों का चूर्ण एक-एक चम्मच की मात्रा में एक कप दूध के साथ सुबह-शाम नियमित रूप से सेवन करते रहने से कुछ माह में रक्त की कमी दूर होकर शारीरिक स्फूर्ति, बल वृद्धि होती है।

मुंह के छाले : गुड़हल की जड़ को साफ कर पानी से अच्छी तरह धो लें। फिर इसे एक इंच टुकड़ों में काटकर रख लें। दिन में 3-4 बार एक-एक टुकड़ा चबाकर राल थूकते जाएं। एक दो दिन में ही छालों में आराम मिलेगा।

56. चमेली

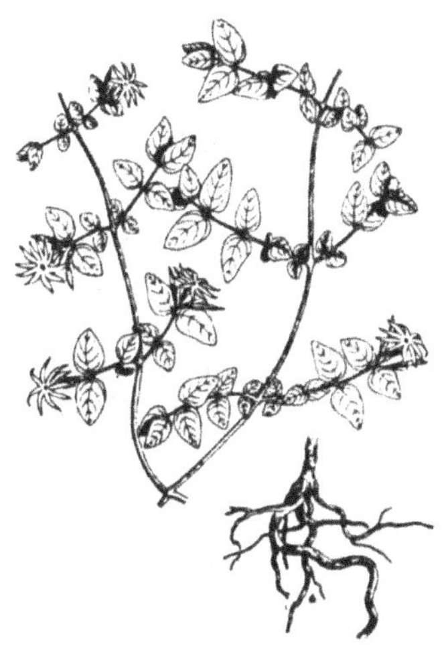

सामान्य परिचय

चमेली की बेल घर, बगीचों में आमतौर पर सारे भारत में लगाई जाती है, जिसके फूलों की खुशबू बड़ी मादक और मन को प्रसन्न करने वाली होती है। उत्तर प्रदेश के फरूखाबाद, जौनपुर और गाजीपुर में इसे विशेष तौर पर अधिकता से उगाया जाता है। सुपरिचित बेल होने के कारण हर कोई इसे आसानी से पहचानता है। इसके फूल आमतौर पर सफेद रंग के होते हैं, लेकिन कहीं-कहीं पीले रंग के फूलों वाली चमेली की बेल भी पाई जाती है। इसके फूल, पत्ते व जड़ तीनों ही औषधीय कार्यों में प्रयुक्त होते हैं। फूलों से तेल और इत्र का निर्माण भी किया जाता है।

विभिन्न भाषाओं में नाम

संस्कृत—सौमनस्यायनी। हिंदी—चमेली। मराठी और गुजराती—चंबेली। अंग्रेजी—जास्मीन (Jasmine)। लैटिन—जेस्मिनम मल्टिफ्लोरम (Jasminum Multiflorum)।

गुण

आयुर्वेदिक मतानुसार चमेली स्वाद में कड़वी और कसैली, पचने में हलकी, तासीर में गर्म, कफ़-पित्त दोषनाशक होती है। यह मुख, आंख, सिर व दांतों के रोगों को दूर करती है। वायु, रक्तविकार, घाव, कुष्ठ, विष, वात रोग में गुणकारी है। इसके पत्ते मुख रोगों में, दंत रोगों में और फूल व कली नेत्र रोग, वात रोगों में विशेष रूप से लाभप्रद होते हैं।

उपलब्ध आयुर्वेदिक योग

जात्यादि तेल, जात्यादि मरहम।

विभिन्न रोगों में प्रयोग

मुंह के छाले : चमेली के पत्ते मुंह में चबाकर थूकते रहने से छाले ठीक हो जाएंगे।

मसूढ़ों की तकलीफ में : चमेली के पत्तों से बने काढ़े से बार-बार गरारे करें, लाभ होगा।

दांतों की पीड़ा : पत्तियां पीसकर लुगदी पीड़ित दांतों के मध्य रखकर दबाए रखें।

त्वचा रोगों में : फूलों को पीसकर बनी लुगदी को पीड़ित अंगों पर 2-3 बार लगाएं।

नपुंसकता और शीघ्रपतन : पत्तों का रस तिल के तेल में बराबर की मात्रा में मिलाकर आग पर पकाएं। पानी उड़ जाने पर तेल की मालिश शिश्न पर सुबह-शाम रोज करें।

खूनी बवासीर : उपरोक्त विधि से बनाया तेल गुदा में 2-3 बार नियमित रूप से लगाएं

मासिक धर्म की रुकावट : चमेली के पत्ते, फूल व जड़ सबको समान मात्रा में लेकर पानी में उबालकर काढ़ा तैयार करें। छानकर आधा कप की मात्रा में सुबह-शाम पिलाएं।

सिर दर्द में : फूलों का लेप या चमेली का तेल कपाल पर लगाएं। थोड़ी मालिश करें।

नेत्र रोगों में : फूलों का लेप आंखें बंद कर ऊपर से करने से कष्टों में आराम मिलेगा।

वात विकार : जड़ का लेप या चमेली का तेल पीड़ित अंग पर लगाकर मलें।

कान से पीब आने पर : पत्तों का रस 2-3 बूंद दिन में दो बार डालें।

57. चालमोगरा

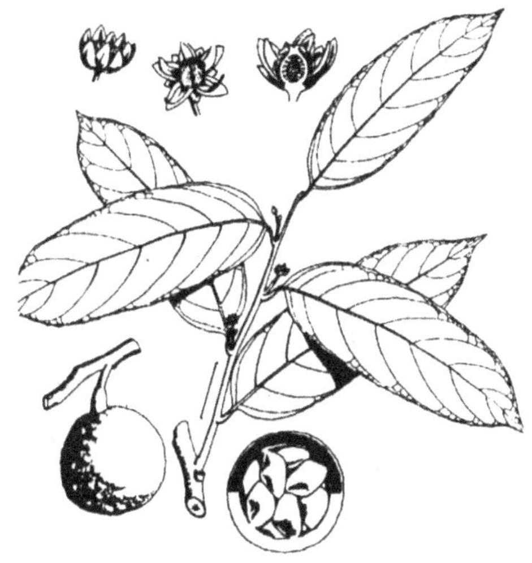

सामान्य परिचय

चालमोगरा दक्षिण भारत के पर्वतीय क्षेत्र जैसे मालावार, गोवा, ट्रावनकोर में अपने आप उग आने वाला वृक्ष है। इन्हीं क्षेत्रों में इसे उगाया भी जाता है। इसका वृक्ष ऊंचाई में 30 से 40 फुट तक होता है। पत्ते भालाकार, चिकने और अनेक शिराओं से युक्त होते हैं। पुष्प छोटे-छोटे गुच्छों में सफेद रंग के लगते हैं। फल सेवफल के समान छोटे और गोल होते हैं। बीज पीलापन लिए बादाम के आकार के लगभग एक इंच लंबे अनेक निकलते हैं।

विभिन्न भाषाओं में नाम

संस्कृत–तुवरक। हिंदी–चालमोगरा। मराठी–कड़कवीठ। गुजराती–चालमोगरा। बंगाली–चौलमुगरा। लैटिन–हिडनोकार्पस विघटिआना (Hydnocarpus Wightiana)।

गुण

आयुर्वेदिक मतानुसार चालमोगरा रस में कटु, तिक्त, कषाय, गुण में तीक्ष्ण, स्निग्ध, तासीर में गर्म, विपाक में कटु, कफ़ वातशामक होता है। यह कुष्ठ के सभी प्रकारों में, रक्तविकारों को दूर कर उसे शुद्ध करने वाला, सामान्य खुजली से लेकर महाकुष्ठ तक के त्वचा रोग, उपदंश, मोटापा दूर करने वाला, वेदना नाशक, आमवात,

वातरक्त, नाड़ी शूल, उदर रोग, कृमि रोग, व्रण, नेत्र रोगों में, बच्चों के रोगों में गुणकारी है।

यूनानी पद्धति के अनुसार चालमोगरा तीसरे दर्जे का गर्म और खुश्क होता है। इसमें विष के उपद्रवों को मिटाने का विशेष गुण होता है। यह चर्म रोगों, कुष्ठ, दाद, खाज की उत्तम दवा है।

वैज्ञानिक मतानुसार चालमोगरा का रासायनिक विश्लेषण करने पर ज्ञात होता है कि इसके बीजों में 44 प्रतिशत तेल होता है, जिसमें चालमोगरिक एसिड 26.9 प्रतिशत, हिडनोकार्पिन एसिड 48.9 प्रतिशत, अल्प मात्रा में ग्लिसराइड्स, पामिटिक एसिड, स्नेहाम्ल आदि पाए जाते हैं। तेल में उपस्थित तत्त्व कुष्ठ के अम्लसाही जीवाणुओं (Acid fast bacilli) पर प्रत्यक्ष प्रभावशाली होने के कारण उनके लिए घातक सिद्ध होते हैं। ये तत्व रक्त में लाइपेज (Lipase) घटकों को बढ़ाकर कुष्ठ जीवाणुओं को नष्ट करने में मदद करते हैं। कंठमाला, पुराने संधिवात और चर्म रोगों की यह एक सफल औषधि है।

हानिकारक प्रभाव

इसकी अधिक मात्रा सेवन करने से वमन, अतिसार, अग्निमांद्य, ज्वर, उदरशूल, नेत्र प्रदाह, रक्तमेह, संधि प्रदाह, वृषण प्रदाह जैसे उग्र लक्षण पैदा हो सकते हैं। त्वचा पर सीधे तेल लगाने से प्रदाह पैदा हो, तो नीम के तेल के एक और चार के अनुपात में मिलाकर लगाएं।

मात्रा

बीजों का चूर्ण 1 से 3 ग्राम। तेल 5 से 10 बूंद, अधिकतम 60 बूंद।

उपलब्ध आयुर्वेदिक योग

तुवरक तेल, तुवरक भस्म।

विभिन्न रोगों में प्रयोग

मधुमेह : फल की मज्जा (मींगी) का चूर्ण एक चम्मच की मात्रा में दिन में 2-3 बार सेवन करने से चीनी की अधिकता कम होती है। प्रयोग नियमित रूप से जारी रखते हुए हर हफ्ते चीनी की मात्रा की जांच अवश्य कराएं। सामान्य आ जाने पर प्रयोग बंद कर दें।

रक्त विकार : तेल की 5 बूंदें कैपसूल में भरकर सुबह-शाम सेवन करने और बाह्य रूप से तेल को चौगुने नीम के तेल में मिलाकर लगाते रहने से लाभ होगा।

कुष्ठ : बीजों को पीसकर मक्खन में मिलाकर कुष्ठ पर नियमित रूप से लगाते रहने और आंतरिक रूप से बीजमज्जा का चूर्ण 500 मिलीग्राम की मात्रा में घी के साथ सेवन करने से रोग में बहुत लाभ मिलता है।

खसरा, पामा में : बीजों को गोमूत्र में पीसकर बनाए लेप को दिन में 2-3 बार नियमित रूप से लगाते रहने से कष्ट में राहत मिलती है।

कंठमाला : फल की मज्जा का चूर्ण 500 मिलीग्राम की मात्रा में सुबह-शाम सेवन कराते हुए, मात्रा धीरे-धीरे बढ़ाकर 3-4 ग्राम तक ले जाएं। नुकसान करने पर कुछ दिनों के लिए प्रयोग रोक दें, फिर सेवन कराएं।

हैजा : एक ग्राम फल मज्जा का चूर्ण गुलाब जल में पीसकर 2-3 बार पिलाने से रोग में आराम मिलता है।

व्रण, घाव पर : बीजों का चूर्ण बारीक पीसकर व्रण, घाव पर लगाने से खून बहना बंद होकर घाव शीघ्र भर जाता है।

मूर्च्छा में : मस्तक पर बीजों का चूर्ण मिलने से होश आ जाएगा।

खुजली पर : चालमोगरे का तेल एक चम्मच की मात्रा में लेकर इसे 50 ग्राम साधारण वेसलीन में मिलाकर फेंट लें, फिर पीड़ित अंग पर लगाएं।

गठिया में : बीजों का चूर्ण आधा चम्मच की मात्रा में घी के साथ सुबह-शाम कुछ दिन खिलाएं।

58. चित्रक

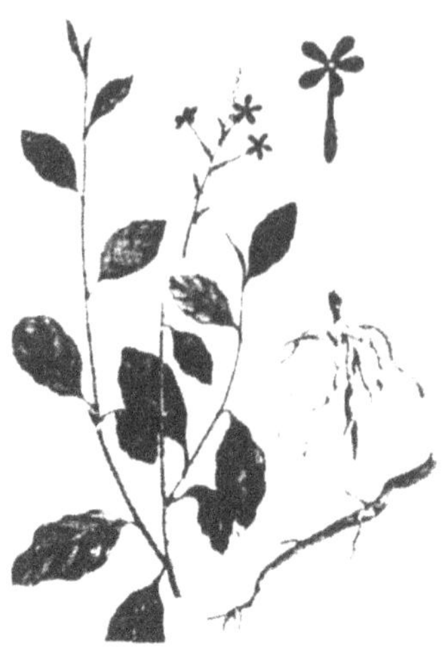

सामान्य परिचय

चित्रक का पौधा आमतौर पर पहाड़ी वाले स्थानों पर पैदा होता है, जो जंगली झाड़ियों के रूप में देखने को मिलता है। यह सफेद, लाल और नीले, तीन रंगों के फूलों में पाया जाता है। सफेद फूल वाला चित्रक सबसे अधिक पैदा होता है। इसका पौधा बहुवर्षीय, 3 से 6 फुट ऊंचा होता है। प्रति वर्ष जड़ से नई टहनियां निकलकर पौधे को जीवित बनाए रखती हैं। तना लंबी धारियों वाला, पतला व कोमल होता है। तने की ऊपरी त्वचा का रंग मटमैला और अंदर से सफेद रहता है। पत्ते 3 इंच लंबे और डेढ़ इंच चौड़े, एक दूसरे के विपरीत लगे, चिकने, अंडाकार होते हैं। गंधहीन पुष्प सफेद रंग के, 4 से 12 इंच लंबे, डंठल पर गुच्छों में लगते हैं। पुष्प लाल और नीले रंग के भी हो सकते हैं। पुष्प सितंबर से नवंबर में फूलते हैं। फली के आकार के फल लंबे गोल आवरण से युक्त पाए जाते हैं। जड़ नाशवान और अंगुली की तरह गुच्छेदार होती है।

विभिन्न भाषाओं में नाम

संस्कृत–चित्रक। हिंदी–चीता। मराठी–चित्रक। गुजराती–चित्रा। बंगाली–चिता। अंग्रेजी–रोर कलर लीडवर्ट (Rore Colour Leadwort)। लैटिन–प्लम्बेगो रोसिआ (Plurmbago Rosia)।

गुण

आयुर्वेदिक मतानुसार चित्रक रस में कटु, गुण में लघु, तीक्ष्ण, रुक्ष, तासीर में गर्म, विपाक में कटु, पित्तवर्द्धक, वात-कफ़ नाशक, दीपन, पाचन ग्राही होता है। यह शोथहर, ज्वर, कृमि, अग्निमांद्य, उदरशूल, अजीर्ण, यकृत विकार, प्रसूति विकार, रजोरोग, त्वचा रोगों में गुणकारी होता है।

वैज्ञानिक मतानुसार चित्रक का रासायनिक विश्लेषण करने पर ज्ञात होता है कि इसकी जड़ में पीले रंग का प्लम्बागिन (Plumbagin) नामक एक दानेदार पदार्थ मौजूद होता है। यह गर्भाशय के लिए तीव्र संकोचक होता है और गर्भपात का कारण बन सकता है। अतः गर्भिणी को सेवन न कराएं। अल्प मात्रा में जहां इसका उत्तेजक प्रभाव दिखाता है, वहीं अधिक मात्रा में देने पर मादक प्रभाव पैदा होता है।

हानिकारक प्रभाव

निर्धारित मात्रा में अधिक देने पर यह दाहोत्पादक और मादक विष होता है, जिसके दुष्परिणाम स्वरूप जी मिचलाहट, गला, आमाशय व सारे शरीर में दाह, त्वचा ठंडी होना, नाड़ी की गति कम होना, अतिसार, पेशाब में तकलीफ़ जैसे कष्ट उत्पन्न हो सकते हैं। गर्भिणी को देने से गर्भाशय का संकोच तीव्र होकर रक्तस्राव होने लगता है, जिसके परिणाम स्वरूप गर्भपात होने की पूर्ण संभावना होती है।

मात्रा

500 मिलीग्राम से 2 ग्राम जड़ और जड़ की छाल का चूर्ण।

उपलब्ध आयुर्वेदिक योग

चित्रकादि चूर्ण, चित्रक तेल, चित्रकादि गुटिका, चित्रक घृत, चित्रक हरीतकी आदि।

विभिन्न रोगों में प्रयोग

अतिसार : एक ग्राम चित्रक की जड़ का चूर्ण छाछ (मट्ठा) के साथ 3 बार खिलाएं।

घाव : चित्रक की जड़ को पानी में घिसकर तैयार लेप को घाव पर लगाते रहने से वह शीघ्र ठीक हो जाता है।

जोड़ों का दर्द, आमबात और पक्षाघात : चित्रक के तेल की पीड़ित अंग पर 2-3 बार मालिश करें। दर्द और रोग में आराम मिलेगा।

बवासीर : चित्रक की जड़ को दही में घिसकर बने लेप को मस्से में लगाएं और एक ग्राम की मात्रा में शहद के साथ दिन में 3 बार नियमित सेवन करें।

मोटापा : चित्रक की जड़ का चूर्ण एक ग्राम की मात्रा में शहद के साथ सुबह-शाम नियमित रूप से सेवन करते रहने और खानपान का परहेज करने से मोटापा घटेगा।

श्वेत कुष्ठ : चित्रक की पत्तियों को पीसकर रोजाना लगाते रहने से रोग दूर होता है।

प्लीहा वृद्धि में : चित्रक की जड़ की छाल एक ग्राम की मात्रा में एक केले के साथ रोजाना सुबह शाम खाने से प्लीहा वृद्धि में लाभ होता है।

संग्रहणी : एक ग्राम चित्रक की जड़ का चूर्ण तक्र के साथ 3 बार सेवन कराएं।

मंदाग्नि : आधा ग्राम चित्रक की जड़ का चूर्ण रोजाना सुबह शहद के साथ सेवन करने से भूख न लगने की शिकायत दूर होती है।

खांसी : चित्रक मूल का महीन चूर्ण 1 ग्राम की मात्रा में शहद के साथ 3-4 बार सेवन करने से खांसी में लाभ होता है।

जीण ज्वर : 1 ग्राम की मात्रा में चित्रक मूल का चूर्ण दूध के साथ सुबह-शाम नियमित रूप से सेवन करने से जीर्ण ज्वर दूर होता है।

बलवर्द्धक : चित्रक की जड़ का एक ग्राम चूर्ण शहद, दूध अथवा घी के साथ सुबह-शाम नियमित रूप से रोजाना खाने से बल, बुद्धि बढ़कर काया स्वस्थ और निरोगी बनती है।

पाण्डु, कामला : एक कप दूध में एक ग्राम चित्रक की जड़ का चूर्ण मिलाकर दिन में दो बार नियमित सेवन करने से रोग में लाभ मिलता है।

59. जंगली प्याज

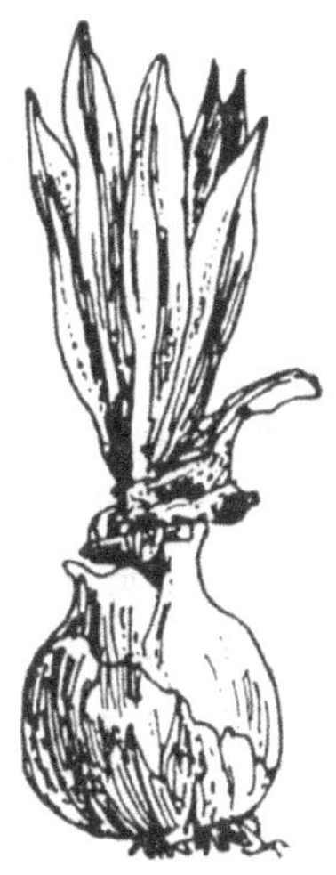

सामान्य परिचय

पश्चिमी हिमालय में जंगली प्याज पाया जाता है। यह दक्षिण भारत के कोंकण कारोमंडल तट पर एवं उत्तर प्रदेश के सहारनपुर, गढ़वाल, कुमायूं में अधिकता से पैदा होता है। अन्य प्रदेशों में भी अल्पमात्रा में पाया जाता है। इसका पौधा कंद युक्त होता है। पत्ते मूलीय बड़े, चौड़े, नोकदार, रेखाकार हैं। पुष्प हरापन लिए सफेद होते हैं। फल अंडाकार, आयताकार, आधे से लगभग एक इंच के होते हैं, जिनसे काले रंग के 6-9 चपटे बीज निकलते हैं। इसका कंद सामान्य प्याज के कंद के समान 3-4 इंच लंबा स्वरूप लिए होता है। मांसल पत्तों में कोई गंध नहीं होती। पुष्प मार्च से मई और फल मई से जुलाई में फूलते-फलते हैं।

विभिन्न भाषाओं में नाम

संस्कृत–वनपलाण्डु। हिंदी–जंगली प्याज। मराठी–कोलकांदा। गुजराती–जंगली कांदो। बंगाली–जोंगली प्याज। अंग्रेजी–इण्डियन स्क्विल (Indian Squill)। लैटिन–अर्जिनिया इंडिका (Urginea Indica)।

गुण

आयुर्वेदिक मतानुसार जंगली प्याज रस में कटु, तिक्त, गुण में तीक्ष्ण, लघु, तासीर में गर्म, विपाक में कटु, वात-कफ़शामक, पित्तवर्द्धक होता है। यह साधारण प्याज

की अपेक्षा ज्यादा वीर्यवान होता है। खांसी, श्वास रोग, चोट, मूत्रावरोध, जलोदर, कृमि रोग, रजोरोध, चर्म रोग, शोथ, हृदय रोग, जीर्ण प्रतिश्याय, किडनी रोग में गुणकारी है।

वैज्ञानिक मतानुसार जंगली प्याज के रासायनिक संगठन का विश्लेषण करने पर ज्ञात होता है कि इसमें सिलारेन ए और सिलारेन बी नामक दो प्रकार के ग्लाइकोसाइड मिलते हैं। अल्पमात्रा में शर्करा, भस्म, पिच्छिल द्रव्य, कैल्शियम आक्सलेट और साइट्रेट के स्फटिक पाए जाते हैं। यह सामान्य प्याज की तरह खाने में काम नहीं आता, बल्कि औषधि के रूप में अधिक गुणकारी होता है। हृदय विकारों के कारण उत्पन्न शोथ की यह एक उत्तम औषधि है। हृदयोत्तेजक होने के कारण हृदय पर जंगली प्याज की क्रिया डिजिटेलिस की तरह ही होती है। जिनको डिजिटेलिस के प्रति एलर्जी होती है और जीर्ण कफ़ विकार भी साथ-साथ मौजूद होता है, उनके लिए यह काफी लाभप्रद होता है। इसके सेवन से न केवल हृदय को बल मिलता है, बल्कि हृदय गति कम होकर उसका कार्य सुचारु रूप से संपन्न होने में मदद मिलती है। हृदय के दक्षिण भाग की शिथिलता को भी यह दूर करता है।

हानिकारक प्रभाव

पित्तवर्द्धक होने से पित्तप्रकृति के लोगों के लिए, वातनाड़ियों के लिए हानिकारक होने के कारण नाड़ी संस्थानगत रोगों में, तीव्र खांसी में, अन्न नलिका प्रदाह में और तीव्र वृक्क रोग में इसका सेवन हानिकारक होता है। निर्धारित मात्रा से अधिक किया गया सेवन आमाशय और आंत में प्रदाह पैदा कर वमन का कारण बनता है। बाह्य रूप से किया गया उपयोग भी कभी-कभी कैल्शियम आक्सलेट की अधिक मात्रा होने के कारण प्रदाह पैदा कर सकता है।

मात्रा

कंद का चूर्ण 100 से 200 मिलीग्राम। सिरप 30 से 60 बूंद और टिंचर 5 से 30 बूंद।

उपलब्ध आयुर्वेदिक योग

सिरका, वनपलाण्डु, सिरप वनपलाण्डु, टिंचर वनपलाण्डु।

विभिन्न रोगों में प्रयोग

पैर के तलवों की जलन : ताजे कंद को पत्थर पर घिसकर बने लेप को 2 बार लगाएं।

पैर में कांटा चुभने पर—कंद को पीसकर गर्म करके वैसे ही पीड़ित स्थान पर बांधें।

चर्म रोगों में—कंद को पीसकर बनाया गया महीन चूर्ण 200 मिलीग्राम की मात्रा में सुबह-शाम सेवन करें और बाह्य रूप से कंद का रस 2-3 बार लगाएं।

जलोदर—पुनर्नवा के काढ़े में 200 मिलीग्राम कंद का चूर्ण मिलाकर सुबह-शाम नियमित सेवन करने से लाभ मिलता है।

हृदय रोगों में : अर्जुन की छाल का चूर्ण और कंद का चूर्ण दोनों का समभाग मिलाकर आधा चम्मच की मात्रा में सुबह-शाम एक कप दूध के साथ नियमित लें।

चोट लगने पर : कंद को ताजा लेकर कूट लें और पुल्टिस बनाकर चोट पर लगाएं अथवा बांधें।

श्वास नलिका शोथ : कंद का चूर्ण 150 मिलीग्राम की मात्रा सुबह-शाम शहद द्वारा नियमित सेवन कराने से श्वासनलिका का शोथ दूर होकर कफ प्रकोप दूर हो जाता है।

रजोरोध पर—कंद का चूर्ण, कलौंजी और अपामार्ग के बीजों का चूर्ण समभाग मिलाकर, आधे चम्मच की मात्रा में गुड़ के साथ सुबह-शाम नियमित खिलाएं।

वृक्क रोगों में—कंद का चूर्ण, ककड़ी के बीज और त्रिफला चूर्ण समभाग मिलाकर आधा चम्मच दिन में दो बार सुबह-शाम नियमित सेवन करने से लाभ मिलता है।

श्वास रोग का वेग—कंद के 100 मिलीग्राम चूर्ण में अफीम और सेंधानमक चुटकी भर मिलाकर सेवन करने से दौरा दूर होता है।

मूत्र की रुकावट में : पुनर्नवा के रस के साथ कंद का चूर्ण 200 मिलीग्राम की मात्रा में सेवन कराने से पेशाब की रुकावट दूर हो जाएगी और पेशाब खुलकर होगा।

60. ढाक/पलाश

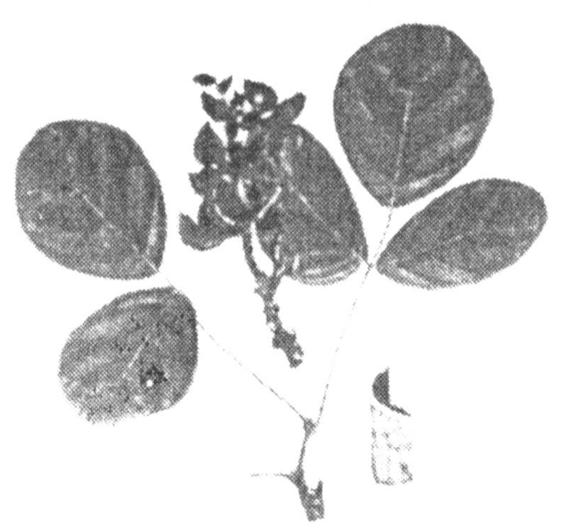

सामान्य परिचय

ढाक का वृक्ष सारे भारत में पैदा होता है। वृक्ष की ऊंचाई 40 से 50 फुट तथा तने की चौड़ाई 5 से 6 फुट होती है। तना टेड़ा-मेढ़ा और छाल हलके भूरे रंग की होती है। पत्ते 5 से 8 इंच लंबे और 4 से 6 इंच चौड़े होते हैं, जो तीन पत्तों के रूप में लगते हैं। दो आमने-सामने और एक सिरे पर स्थित होता है। पुष्प चमकीले नारंगी-लाल रंग के होते हैं। फलियां 4 से 6 इंच लंबी, डेढ़ से 2 इंच चौड़ी, चपटी होती हैं। बीज चपटा, गोलाकार और फली के अग्र भाग में एक ही लगता है। इसके फूलों को पानी में उबालकर रंग बनाया जाता है और पत्तों से दोनें तथा पत्तलें बनाई जाती हैं। पुष्प की बहार वसन्त में और फल ग्रीष्म ऋतु में लगते हैं।

विभिन्न भाषाओं में नाम

संस्कृत–पलाश। हिंदी–ढाक, टेसू। मराठी–पलस। गुजराती–खाकरो। बंगाली–पलाश। अंग्रेजी–बस्टर्ड टीक। लैटिन–ब्यूटिया मोनोस्पेर्मा (Butea Monosperma)।

गुण

आयुर्वेदिक मतानुसार ढाक रस में कटु, तिक्त, कषाय, गुण में लघु, रुक्ष, गर्म प्रकृति का। पुष्प–शीतल, विपाक में कटु, कफ़, वात शामक होता है। यह बवासीर,

अतिसार, अग्निमांद्य, कृमि, रक्त विकार, मूत्रकृच्छ्र, प्रमेह, मधुमेह, शुक्रदौर्बल्य, नपुंसकता, प्रदर, गर्भपात रक्षक, शोथहर, संतति निरोध, वेदनाहर, फोड़े-फुंसी, रक्तातिसार, तिल्ली की सूजन में गुणकारी और लाभप्रद है।

यूनानी चिकित्सा पद्धति के अनुसार ढाक, बीज और गोंद तीसरे दर्जे का गरम और खुश्क होता है। नपुंसकता में इसके बीज और तेल काफी लाभदायक पाए गए हैं। इसके पत्ते भूख पैदा करने, पेट के कीड़ों को नष्ट करने, बवासीर और फोड़े-फुंसी दूर करने में उपयोगी होते हैं। जड़ का काढ़ा कामशक्ति वर्द्धक, शीघ्रपतन दूर करने वाला और प्रमेह नाशक होता है।

वैज्ञानिक मतानुसार ढाक का रासायनिक विश्लेषण करने पर ज्ञात होता है कि इसके बीजों में स्थिर तेल 18 प्रतिशत होता है और पलासोनिन नामक सक्रिय तत्त्व पाया जाता है। छाल और गोंद में काइनोटैनिक एसिड और गैलिक एसिड 50 प्रतिशत व क्षार 2 प्रतिशत मिलता है। इसका गोंद और तेल संकोचक होता है। फूल कामोत्तेजक, संकोचक, गर्भवती के रक्तातिसार दूर करने वाले, मासिक धर्म को साफ व ठीक समय में लाने वाले, सूजन दूर करने वाले होते हैं।

मात्रा

छाल का चूर्ण 2 से 3 ग्राम। छाल का काढ़ा 50 से 100 मिलीलीटर। बीज का चूर्ण 1 से 3 ग्राम। पुष्प-चूर्ण 3 से 6 ग्राम। गोंद 1 से 3 ग्राम।

उपलब्ध आयुर्वेदिक योग

पलाशबीजादि चूर्ण, पलाशक्षारघृत, पलाश अर्क, पलाशासव, किंशुकादि तेल।

विभिन्न रोगों में प्रयोग

दाद : ढाक के बीजों को नीबू के रस में पीसकर बने लेप को 2-3 बार रोजाना लगाएं।

बिच्छू दंश : बीजों को आक के दूध में पीसकर दंश पर 2-3 बार लगाएं।

दांत दर्द में : ढाक के पत्ते पर खाने का चूना लगाकर तथा चुटकी भर नौसादर लपेटकर दांतों के बीच दबाकर रखने से दर्द दूर होगा।

व्रण, घाव : पत्तों का लेप गरम करके लगाने से सूजन में आराम होगा। घाव होने पर सूखे पत्ते की भस्म घी में मिलाकर लगाते रहने से घाव भर जाते हैं।

योनि शैथिल्यता दूर करने के लिए : ढाक के बीज और गूलर के फलों को समान मात्रा में मिलाकर पीस लें। फिर तिल के तेल में मिश्रित करके, शहद चुपड़कर

रोजाना सोते समय योनि में नियमित रूप से लगाएं। साथ ही ढाक की कलियों का सूखा चूर्ण तथा इतनी ही मिसरी मिलाकर एक चम्मच की मात्रा में सुबह-शाम सेवन करने से कुछ ही दिनों में योनि शैथिल्यता दूर होकर वह तंग हो जाएगी।

कृमि : ढाक के बीज और अजवायन समान मात्रा में पीसकर एक-एक चम्मच की मात्रा में 3 बार कुछ दिन नियमित सेवन करें।

दुर्बलता दूर करने हेतु : बीजों का चूर्ण 20 ग्राम, काले तिल 60 ग्राम और मिसरी 120 ग्राम मिलाकर पीस लें। फिर एक-एक चम्मच सुबह-शाम एक कप दूध के साथ नियमित रूप से सेवन करने पर शारीरिक दुर्बलता दूर होती है।

प्रदर : ढाक के फूल का चूर्ण समभाग मिसरी मिलाकर एक चम्मच सुबह-शाम दूध से लें।

नपुंसकता : ढाक की जड़ का काढ़ा आधा कप की मात्रा में दिन में 2 बार नियमित पीने और बीज का तेल शिश्न पर मुंड छोड़कर मालिश करते रहने से कुछ ही दिनों में लाभ मिलता है।

पेशाब न लगने पर : ढाक के फूलों को गर्म उबलते हुए पानी में डालकर निकाल लें और गर्म-गर्म ही नाभि के नीचे बांधने से पेशाब खुलकर आने लगता है।

सिर दर्द : ढाक के बीजों को पानी में पीसकर बनाए लेप को मस्तक पर लगाएं।

मिर्गी का दौरा : बीज का तेल सुंघाना और जड़ को पानी में घिसकर 2-4 बूंद नाक में टपकाने से दौरे में तुरंत लाभ होगा।

शीघ्रपतन : ढाक के कोमल पत्तों का चूर्ण गुड़ मिलाकर गोलियां (छोटे बेर के बराबर) बनाकर दिन में तीन बार एक-एक गोली सेवन करने से स्तम्भन होगा।

शुक्रमेह : ढाक की जड़ की छाल का चूर्ण एक चम्मच की मात्रा में एक कप दूध के साथ नियमित रूप से सुबह-शाम पीने से कष्ट दूर होकर कामशक्ति में वृद्धि होगी।

गर्भ निरोध हेतु : ढाक के बीज पीसकर एक चम्मच की मात्रा में एक चौथाई चम्मच हींग के साथ ऋतुस्राव शुरू होने के दिन से चार दिन तक सेवन करने से गर्भधारण करने की संभावना नगण्य होती है।

61. तुलसी

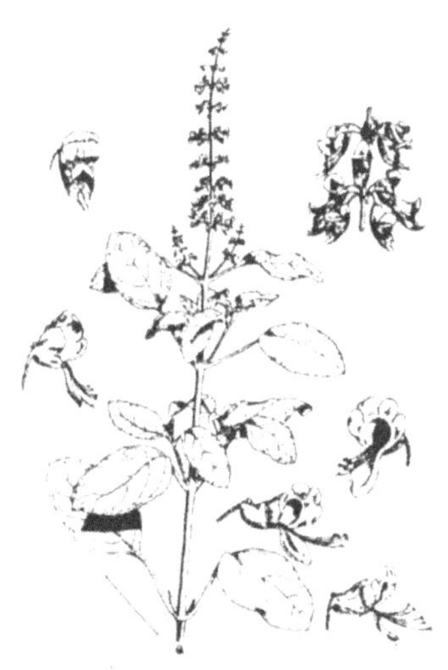

सामान्य परिचय

रोगों का नाश करने में जिसकी तुलना किसी अन्य वनस्पति से न की जा सके। इसी कारण से इसे तुलसी कहा जाता है। हिंदू धर्म में तुलसी को अत्यधिक धार्मिक महत्त्व दिए जाने के कारण इसे घर-घर लगाने की प्रथा है। धार्मिक मान्यताओं के अनुसार जिस घर में तुलसी रहती है, वह घर तीर्थ के समान होता है। और वहां यमदूत (यानी मच्छर, सांप, बिच्छू, हानिकारक कीड़े आदि) नहीं फटकते।

तुलसी प्रायः सभी स्थानों पर पाई जाती है। घर पर लगाई जाती है, लेकिन जंगलों में अपने आप उग आती है। तुलसी की अनेक किस्में होती हैं, परंतु गुण, धर्म की दृष्टि से काली तुलसी को श्रेष्ठ माना जाता है। आमतौर पर सर्वाधिक मिलने वाली तुलसी की पत्तियां हरी होती हैं। इसका पौधा सामान्यतया 1 से 4 फुट ऊंचा होता है। पत्ते 1 से 2 इंच लंबे अंडाकार, आयताकार ग्रंथियुक्त, तीव्र सुगंध वाले होते हैं। पुष्प चक्रों में, मंजरी पर बैंगनी या लाल आभा लिए लगते हैं। बीज अंडाकार, चपटे, काले चिन्हों से युक्त भूरे, पीतवर्ण लिए होते हैं। आमतौर पर इसे मार्च से जून तक लगाया जाता है और सितम्बर-अक्टूबर में पौधा सुगंधित मंजरियों से भर जाता है। शीतकाल में इसके पुष्प आते हैं, जो बाद में बीज के रूप में पकते हैं।

विभिन्न भाषाओं में नाम

संस्कृत–सुरसा, वृन्दा। हिंदी–तुलसी। गुजराती, मराठी, बंगाली–तुलसी। अंग्रेजी–होली बेसिल (Holy Basil)। लैटिन–ओसिमम सेंक्टम (Ocimum Sanctum)।

गुण

आयुर्वेदिक मतानुसार तुलसी रस में कटु, तिक्त, गुण में लघु, गरम प्रकृति की, विपाक में कटु, अग्निवर्द्धक, कफ़ और वात नाशक, पित्तवर्द्धक, हिचकी, खांसी, दमा, सिर दर्द, मिर्गी, कृमि, विष विकार, अरुचि, रक्त विकार, पार्श्वशूल, दुर्गंधनाशक, विषम ज्वर, वीर्य वर्द्धक, वमन, पुराना कब्ज़, व्रण, शोथ, संधि पीड़ा, मोच, मूत्रदाह, पेशाब में तकलीफ, कुष्ठ, दुर्बलता नाशक, जीवाणुनाशक, गर्भ निरोधी आदि गुणों से भरपूर होती है।

यूनानी चिकित्सा पद्धति में तुलसी को बलवर्द्धक, हृदयोत्तेजक, शोथहर, सिर दर्द दूर करने वाली, पत्ते सुंघाने से मूर्च्छा और चबाने से मुंह की दुर्गंध दूर करने वाली, सूखी खांसी, शुक्र को गाढ़ा करने, बीज प्रवाहिका में लाभप्रद एवं कर्णशूल में भी गुणकारी बताया गया है।

वैज्ञानिक दृष्टि से तुलसी का रासायनिक विश्लेषण करने पर ज्ञात होता है कि इसके बीजों से हरे-पीले रंग का एक स्थिर तेल 17.8 प्रतिशत की मात्रा में मिलता है। पत्तों और पुष्पमंजरी से लौंग की गंधवाला एक पीले-हरे रंग का उड़नशील तेल 0.1 से 0.3 प्रतिशत की मात्रा में मिलता है। इसमें यूजीनॉल 71 प्रतिशत, यूजीनॉल मिथाइल ईथर 20 प्रतिशत तथा कार्वाकोल 3 प्रतिशत होता है, जबकि बीजों से प्राप्त स्थिर तेल में कुछ सीटोस्टेरॉल, स्टीयरिक, लिनोलक, पामिटिक, लिनोलेनिक और ओलिक वसा अम्ल पाए जाते हैं। इसके अलावा ग्लाइकोसाइड, टैनिन, सेवानिन और एल्केलाइड्स भी इसमें होते हैं। पत्तों में अल्प मात्रा में 'केरोटीन' और विटामिन 'सी' (एस्कार्बिक एसिड) पाया जाता है।

हानिकारक प्रभाव

चरक संहिता के अनुसार तुलसी के साथ दूध का प्रयोग नहीं करना चाहिए, क्योंकि इससे कुष्ठादि चर्म रोगों के होने की संभावना होती है। कार्तिक के महीने में तुलसी के साथ पान का किया गया सेवन शारीरिक कष्टों को बढ़ा देता है। अधिक मात्रा में तुलसी का किया गया सेवन मस्तिष्क के लिए हानिकारक होता है।

मात्रा

पत्तों का चूर्ण 1 से 3 ग्राम। पत्तों का रस 5 से 10 मिलीलीटर। काढ़ा 20 से 50 मिलीलीटर। बीजों का चूर्ण 1 से 2 ग्राम।

उपलब्ध आयुर्वेदिक योग

तुलस्यादि वटी, तुलस्यादि घृत, तुलस्यादि क्वाथ।

विभिन्न रोगों में प्रयोग

हिचकी : तुलसी के पत्तों का रस दो चम्मच और शहद एक चम्मच मिलाकर पिलाएं।

दाद, खाज, खुजली : तुलसी के पत्तों का रस सममात्रा में नीबू के रस के साथ मिलाकर 2-3 बार नियमित रूप से लगाने से दाद, खाज, खुजली, मुंहासे, काले धब्बे, झांई आदि त्वचा के रोग धीरे-धीरे दूर हो जाते हैं।

कान दर्द : तुलसी के पत्तों के रस को हलका गर्म कर, थोड़ा-सा कपूर मिलाकर दुखते कान में 2-3 बूंद टपकाने से दर्द में आराम मिलेगा।

आग से जलने पर : नारियल के तेल में तुलसी के पत्तों का रस बराबर की मात्रा में मिलाकर फेंटने के बाद जले हुए अंग पर लगाने से राहत महसूस होगी।

वमन : तुलसी के पत्तों का रस और शहद बराबर मिलाकर पिलाएं।

दांतों का दर्द : तुलसी के पत्ते, काली मिर्च और कपूर को दुखते दांतों के बीच दबाकर रखें। ऐसा प्रयोग दिन में 3-4 बार करने से दर्द दूर होगा।

गुहेरी : आंख की पलकों पर होने वाली फुंसी पर तुलसी के रस में लौंग घिसकर लगाएं।

सर्दी, जुकाम और खांसी : तुलसी के पत्तों का रस, अदरक का रस और शहद बराबर की मात्रा में मिलाकर एक-एक चम्मच की मात्रा में दिन में 3-4 बार दें।

ज्वर में : 8-10 तुलसी के पत्ते, आधा-आधा चम्मच लौंग और सोंठ का चूर्ण तथा एक चम्मच काली मिर्च का चूर्ण एक गिलास पानी में उबालें। आधा पानी बचा रहने पर उसे छान लें और चीनी मिलाकर 3-3 चम्मच की मात्रा में दिन में 3-4 बार पिलाएं।

वीर्य वृद्धि, नपुंसकता और शीघ्रपतन : तुलसी के बीजों का चूर्ण 2 ग्राम की मात्रा में लेकर उसे पुराने गुड़ के साथ सममात्रा में सेवन कर, एक कप दूध सुबह-शाम नियमित रूप से कुछ माह लेने से सेक्स संबंधी अनेक समस्याएं दूर होंगी।

स्वप्नदोष : तुलसी की जड़ का काढ़ा 4-5 चम्मच की मात्रा में सोने से पहले नियमित रूप से कुछ हफ्ते पिएं।

चक्कर आना : तुलसी का रस, अदरक का रस और शहद, तीनों को मिलाकर पिलाएं।

सिर दर्द : नीबू और तुलसी के पत्तों का रस-समभाग मिलाकर इसे 2-2 चम्मच पिएं।

नकसीर : 3-4 बूंद तुलसी का रस नाक में 2-3 बार टपकाएं।

दस्त, पेचिस : 2-2 चम्मच तुलसी का रस मिसरी मिलाकर 3-4 बार पिलाएं।

विषैले जन्तु के काटने, दंश पर : तुलसी के पत्ते पीसकर बने लेप में थोड़ा नमक मिलाएं, फिर उसे दंश पर लगाएं। पत्तों का रस एक-एक चम्मच 3 बार पिलाएं।

नाक की दुर्गंध : पत्तों का रस नाक में डालने से दुर्गंध दूर होकर कीड़े मर जाएंगे।

62. तेजबल

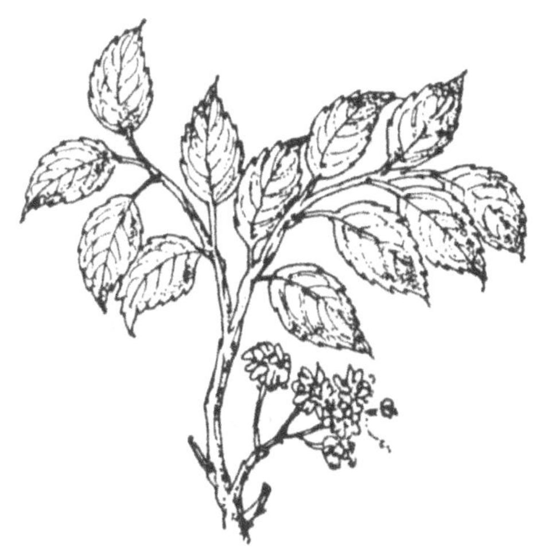

सामान्य परिचय

तेजबल टेहरी, गढ़वाल में मुख्य रूप से पैदा होता है। जम्मू से भूटान तक ऊंचाई वाले क्षेत्रों में इसका वृक्ष मिलता है। हमारे देश में इसका आयात नेपाल से किया जाता है। इसका वृक्ष 20 फुट से अधिक ऊंचा और घने पत्तों से छाया रहता है। तने और शाखाओं पर तेज, चपटे, लगभग एक इंच लंबे कांटे होते हैं। छाल फटी हुई-सी हलके भूरे रंग की होती है। पत्ते डेढ़ से नौ इंच लंबे कांटों के साथ लगते हैं। पत्रक 1 से 4 इंच लंबे, 2 से 6 जोड़ों में भालाकार और सरल होते हैं। पुष्प हरे या पीले रंग के, अत्यंत छोटे, मंजरियों में लगते हैं। फल आकार में बड़े धनिए के समान, अंडाकार, लाल भूरे रंग का होता है। यह आधे हिस्से में फटा और बाहर से दानेदार होता है। सूक्ष्म तैलीय रालीय ग्रंथियों के कारण फल पर दाने उभरते हैं, जिनका हाथ से मसलने पर तेज मोहक गंध निकलती है। फल के अंदर काले व चमकदार गोल बीज होते हैं। खोखले फल अधिक संख्या में लगते हैं। वर्षा ऋतु में फूल और शरद ऋतु में फल की बहार आती है।

विभिन्न भाषाओं में नाम

संस्कृत–तेजोवती। हिंदी–तेजबल। मराठी, गुजराती–तेजबल। बंगाली–नेपाली धने। अंग्रेज़ी–टूथेक ट्री (Toothache Tree)। लैटिन–जेन्थोक्सिलम एलाटुम (Zanthoxylum Alatum)।

गुण

आयुर्वेदिक मतानुसार तेजबल रस में कटु, तिक्त, गुण में लघु, तीक्ष्ण, गरम प्रकृति का, विपाक में कटु, कफ़-वात शामक, पित्तवर्द्धक, दंत शोधक, दंत रोग नाशक, मुखरोग नाशक, अग्निमांद्य, अजीर्ण, अरुचि, बवासीर, कृमि रोग, य़कृत, प्लीहा वृद्धि, हृदयोत्तेजक, वात-व्याधि, पक्षाघात, खांसी, श्वास, त्वचा रोग, मूत्रकृच्छ्र, जुकाम, ज्वर, अतिसार, अफारा, रक्त विकार, मस्तिष्क रोगों में गुणकारी है।

यूनानी चिकित्सा पद्धति के अनुसार तेजबल गरम होता है। कफ़ और वायु के रोग, दंतशूल, अतिसार, खांसी में लाभप्रद है। इसके फल सुगंधित, पौष्टिक और तीक्ष्ण गुण वाले होते हैं। यह यकृत को बल प्रदान करता है, मुख की सूजन दूर कर भूख को बढ़ाता है।

वैज्ञानिक दृष्टिकोण से तेजबल का रासायनिक विश्लेषण करने पर ज्ञात होता है कि इसकी पत्तियों में सुदाब तेल के समान एक सुगंधित तेल होता है। फल में एक हलके पीले रंग का उड़नशील तेल पाया जाता है। इसमें मुख्य घटक लाइनालूल होता है। वृक्ष की छाल में उड़नशील तेल, राल के अलावा बर्बेरिक, जेन्थोप्लेनिन, डिक्टेनिम्मन, स्किमियानिन और मैगनोफ्लुओरिन नामक एल्फोलाइड्स भी होते हैं।

हानिकारक प्रभाव

तेजबल का अधिक मात्रा में किया गया सेवन सिर दर्द पैदा करता है।

मात्रा

छाल, फल का चूर्ण 1 से 2 ग्राम।

विभिन्न रोगों में प्रयोग

दांतों का दर्द और सफाई : तेजबल के फल का चूर्ण दर्द वाले दांत पर रखकर दबाने और लार टपकाने से दांत का दर्द दूर होता है। सूखी छाल का बारीक चूर्ण नियमित रूप से मंजन की तरह इस्तेमाल करने से दांत चमक जाते हैं।

व्रण, घाव : तेजबल की छाल को महीन पीसकर घाव पर लगाने से वह शीघ्र ठीक हो जाता है।

अग्निमांद्य : तेजबल के फल को समभाग मिसरी के साथ पीसकर आधा चम्मच भोजन के बाद सुबह-शाम सेवन करें।

सिर दर्द : तेजबल की छाल को पानी में घिसकर बने लेप को मस्तक पर लगाएं।

आमवात : तेजबल का चूर्ण शहद के साथ आधे चम्मच की मात्रा में सुबह-शाम नियमित रूप से सेवन कराएं।

श्वास, दमा : बीजों या फलों का चूर्ण चिलम में भरकर धूम्रपान करें।

अफीम का जहर : तेजबल की छाल का चूर्ण आधा चम्मच की मात्रा में खिलाएं।

जीभ का लकवा : तेजबल की छाल मुंह में चबाकर जीभ पर फेर कर चूसते रहें।

पित्तातिसार : तेजबल की छाल और बिल्व फल का चूर्ण बराबर की मात्रा में मिलाकर एक-एक चम्मच की मात्रा में दिन में 3 बार सेवन कराएं।

अजीर्ण : तेजबल के फल का आधा चम्मच चूर्ण सुबह-शाम भोजन के बाद दें।

मुख तथा गले के रोग : तेजबल की छाल और फलों का चूर्ण समान मात्रा में मिलाकर, एक चम्मच की मात्रा में एक गिलास पानी में उबालें। पानी आधा बचा रह जाने पर छानकर इससे गरारे करने से मुख और गले के अनेक रोगों में लाभ होता है।

हृदय रोगों में : तेजबल के फल का चूर्ण एक चौथाई चम्मच की मात्रा में सुबह-शाम नियमित रूप से सेवन करते रहने से हृदय की दुर्बलता दूर होती है।

ज्वर, हैजे में : तेजबल की छाल का काढ़ा 2 चम्मच की मात्रा में 3 बार दें।

63. तेजपात

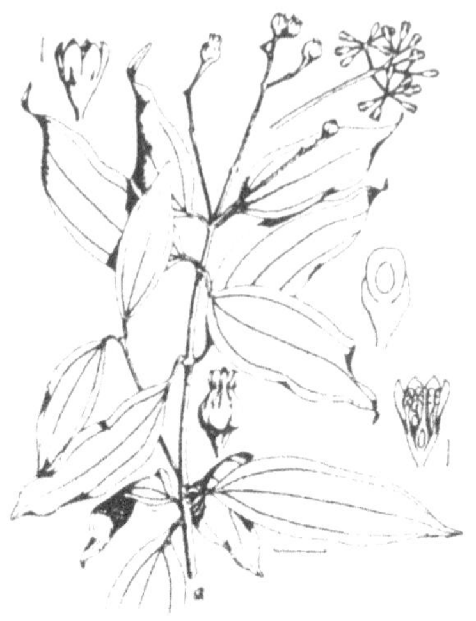

सामान्य परिचय

तेजपात का वृक्ष 20 फुट ऊंचा और 4-5 फुट व्यास के तने से युक्त होता है, जो आसाम और सिक्किम में आमतौर पर मिलता है। वृक्ष की छाल गहरे भूरे रंग की या काली, पतली, खुरदरी पाई जाती है। पत्ते 5 से 8 इंच लंबे और 2 से 3 इंच चौड़े, 3 से 5 शिराओं से युक्त, एक दूसरे के सामने, चमकीली सतह लिए होते हैं। ये ही पत्ते तेजपात, तेजपत्र के नाम से बाजार में मिलते हैं और वृक्ष की छाल दालचीनी के नाम से मिलती है। पुष्प छोटे-छोटे और हलके पीले रंग के लगते हैं। फल अंडाकार मांसल, आधा इंच लंबे, काले रंग के होते हैं, जिन्हें काला नागकेसर भी कहा जाता है। आमतौर पर तेजपात और दालचीनी का प्रयोग मसालों में किया जाता है, लेकिन इनमें अनेक औषधीय गुण भी पाए जाते हैं।

विभिन्न भाषाओं में नाम

संस्कृत—तमाल पत्र। हिंदी, मराठी, गुजराती—तेजपात, तेजपान, तेजपत्र, तेजपत्ता। बंगाली—तेजपत्र। अंग्रेज़ी—सिनेमन लीफ (Cinnamon Leaf)। लैटिन—सिनेमोमम तमाल (Cinnamomum Tamala)।

गुण

आयुर्वेदिक मतानुसार तेजपात रस में मधुर, कड़वा, चरपरा, गुण में हलका, तीक्ष्ण, रुचिवर्द्धक, सुगंधित, विपाक में कटु, तासीर में गर्म, वात और पित्त नाशक, प्यास का शमन करने वाला होता है। यह सर्दी-जुकाम, मंदाग्नि, सिर दर्द, दमा, अरुचि, हकलाहट, दंत रोग, खांसी, मुंह के छाले, व्रण आदि में भी गुणकारी है।

मात्रा

पत्रचूर्ण एक से तीन ग्राम।

विभिन्न रोगों में प्रयोग

सिर दर्द : तेजपात के पत्तों को पीसकर बनाए गए लेप को कपाल पर लगाने से ठंड या गर्मी से उत्पन्न सिर दर्द में आराम मिलता है। आराम होने पर लेप धोकर मिटा लें।

अरुचि : तेजपात का रायता सुबह-शाम खाते रहने से अरुचि दूर होती है।

दांतों का मैलापन : तेजपात के पत्तों का बारीक चूर्ण सुबह-शाम दांतों पर मंजन की तरह मलने से दांतों में चमक आ जाती है।

दांतों से खून निकलना : तेजपात के डंठल को दांतों से चबाते रहने से दांतों से खून आने की तकलीफ में आराम मिलता है।

रक्तस्राव : शरीर के किसी भी अंग से रक्तस्राव होने पर एक चम्मच तेजपात का चूर्ण एक कप पानी के साथ 2-3 बार सेवन करने से रोग में लाभ मिलता है।

गर्भाशय की शुद्धि हेतु : तेजपात के पत्तों का बारीक चूर्ण एक चम्मच की मात्रा में सुबह-शाम नियमित रूप से कुछ हफ्ते सेवन करने से गर्भाशय शुद्ध होगा।

सर्दी-जुकाम : चाय की पत्ती की जगह तेजपात के चूर्ण की चाय पीने से छींकें आना, नाक बहने, जलन, सिर दर्द में शीघ्र आराम मिलता है। पत्तों को सूंघना भी लाभप्रद होता है।

हकलाहट : तेजपात के पत्ते नियमित रूप से कुछ हफ्ते चूसते रहने से हकलाहट का रोग दूर होता है।

खांसी : एक चम्मच तेजपात का चूर्ण शहद के साथ सेवन करने से खांसी में आराम मिलता है।

सिर की जुएं नष्ट करने के लिए : तेजपात के 5-6 पत्तों को एक गिलास पानी में इतना उबालें कि पानी आधा रह जाए। इस पानी से रोजाना सिर में मालिश कर एक घंटे बाद नहाएं।

दमा : सूखे तेजपात के पत्तों का चूर्ण एक चम्मच की मात्रा में, एक कप गर्म दूध के साथ सुबह-शाम नियमित सेवन करने से रोग में लाभ होता है।

पीलिया और पथरी : नियमित रूप से 5-6 पत्ते चबाकर खाना, रोग की तीव्रता को कम करता है।

64. दारुहल्दी

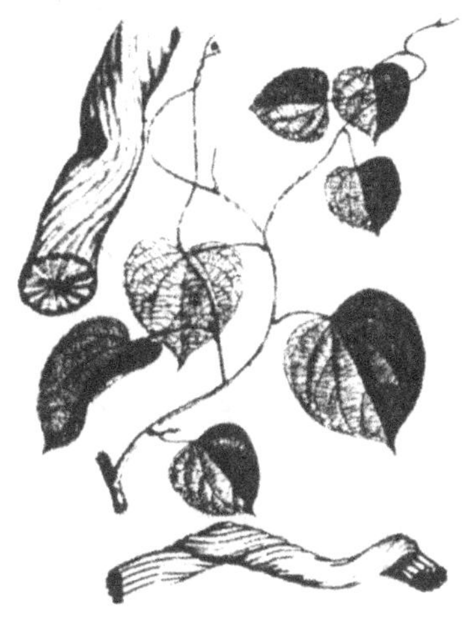

सामान्य परिचय

दारुहल्दी के पेड़ हिमालय क्षेत्र में अपने आप झाड़ियों के रूप में उग आते हैं। यह बिहार, पारसनाथ और नीलगिरी की पहाड़ियों वाले क्षेत्रों में भी पाई जाती है। इसका पेड़ 5 से 16 फुट ऊंचा, कांटेदार, झाड़ीनुमा होता है, जिसका तना 8-9 इंच तक की मोटाई लिए होता है। पत्ते कांटेदार और 2 से 3 इंच लंबे होते हैं। पुष्प 2-3 इंच लंबी मंजरियों पर गुच्छों में, सफेद या पीले रंग के (विभिन्न जातियों के अनुसार) लगते हैं। पुष्प की तरह ही फल भी छोटे-छोटे, खट्टे-मीठे, नीलापन लिए लाल रंग के आपस में जुड़े हुए से लगते हैं। फल को जरिश्क के नाम से जाना जाता है। जड़ पीलापन लिए हुए छोटी-बड़ी गांठदार होती है। हलदी के समान पीले, कड़वे, हलकी गंध वाले जड़ के टुकड़े ही बेचे जाते हैं। डंठल और जड़ में पीलापन पूरी तरह समाए रहने के कारण ही इसका नाम दारुहल्दी पड़ा है। सामान्य हलदी से इसका कोई मेल नहीं है। इसकी 6 जातियां पाई जाती हैं, लेकिन गुणों में लगभग समान होती हैं। दारुहल्दी से तैयार किया गया घन सत्व रसौत के नाम से मिलता है।

विभिन्न भाषाओं में नाम

संस्कृत–दारु हरिद्रा। हिंदी–दारुहल्दी। मराठी–दारु हलद। गुजराती–दारु हलदर। बंगाली–दारु दरिद्रा। लैटिन–बर्बेरिस अरिस्टेटा (Berberis Aristata)।

गुण

आयुर्वेदिक मतानुसार दारुहल्दी गुण में लघु, स्वाद में कटु, कषाय, तिक्त, तासीर में गर्म, अग्निवर्द्धक, पौष्टिक, रक्तशोधक, यकृत उत्तेजक, कफ नाशक, व्रण शोधक, पीड़ा, शोथ नाशक होती है। यह ज्वर, श्वेत व रक्त प्रदर, नेत्र रोग, त्वचा विकार, गर्भाशय के रोग, पीलिया, पेट के कृमि, मुख रोग, दांतों और मसूड़ों के रोग, गर्भावस्था की जी मिचलाहट आदि में गुणकारी है।

यूनानी चिकित्सा पद्धति में दारुहल्दी दूसरे दर्जे की सर्द और खुश्क तथा जड़ की छाल पहले दर्जे की गर्म और खुश्क मानी गई है। इसके फल जरिश्क, यूनानी में एक उत्तम औषधि मानी गई है। यह आमाशय, जिगर और हृदय के लिए बलवर्द्धक है। इसके सेवन से जिगर और मेदे की खराबी से दस्त लगना, मासिक धर्म की अधिकता, सूजन, बवासीर के कष्टों में आराम मिलता है।

वैज्ञानिक मतानुसार दारुहल्दी के रासायनिक संगठन का विश्लेषण करने पर ज्ञात होता है कि इसमें अनेक एल्केलाइड्स उपस्थित होते हैं, जिनमें बर्बेरीन नामक पीले रंग का कड़वा, जल में घुलनशील एल्केलाइड प्रमुख होता है। बर्बेरीन सल्फेट का उपयोग फोड़ों के इलाज में काफी लाभप्रद पाया गया है।

मात्रा : दारुहल्दी का चूर्ण 3 से 6 ग्राम। फल का चूर्ण 5 से 10 ग्राम।

उपलब्ध आयुर्वेदिक योग : दारुहल्दी चूर्ण, दार्व्यादि क्वाथ, दार्व्यादि तेल, दार्व्यादिलेह, सफूफ जरिश्क आदि।

विभिन्न रोगों में प्रयोग

ज्वर : दारुहल्दी की जड़ से तैयार किए काढ़े को 2 चम्मच की मात्रा में 3 बार पिलाने से ज्वर उतर जाता है।

दस्त में : जड़ की छाल और सोंठ समभाग मिलाकर पीस लें। एक चम्मच की मात्रा दिन में 3 बार जल से सेवन कराने से दस्त लगने बंद हो जाते हैं।

दांत और मसूड़ों के रोग : दारुहल्दी के फलों से बने काढ़े से गरारे करने से कुछ ही दिनों में मसूड़े मजबूत होंगे और दांत और मसूड़ों का दर्द दूर होगा।

पीलिया : दारुहल्दी के काढ़े को बराबर की मात्रा में शहद मिलाकर 2 चम्मच की मात्रा में सुबह-शाम पिलाते रहने से शीघ्र लाभ मिलता है।

श्वेत प्रदर : दारुहल्दी, दालचीनी और शहद समभाग मिलाकर एक चम्मच की मात्रा में 3 बार सेवन करने से रोग में लाभ मिलता है।

सूजन पर : दारुहल्दी का बनाया लेप 2-3 बार लगाने से सूजन की कठोरता दूर होकर दर्द में आराम मिलता है।

घाव : दारुहल्दी का लेप चोट और घाव पर लगाने से खून जमता नहीं और शीघ्र ही भर जाता है।

टूटी हड्डी का जुड़ना : दारुहल्दी की चूर्ण अंडे की सफेदी में समान मात्रा में मिलाकर 2 चम्मच की मात्रा में सुबह-शाम नियमित सेवन करते रहने से टूटी हड्डी शीघ्र जुड़ जाती है।

खूनी बवासीर पर : दारुहल्दी का तना, जड़ और फल समभाग में मिलाकर लेप तैयार करें। इसे गुदा और मस्सों पर लगाने से रोग में बहुत लाभ मिलता है।

मुंह के छाले : दारुहल्दी, मुलेठी और शहद को समभाग में मिलाकर छालों पर बार-बार लगाने से कष्ट में आराम मिलता है।

नेत्र रोग : दारुहल्दी का लेप आंखें बंद कर पलकों पर लगाकर सोने से आखों का दर्द, लाली, किरकिराहट आदि कष्टों में लाभ होता है।

65. धतूरा

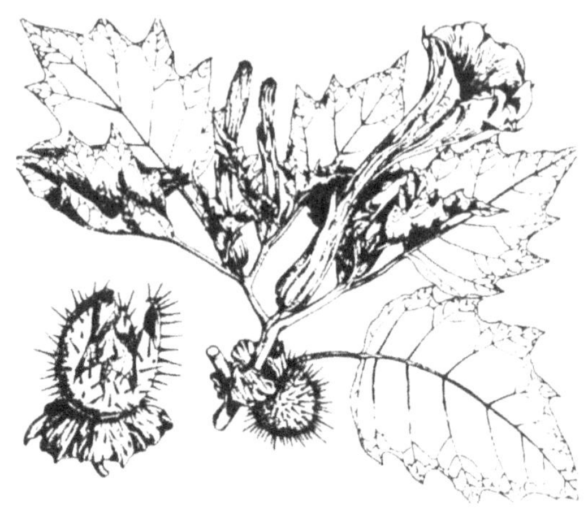

सामान्य परिचय

धतूरे का पौधा सारे भारत में सर्वत्र सुगमता से बहुतायत में उपलब्ध होता है। आमतौर पर खेतों के किनारे, जंगलों में, गांवों, शहरों में यहां-वहां उगा हुआ दिख जाता है। भगवान शिव की पूज़ा के लिए लोग इसके फूल और फलों का उपयोग करते हैं। धतूरा सफेद, काला, नीला, पीला तथा लाल पुष्प वाला पांच जातियों का मिलता है, जिसमें काला धतूरा श्रेष्ठ माना जाता है। इसका पौधा ऊंचाई में 3 से 5 फुट तथा झाड़ीदार होता है। तना, शाखाएं बैंगनी या हलके काले रंग की होती हैं। पत्ते हृदय के आकार के, अंडाकार, चिकने, दन्तुर या मुड़े-मुड़े से 3 से 7 इंच लंबे होते हैं। पुष्प घंटाकार, तुरही के आकार के, एक साथ 2-2 या 3-3 सफेद, बैंगनी आभा लिए 5 से 7 इंच लंबे लगते हैं। फल हरे रंग के, कांटेदार, गोल-गोल, नीचे की ओर लटके 4 खंडों से युक्त होते हैं। फल पकने पर अपने आप अनियमित ढंग से फट जाते हैं, जिनमें से चपटे, मटमैले भूरे, वृक्काकार अनेक बीज निकल कर बिखर जाते हैं।

विभिन्न भाषाओं में नाम

संस्कृत–धत्तूर, कनक। हिंदी–धतूरा। मराठी–धोत्रा। गुजराती–धन्तूरो। बंगाली–धतूरा। अंग्रेज़ी–थार्न एप्पल (Thorn Apple)। लैटिन–धतूरा स्ट्रेमोनियम (Dhatura Stramonium)।

गुण

आमतौर पर धतूरे का पौधा काफी विषैला होने के कारण अनुपयोगी समझा जाता है, लेकिन इसका प्रयोग आयुर्वेदिक औषधियों के निर्माण में सफलतापूर्वक किया जाता है। आयुर्वेदिक मतानुसार धतूरा रस में कटु, तिक्त, कषाय, गुण में लघु, विकारी, तासीर में गर्म, विपाक में कटु, कफ़ नाशक, वात-पित्त कारक, वेदनास्थापक, शूलहारी, शक्तिवर्धक, व्रण रोपक, निद्राजनक, कांतिवर्धक, व्रणशोधक, मादक होता है। यह ज्वरनाशक, श्वास रोग में हितकारी, बाजीकरण, गठिया, बिच्छू के विष, कुष्ठ रोग नष्ट करने वाला, जुंएं और लीकों को मारने वाला, चर्म रोग दूर करने वाला, कर्ण शूल, कृमिदंत शूल, स्तनशोथ, इन्द्रलुप्त, स्तनशैथिल्य, वन्ध्यत्व, शीघ्रपतन में भी गुणकारी है।

यूनानी चिकित्सा पद्धति में धतूरा चौथे दर्जे का शीतल और रुक्ष होता है। यह पागल कुत्ते का विष, अन्य जहरीले जानवरों के विष, पित्तज, सिर दर्द, सूजन, फोड़े-फुंसी और पेट के कृमियों को नष्ट कर स्तम्भन पैदा करता है, नींद लाता है, सुस्ती लाता है।

वैज्ञानिक मतानुसार धतूरे का रासायनिक विश्लेषण करने पर ज्ञात होता है कि इसमें मुख्य एल्कलाइड स्कोपोलेमिन तथा अल्प मात्रा में एट्रोपिन, हायोसायमिन, हायोसीन भी पाए जाते हैं। इसके पत्तों में क्लोरोजेनिक एसिड और गहरे रंग का उड़नशील तेल पाया जाता है। बीजों में एक स्थिर तेल मिलता है। आंख की पुतलियों को फैलाने का गुण इसमें एट्रोपीन की तरह होता है। यह परजीवी कीटाणुओं को नष्ट करने का गुण भी रखता है।

हानिकारक प्रभाव

धतूरे के पत्ते और बीज काफी विषैले होते हैं। निर्धारित मात्रा से अधिक सेवन करने पर मुंह, गले, आमाशय में तीव्र दाह और सूजन पैदा होती है। व्यक्ति को तेज प्यास लगती है, त्वचा सूख जाती है, आंखें व चेहरा लाल हो जाते हैं, शरीर का तापमान बढ़ जाता है, चक्कर आने लगते हैं, नेत्रों के तारे फैल कर एक की दो या अधिक चीजें दिखने लगती हैं, रोगी चिल्लाने लगता है, प्रलाप करने लगता है, नाड़ी कमजोर होकर अनियमित चलने लगती है, यहां तक कि श्वासावरोध होकर या हृदयावरोध होकर मृत्यु तक हो सकती है। धतूरे के विषाक्तता के लक्षण मालूम पड़ते ही तुरंत वैद्य या चिकित्सक की सेवाएं लेनी चाहिए।

बीजों का शुद्धीकरण

एक कपड़े की पोटली में बीजों को बांध कर इतना दूध डालें कि वह डूब जाए। इसे खूब उबालें। जब दूध कम हो जाए, तो फिर पोटली डूबे, इतना दूध डालकर पुनः उबालें। ऐसा प्रयोग 3-4 बार करने के बाद बीज हानिरहित और निर्विष होंगे, तभी इनका उपयोग औषधि के रूप में करें।

मात्रा

शुद्धीकृत बीज का चूर्ण 60 से 120 मिलीग्राम। पत्तों का चूर्ण सेवन हेतु 60 से 200 मिलीग्राम। धूम्रपान के लिए 500 मिलीग्राम से 2 ग्राम तक।

उपलब्ध आयुर्वेदिक योग

धत्तूर तेल, धत्तूर क्षार, कनकासव, कनकवटी, धतूरा-सव, कनकसुंदर रस, धत्तूरघृत आदि।

विभिन्न रोगों में प्रयोग–

बिच्छू का विष : दंश के अंग पर धतूरे के पत्तों को पीसकर लेप लगाने से कष्ट में आराम मिलेगा और विष प्रभावहीन होगा।

व्रण, फोड़े-फुंसी पर : पत्तों पर घी चुपड़ कर गर्म करें और गर्म-गर्म ही पीड़ित स्थान पर बांधने से व्रणशोथ, फोड़े-फुंसी बैठ जाते हैं।

सिर की जुएं, लीख : पत्तियों के रस को सिर के बालों की जड़ों में लगाने से जुएं व लीख नष्ट हो जाती हैं। रस में कपूर मिलाकर लगाने से अधिक प्रभावशाली असर होता है।

कान का दर्द : धतूरे के पत्तों का रस गर्म कर 2-3 बूंद गुनगुना टपकाने से कान के दर्द में आराम मिलता है।

कुत्ते के काटने पर : पत्तों के रस में लाल मिर्च को पीसकर काटे हुए दंश पर लगाना लाभप्रद होता है।

दांत का दर्द : बीजों को जल में पीसकर बनी लुग्दी का अल्प मात्रा में दाढ़ की खो में भर देने से दंत कृमि नष्ट होकर दर्द में आराम मिलेगा।

दमा का दौरा : धतूरे के सूखे पत्तों का चूर्ण चिलम में अजवायन और सौंफ के चूर्ण के साथ मिलाकर भर लें और धूम्रपान करें, दौरे में तत्काल राहत मिलेगी।

गर्भपात रोकने के लिए : धतूरे की जड़ को गर्भवती स्त्री की कमर में बांधकर रखने से गर्भपात नहीं होता।

स्तनशोथ में : हलदी और अफीम की थोड़ी मात्रा के साथ धतूरे के पत्तों को पीसकर बने लेप को स्तन पर सुबह-शाम लगाएं।

जोड़ों के दर्द : धतूरे के तेल की मालिश पीड़ित जोड़ों पर करने से दर्द दूर होगा।

गंजापन : धतूरे के रस को सिर पर मलने से बाल उगने में सहायता मिलती है। प्रयोग नियमित रूप से कुछ हफ्ते तक करें।

सूजन पर : धतूरे की जड़ गोमूत्र में पीसकर बने लेप को गर्म कर गर्म-गर्म ही सूजन पर मलें।

योनिशूल : पत्तों को पीसकर उसमें थोड़ा-सा सेंधानमक और घी मिलाकर कपड़े की पोटली बना लें। रात्रि में सोने से पूर्व पोटली योनि में रखने और सुबह निकाल लेने से दर्द में आराम मिलता है।

शीघ्रपतन : लौंग, अकरकरा और शुद्ध धतूरे के बीज समभाग मिलाकर पीस लें। एक ग्राम की मात्रा में एक कप दूध के साथ दिन में 3 बार सेवन करते रहने से कुछ ही दिनों में स्तम्भन बढ़कर शीघ्रपतन दूर होगा।

स्तनशैथिल्यता : पत्तों पर सरसों का तेल लगाकर गर्म करके गर्म-गर्म ही स्तनों पर कसकर बांधने से कुछ ही दिनों के प्रयोग से स्तन कठोर हो जाते हैं।

स्तन के दूध सुखाने के लिए : धतूरे के पत्ते पीसकर लेप लगाएं और बांध कर रखें।

हाथ-पैरों में पसीने की अधिकता : शुद्ध किए बीजों की राख बनाएं, फिर एक-एक ग्राम की मात्रा में 8-10 दिन रोजाना एक बार सेवन करने से हाथ-पैरों में अधिक पसीना आने का कष्ट दूर होता है।

पेट के कृमि : पत्तों का रस 3-4 बूंद, आधा-आधा चम्मच अजवायन और शहद में मिलाकर सोते समय पिलाने से कुछ ही दिनों में पेट के सारे कृमि मल द्वारा निकल जाएंगे।

66. द्रोणपुष्पी

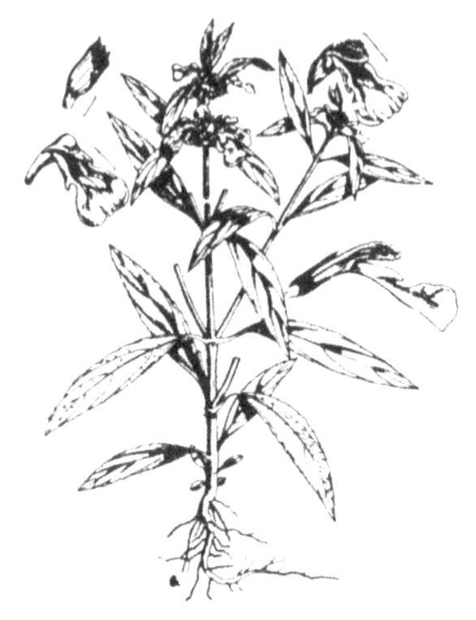

सामान्य परिचय

द्रोणपुष्पी का पौधा वर्षा ऋतु में अकसर हर जगह उग आता है। गर्मी के मौसम में पौधा सूख भी जाता है। इसकी ऊंचाई 1 से 3 फुट और तना रोमयुक्त होता है। पत्ते तुलसी के पत्तों के समान 1 से 2 इंच लंबे और 1 इंच तक चौड़े होते हैं। इसके पत्तों को मसलने पर तुलसी के पत्तों के समान तेज गंध निकलती है। पुष्प हर शाखा की गांठ पर सफेद रंग के छोटे-छोटे लगते हैं। द्रोण (प्याला) के आकार के पुष्प होने के कारण इसका नाम द्रोणपुष्पी कहलाता है। फल हरा व चमकीला चार खंडों से युक्त होता है। प्रत्येक खंड पकने पर बीजों में बदल जाता है। शरद् ऋतु में पुष्प और हेमंत ऋतु में फल की बहार आती है। इसकी कई जातियां भी पाई जाती हैं।

विभिन्न भाषाओं में नाम

संस्कृत–द्रोणपुष्पी। हिंदी–गूमा। मराठी–तुबा। गुजराती–कूबी। बंगाली–हलकसा। लैटिन–ल्युकस सिफेलोटस (Leucus Cephalotes)।

गुण

आयुर्वेदिक मतानुसार द्रोणपुष्पी स्वाद में कड़वी, गुण में गुरु, तीक्ष्ण, तासीर में गर्म, विपाक में कटु, वात-कफ़शामक और पित्त को शुद्ध करने वाली होती है।

यह विषम ज्वर नाशक, रक्तशोधक, शोथहर, सर्पविषहर, पाचन संस्थान के रोगों में उपयोगी है। इसके आलावा सिर दर्द, कामला, खुजली, सर्दी, शोथ, ज्वर, अफीम विष, श्वास, खांसी, संधिवात, यकृत (प्लीहा) वृद्धि एवं कृमि रोगों में भी गुणकारी है।

यूनानी चिकित्सा पद्धति के अनुसार द्रोणपुष्पी गर्म और खुश्क होती है। सांप के विष में, पीलिया, कृमि, कफज ज्वर, कब्ज़ियत रोगों में यह लाभप्रद है। वायु और कफ़ को मिटाना इसका विशेष गुण है।

वैज्ञानिक मतानुसार द्रोणपुष्पी की रासायनिक बनावट का विश्लेषण करने पर इसके फूलों में एक उड़नशील, सुगंधित तेल और एल्कोलाइड पाया जाता है। बीजों में थोड़ी मात्रा में स्थिर तेल मिलता है। इसका प्रभाव कफ़ हटाने, कृमिनाशक, उत्तेजक, विरेचक होता है।

हानिकारक प्रभाव

पित्त प्रकृति वालों के लिए द्रोणपुष्पी का सेवन हानिकारक होता है।

मात्रा

द्रोणपुष्पी के पांचों अंगों (फूल, पत्ते, जड़ एवं तना) का चूर्ण 5 से 10 ग्राम। रस 10 से 20 मिलीलीटर।

विभिन्न रोगों में प्रयोग

खुजली में : द्रोणपुष्पी का ताजा रस पीड़ित अंग पर मलने से आराम मिलता है।

सर्प विष : द्रोणपुष्पी के एक चम्मच रस में 2 काली मिर्च पीसकर मिलाएं। इसकी एक मात्रा दिन में 3-4 बार पिलाने से और रोगी की आंखों में पत्तों का रस 2-3 बूंद 4-5 बार डालने से विष का असर खत्म हो जाता है।

शोथ : द्रोणपुष्पी और नीम के पत्ते समभाग में पीसकर सूजन पर गर्म-गर्म लेप लगाने से आराम मिलता है।

खांसी : द्रोणपुष्पी के एक चम्मच रस में आधा चम्मच बहेड़े का चूर्ण मिलाकर दिन में 3 बार सेवन करने से खांसी में लाभ मिलता है।

संधिवात : द्रोणपुष्पी के एक चम्मच रस में इतना ही पीपल का चूर्ण मिलाकर सुबह-शाम सेवन करने से संधिवात में आराम मिलता है।

सिर दर्द : द्रोणपुष्पी का रस 2-2 बूंद की मात्रा में नाक के नथुनों में टपकाएं और इसमें 1-2 काली मिर्च पीसकर मस्तक पर लेप करने से दर्द में राहत मिलेगी।

कामला : पत्तों का 2-2 बूंद रस आंखों में नियमित रूप से सुबह-शाम कुछ हफ्ते तक डालते रहें। लाभ होगा।

सर्दी में : द्रोणपुष्पी का रस नाक में 2-2 बूंद टपकाएं और रस सूंघें।

ज्वर : 5 काली मिर्चों का चूर्ण 2 चम्मच द्रोणपुष्पी के रस के साथ पिलाने से ज्वर के रोग में आराम मिलता है।

श्वास, दमा : द्रोणपुष्पी के सूखे पुष्प औरे धतूरे के पुष्पों को समभाग में मिलाकर धूम्रपान करने से दमे के दौरे में राहत मिलती है।

यकृत (प्लीहा) वृद्धि में : द्रोणपुष्पी की जड़ का चूर्ण आधा चम्मच की मात्रा में एक ग्राम पीपल के चूर्ण के साथ सुबह-शाम कुछ हफ्ते सेवन करने से लाभ होगा।

67. दूब/दूर्वा

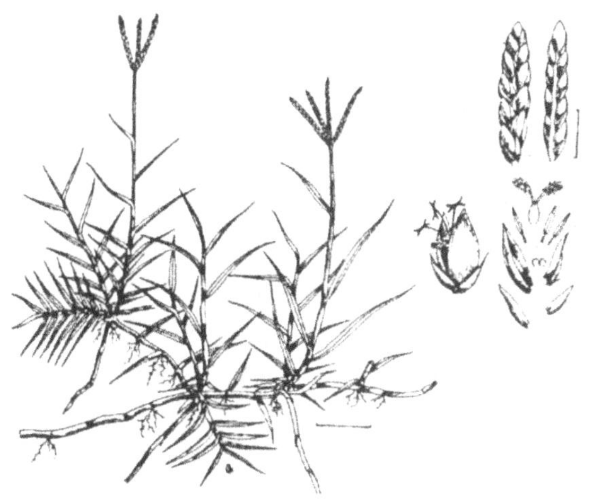

सामान्य परिचय

हिंदू धर्म शास्त्रों में दूब को परम पवित्र मानने के कारण प्रत्येक मांगलिक अवसर पर पूजन सामग्री के रूप में इसका उपयोग किया जाता है। देवता, मनुष्य और पशु सभी को प्रिय दूब खेल के मैदान, मंदिर परिसर, बाग-बगीचों में विशेष तौर पर उगाई जाती है, जबकि यहां-वहां यह अपने आप उग आती है। दूब जहां जमीन पर फैलकर बढ़ती है, वहीं घास ऊंची उठकर बढ़ती है। चूंकि इसे सभी जानते- पहचानते हैं। इसके तने में अनेक गांठें होती हैं, जहां से जड़ें निकलकर भूमि में चली जाती हैं और तना आगे की ओर बढ़ता जाता है। छोटी-छोटी शाखाएं भूमि से ऊपर उठी रहती हैं, जिनसे 2 से 4 इंच लंबी, पतली, चिकनी, नोकदार पत्तियां निकलती हैं। हरे या बैंगनी रंग की पुष्पमंजरी पर दानों के रूप में छोटे-छोटे बारीक भूरे रंग के फल लगते हैं। पानी मिलता रहे, तो यह वर्ष भर हरी रहती है। अन्यथा गर्मी के दिनों में सूख जाती है। आमतौर पर हरी और सफेद दूब देखने को मिलती है, पर कहीं-कहीं नीली या काली दूब भी होती है।

विभिन्न भाषाओं में नाम

संस्कृत–दूर्वा। हिंदी–दूब। मराठी–हरली। गुजराती–ध्रो। बंगाली–दूर्वाघास। अंग्रेज़ी–कौंच ग्रास (Conch grass)। लैटिन–सिनोडोन डेक्टिलॉन (Cynodon Dactylon)।

गुण

आयुर्वेदिक मतानुसार दूब रस में मधुर, तिक्त, कषाय, गुण में लघु, स्निग्ध, तासीर में शीतल, विपाक में मधुर, कफ़-पित्त शामक होती है। यह रक्तस्तम्भन, मूत्रजनक, एण्टीसैप्टिक होने के कारण रक्त विकार, रक्त पित्त, रक्तस्राव, खांसी, वमन, अतिसार, दाद, मूत्र दाह, नेत्र दाह, ज्वर, शोथ, शीतपित्त, मूत्रकृच्छ्र, रक्त प्रदर में गुणकारी है।

यूनानी चिकित्सा पद्धति के अनुसार दूब की तासीर सर्द होती है। सफेद दूब में काम शक्ति घटाने का गुण होने के कारण साधु, संन्यासी इसको सेवन करते हैं। इससे वीर्य की कमी होती है। इसके सेवन से प्यास मिटती है, पेशाब खुलकर आती है, खुजली दूर होती है, मुंह के छाले ठीक होते हैं।

वैज्ञानिक मतानुसार दूब की रासायनिक बनावट का विश्लेषण करने पर ज्ञात होता है कि इसमें 10.47 प्रतिशत प्रोटीन, 28.17 प्रतिशत रेशा और 11.75 प्रतिशत भस्म होती है। इसकी भस्म में अल्प मात्रा में फास्फोरस, कैल्शियम, मैग्नीशियम, सोडियम, पोटेशियम भी पाए जाते हैं। प्रयोगों से पता चला है कि दूब एक शक्तिवर्द्धक औषधि है, क्योंकि इसमें ग्लाइकोसाइड, अल्केलाइड, विटामिन ए तथा विटामिन सी पर्याप्त मात्रा में होते हैं। इसके नियमित सेवन से शारीरिक स्फूर्ति बनी रहती है, अधिक परिश्रम करने पर भी थकावट महसूस नहीं होती।

हानिकारक प्रभाव

सामान्य से अधिक मात्रा में सेवन करने पर यह आमाशय को हानि पहुंचा सकती है और काम शक्ति में कमी ला सकती है।

मात्रा

दूब का रस 10 से 20 मिलीलीटर। काढ़ा 40 से 80 मिलीलीटर। पत्तियों का चूर्ण 1 से 3 ग्राम। जड़ का चूर्ण 3 से 6 ग्राम।

उपलब्ध आयुर्वेदिक योग

दुर्वादिघृत, दुर्वादि तेल, दुर्वारिष्ट, दुर्वादि लेप।

विभिन्न रोगों में प्रयोग

चोट से रक्तस्राव : चोट से खून निकलने पर दूब की लुगदी बनाकर लगाने से और पट्टी बांधने से रक्तस्राव रुक जाता है और घाव जल्द ही भर जाता है।

नाक से खून निकलने पर : किसी भी कारण से जब नाक से खून निकले, तो ताजी हरी दूब का रस 2-2 बूंद नाक के नथुनों में टपकाने से रक्तस्राव बंद होगा।

मुंह के छालों में : दूब से तैयार किए काढ़े से दिन में 3-4 बार गरारे करने से बहुत लाभ मिलेगा।

वमन : दूब के एक चम्मच रस में एक काली मिर्च पीसकर सेवन करने से वमन में लाभ होगा।

चर्म विकारों में : सरसों के तेल और दूब के रस को समभाग मिलाकर गर्म करें। जब पानी उड़ जाए, तो इस तेल को चर्म विकारों पर दिन में तीन बार लगाएं।

दाद, खाज-खुजली : हलदी के साथ बराबर की मात्रा में दूब पीसकर बने लेप को नियमित रूप से 3 बार लगाने से दाद, खाज-खुजली और फुंसियों में आराम मिलेगा।

मानसिक रोगों में : दूब का ताजा रस सुबह-शाम 3 चम्मच की मात्रा में नियमित रूप से पिलाने से मिर्गी, हिस्टीरिया, उन्माद में लाभ होता है।

ज्वर : शरीर में अत्यधिक गर्मी, जलन मालूम होने पर दूब का रस सारे शरीर पर मलने से कष्ट में राहत मिलती है।

सिर दर्द : जौ को एक्र चम्मच दूब के रस में घोटकर कपाल पर मलने से दर्द दूर होगा।

हिचकी : दूब का रस और शहद एक-एक चम्मच मिलाकर सेवन कराएं।

पेशाब में जलन : 4 चम्मच दूब का रस एक कप दूध के साथ दें। पेशाब में खून जाने की तकलीफ में भी इस प्रयोग से लाभ होता है।

पेशाब उतरने में कष्ट : 10 ग्राम दूब की जड़ को एक कप दही में पीसकर सेवन करने से कष्ट दूर होता है।

बिवाइयों पर : दूब का लेप बिवाइयों पर लगाने से तकलीफ कम होगी।

खूनी बवासीर : दूब के पत्तों, तनों और जड़ों को दही में पीसकर मस्सों व गुदा में लगाने और सुबह-शाम एक कप की मात्रा में सेवन करने से खूनी बवासीर में शीघ्र लाभ मिलता है।

रक्त प्रदर में : 2 चम्मच दूब के रस में आधा-आधा चम्मच चंदन और मिसरी का चूर्ण मिलाकर 2-3 बार सेवन कराने से रोग में लाभ होगा।

प्यास की अधिकता : हरी दूब का 2 चम्मच रस 3-4 बार सेवन करने से किसी भी रोग में प्यास की अधिकता दूर होती है।

68. धाय

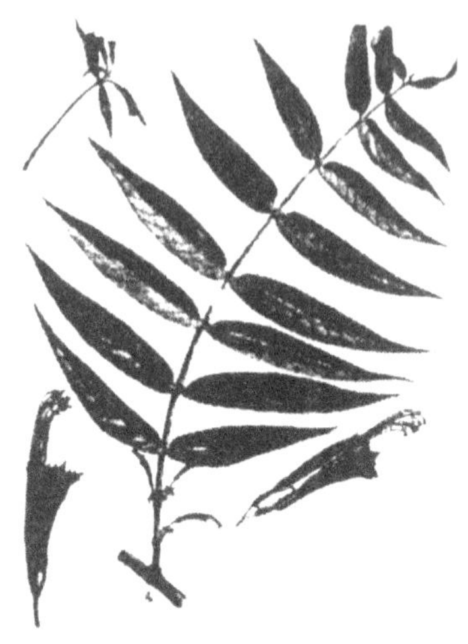

सामान्य परिचय

धाय के वृक्ष देहरादून के जंगलों में बहुतायत में मिलते हैं। इसके अलावा अन्य प्रदेशों में भी पाए जाते हैं। इसका वृक्ष 6 से 12 फीट ऊंचा, सघन, फैली हुई लंबी शाखाओं से युक्त होता है। इसकी शाखाओं और पत्तियों पर विशेष प्रकार के काले-काले बिंदुओं का जमघट होता है। लाल, भूरे रंग की छाल पतले-पतले टुकड़ों में गिरती रहती है। पत्ते 2 से 4 इंच लंबे, नोकदार, भालाकार, ज्यादातर कतारों में, एक दूसरे के सामने लगते हैं। पुष्प एक इंच से भी छोटे, चमकीले लाल रंग के गुच्छों में फूलते हैं। फल पतले, अंडाकार लगते हैं, जिनमें से चिकने, भूरे रंग के छोटे-छोटे बीज निकलते हैं। पुष्पों की बहार जनवरी से अप्रैल के बीच और फलों की बहार अप्रैल से मई में आती है। वृक्ष जब फूलों से लद जाता है, तब पुराने पत्ते झड़कर नए पत्ते निकलने लगते हैं।

विभिन्न भाषाओं में नाम

संस्कृत–धातकी। हिंदी–धाय। मराठी–धायटी। गुजराती–धावड़ी। बंगाली–धाई। अंग्रेजी–फायर फ्लेम बुश (Fire Flame Bush)। लैटिन–बुडफोर्डिया फुर्टिकोसा (Woodfordia Furticosa)।

गुण

आयुर्वेदिक मतानुसार धाय रस में कटु, कषाय, गुण में लघु, तासीर में शीतल, विपाक में कटु, कफ़-पित्तशामक, उत्तेजक, रक्त स्तम्भक, व्रणरोपक, विषहर होता है। यह प्रवाहिका, अतिसार, ज्वर, रक्तपित्त, रक्त प्रदर, दंतरोग, प्रमेह, गर्भधारणार्थ उपयोगी है।

यूनानी मतानुसार धाय की तासीर समशीतोष्ण होती है। यह पेट के कीड़े नष्ट करने, नासूर, खूनी बवासीर, श्वेत प्रदर में बहुत लाभप्रद होता है।

वैज्ञानिक मतानुसार धाय की रासायनिक बनावट का विश्लेषण करने पर ज्ञात होता है कि इसके पुष्पों में टैनिन 24 प्रतिशत और शर्करा 11.8 प्रतिशत, पत्तियों में 12 से 20 प्रतिशत तक टैनिन एवं लसोन नामक रंजक पदार्थ पाया जाता है। छाल में टैनिन का प्रतिशत 20 से 27 तक होता है। पुष्पों से प्राप्त लाल रंग रेशम रंगने के काम में लिया जाता है। इसके तने से अल्प मात्रा में गोंद भी प्राप्त होता है।

हानिकारक प्रभाव

निर्धारित मात्रा से अधिक सेवन करने से कृमि की शिकायत पैदा हो सकती है।

मात्रा

पुष्प, पत्तों का चूर्ण 3 से 5 ग्राम तक।

उपलब्ध आयुर्वेदिक योग

धातक्यादि तेल, धातक्यादि चूर्ण।

विभिन्न रोगों में प्रयोग

अतिसार, प्रवाहिका : धाय के पुष्प का चूर्ण एक चम्मच की मात्रा में 2 चम्मच शहद या एक कप छाछ के साथ दिन में 3 बार सेवन कराएं।

रक्तस्राव : खूनी बवासीर, रक्त प्रदर या किसी अन्य प्रकार के रक्तस्राव को रोकने के लिए एक चम्मच पुष्प के चूर्ण दो चम्मच शहद के साथ सेवन करें।

पित्त ज्वर : धाय के पुष्प का एक चम्मच चूर्ण गुलकंद के साथ सुबह-शाम लें।

दंत रोगों में : धाय के पत्ते और फूल समभाग मिलाकर काढ़ा तैयार करें। इससे दिन में 2-3 बार गरारे करने से समस्त दंत विकारों में लाभ मिलता है।

बच्चों के दांत निकलने के समय : धाय के पुष्प, पिप्पली और आंवले का चूर्ण समभाग लेकर महीन चूर्ण बनाएं। इसे शहद में मिलाकर रोजाना सुबह-शाम मसूड़ों पर मलते रहने से बच्चों के दांत आते समय के कष्ट दूर होंगे और दांत भी सरलता से निकल जाएंगे।

दाह : शरीर के किसी भी अंग में हो रही बाह्य जलन को दूर करने के लिए धाय के पुष्पों को गुलाब जल में पीसकर बने लेप को लगाएं।

आग से जले घाव : धाय के पुष्प चूर्ण को नारियल के तेल में फेंटकर घाव पर लगाते रहने से जलन, दर्द कम होगा और घाव शीघ्र भरेगा।

प्रदर : धाय के पुष्प का चूर्ण एक चम्मच की मात्रा में बराबर की मिस्री मिलाकर नियमित रूप से सुबह-शाम कुछ हफ्ते सेवन करें।

गर्भधारण हेतु : नीलकमल का चूर्ण और धाय के पुष्प का चूर्ण समभाग मिलाकर ऋतुकाल प्रारंभ होने के दिन से 5 दिन तक शहद के साथ सुबह-शाम नियमित सेवन कराने से गर्भधारण होता है। प्रयोग असफल होने पर अगले ऋतुकाल से पुनः दोहराएं।

प्रमेह : धाय के पुष्पों का चूर्ण, पठानी लोध्र और चंदन सभी समभाग पीसकर एक चम्मच की मात्रा में दिन में 3 बार शहद के साथ कुछ हफ्ते तक सेवन कराएं।

रक्तपित्त में : दूर्वा रस एक चम्मच की मात्रा में पुष्प के एक चम्मच चूर्ण के साथ सेवन कराने से बहुत लाभ मिलता है।

नासूर : अलसी के तेल में धाय के पुष्प चूर्ण को फेंटकर अल्प मात्रा में शहद मिलाकर रोजाना नासूर में लगाते रहने से वह ठीक होगा।

69. नागकेसर

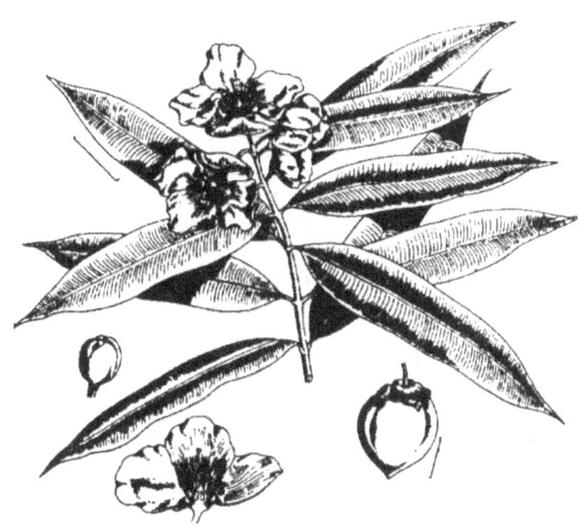

सामान्य परिचय

नागकेसर का वृक्ष आमतौर पर आसाम, नेपाल, बर्मा, बंगाल के पहाड़ी क्षेत्रों में जंगली रूप से पाया जाता है। कहीं-कहीं बाग-बगीचों में भी लगाया जाता है। इसका सदाबहार वृक्ष मध्यम ऊंचाई का दिखने में सुंदर होता है। तना गोल, चिकना और रक्ताभ भूरे रंग की छाल युक्त होता है। पत्ते 3 से 6 इंच लंबे, एक से डेढ़ इंच चौड़े, आयताकार, भालाकार, ऊपर से हरे, चिकने और नीचे से सफेद होते हैं। नए पत्ते लाल रंग के और पुराने स्पष्ट सघन शिराओं से युक्त होते हैं। पुष्पों की बहार बसंत ऋतु में आती है, तब 1 से 3 इंच घेरे वाले, सुगंधित, सफेद फूलों के मध्य केसरिया रंग के पुंकेसर लगते हैं। सांप के फन के आकार के इन पुंकेसर के कारण ही इसका नाम नागकेसर पड़ा। फलों का आकार 1 इंच से बड़ा, अंडाकार, बाह्यकोष युक्त पाया जाता है। बीज एक इंच आकार के, चिकने, भूरे, 1 से 4 की मात्रा में प्रत्येक फल से निकलते हैं। बीजों की मज्जा मांसल और तेल युक्त पाई जाती है। पीला नागकेसर ही अधिकता से प्रयोग में लिया जाता है, जबकि लाल, काला और सिलोन ब्रह्मा का नागकेसर भी कहीं-कहीं पाया जाता है।

विभिन्न भाषाओं में नाम

संस्कृत–नागकेसर। हिंदी–नागकेसर। मराठी और गुजराती–पीलू नागकेसर। बंगाली–नागेश्वर। अंग्रेज़ी–कोबरा सेफ्रॉन (Cobra Saffron)। लैटिन–मेसुआ फैरिया (Mesua Ferrea)।

गुण

आयुर्वेदिक मतानुसार नागकेसर रस में तिक्त, कषाय, गुण में लघु, विपाक में कटु, तासीर में गर्म, कफ पित्तनाशक, श्वास केंद्र उत्तेजक होता है। यह खूनी बवासीर, रक्तप्रदर, रक्तातिसार, अग्निमांद्य, अजीर्ण, वमन, प्रवाहिका, कृमि रोग, तृष्णा, उन्माद, खांसी, श्वास, हृदय दुर्बलता, मस्तिष्क दुर्बलता, रक्त विकार, नपुंसकता, संधिवात, ज्वर, श्वेत प्रदर, बांझपन, गर्भपात में गुणकारी है।

यूनानी चिकित्सा पद्धति के अनुसार नागकेसर तीसरे दर्जे का गर्म और खुश्क होता है। यह पसीने की दुर्गन्ध दूर करने, विष विकारों को नष्ट करने, कामोत्तेजना बढ़ाने में भी सक्षम औषधि है। इसके सेवन से पित्त की कमजोरी, सूखी-गीली खुजली, कुष्ठ के विकार दूर होते हैं।

वैज्ञानिक मतानुसार नागकेशर की रासायनिक संरचना का विश्लेषण करने पर ज्ञात होता है कि इसमें दो तिक्त पदार्थ व एक पीला रंजक द्रव्य पाया जाता है। पुष्पों से एक लाल भूरे रंग का सुगंधित तेल मिलता है। कच्चे फलों से एक तैलीय राल मिलता है, जिसमें एक पीला सुगंधित उड़नशील तेल होता है। बीजमज्जा से भूरे रंग का गाढ़ा स्थिर तेल 60 से 77 प्रतिशत तक मिलता है, जिसमें लैक्टोन और फेनोलिक द्रव्य पाया जाता है। इसके तेल का किडनी, मूत्राशय, जननेन्द्रिय की श्लेष्म कला पर उत्तम प्रभाव पड़ता है। वातरोगों में इस तेल की मालिश प्रभावकारी होती है।

मात्रा

पुष्प का चूर्ण 1 से 3 ग्राम।

उपलब्ध आयुर्वेदिक योग

नागकेशरादि चूर्ण।

विभिन्न रोगों में प्रयोग

बवासीर : नागकेसर पीसकर बने चूर्ण को मक्खन में फेंटकर मस्सों पर सुबह शौच के बाद लगाएं। खूनी बवासीर में नागकेसर के पुष्प का चूर्ण और मिस्री समभाग मिलाकर बनाए चूर्ण की एक चम्मच मात्रा आधा कप दही के साथ दिन में 3 बार सेवन कराएं।

पैरों के तलवों की जलन : नागकेसर के फूलों के चूर्ण को घी में अच्छी तरह फेंटकर बनाया गया लेप दिन में 3 बार तलवों पर मलकर लगाएं।

जोड़ों के दर्द में : बीजों के तेल की मालिश पीड़ित जोड़ पर सुबह-शाम करें।

शीतपित्त : नागकेसर के पुष्प चूर्ण को एक चम्मच की मात्रा में शहद के साथ सेवन करें।

श्वेत प्रदर : पुष्प चूर्ण एक चम्मच की मात्रा में एक कप छाछ के साथ दिन में 2 बार नियमित रूप से कुछ दिन सेवन करने से रोग में लाभ होगा।

नपुंसकता : नागकेसर के तेल की सुबह-शाम शिश्न पर नियमित मालिश करें।

नाक, पेशाब में खून आना : सिंघाड़े और नागकेसर के पुष्प का चूर्ण समभाग पीसकर एक चम्मच की मात्रा में 3 बार खिलाने से खून आना बंद होगा।

पसीने की अधिकता : पुष्पों का लेप पीड़ित अंगों पर लगाएं।

अतिसार, प्रवाहिका : पुष्पों का चूर्ण एक चम्मच की मात्रा में घी के साथ सेवन कराने से रोग में लाभ मिलता है।

गर्भपात : तीसरे से पांचवें माह में गर्भपात की आशंका हो, तो नागकेसर के पुष्प, वंशलोचन और मिस्री समभाग लेकर बनाया गया चूर्ण एक चम्मच की मात्रा में सुबह-शाम कुछ दिन नियमित सेवन कराएं।

रक्तपित्त : दूब के एक चम्मच रस में इतनी ही मात्रा में नागकेसर के पुष्प का चूर्ण मिलाकर सुबह-शाम सेवन करने से रोग में लाभ होगा।

हिचकी : एक कप गन्ने के रस के साथ नागकेसर के पुष्प का एक चम्मच चूर्ण सेवन करने से कष्ट दूर होगा।

मासिक धर्म के कष्ट : नागकेसर के पुष्प का चूर्ण और मिस्री समभाग मिलाकर एक चम्मच की मात्रा में पानी से सुबह-शाम नियमित सेवन करने से मासिक धर्म आने से पूर्व कमर, पेडू की पीड़ा के अनेक कष्ट दूर होकर मासिक धर्म समय पर आने लगेगा।

70. निशोथ

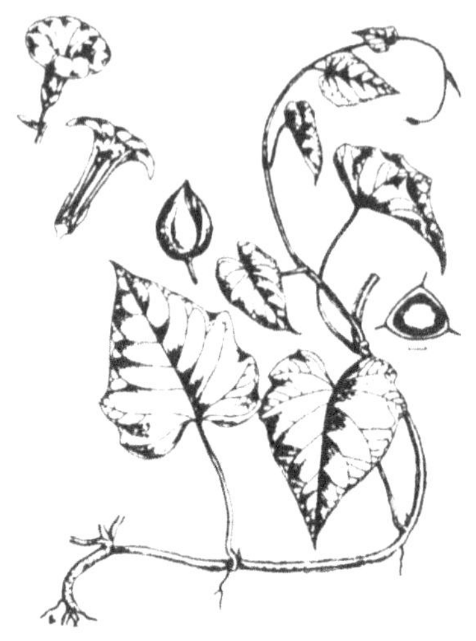

सामान्य परिचय

निशोथ सफेद और काला दो प्रकार का होता है, लेकिन सफेद निशोथ औषधियों में अधिक लाभप्रद होता है। वर्षा ऋतु में फैलने वाली इसकी बेल सारे देश में सदाबहार के रूप में बाग-बगीचों में अकसर देखी जाती है। इसकी टहनी तीन धारी वाली होने के कारण ही इसे संस्कृत में त्रिवृत कहा जाता है। बेल की टहनी ऐंठी हुई, पतली, रोएंदार, भूरे रंग की व कठोर होती है। पुष्प घंटी के आकार के सफेद रंग के लगते हैं। जड़ की छाल को सुखाकर औषधि प्रयोग में लिया जाता है।

विभिन्न भाषाओं में नाम

संस्कृत–श्वेता त्रिवृत। हिंदी–निशोथ, निसोत। मराठी–निशोत्तर। गुजराती–नसोत्तर। बंगाली–तेउड़ी। अंग्रेजी–टर्पेथ रूट (Turpeth Root)। लैटिन–ओर्पेक्युलिना टर्पेथम (Operculina Turpethum)।

गुण

आयुर्वेदिक मतानुसार सफेद निशोथ रस में कटु, तिक्त, गुण में रेचक, हलकी, तीक्ष्ण, तासीर में गर्म एवं वात नाशक होती है। यह उदर रोग, ज्वर, बवासीर, कब्ज़, रक्त-पित्त, पथरी, व्रण, शोथ को दूर करने में गुणकारी है।

वैज्ञानिक मतानुसार निशोथ की जड़ की छाल में 10 प्रतिशत की मात्रा में एक ग्लाइको साइडमय राल पाया जाता है, जो तिक्त व कटु स्वाद का, गंधहीन और भूरे पीले रंग का होता है। इसमें उपस्थित टर्पेथिन (Turpethin) नामक ग्लूकोसाइड के कारण रेचन (दस्तावर) प्रभाव मिलता है। इसके अलावा पीत रंजक द्रव्य, उड़नशील तेल और कुछ ग्लूकोसाइड भी पाए जाते हैं।

मात्रा

जड़ की छालों का चूर्ण 1 से 3 ग्राम। अच्छे परिणाम के लिए इसे लेने के थोड़ी देर बाद सोंठ, या सेंधा नमक लें।

उपलब्ध आयुर्वेदिक योग

पंचसम चूर्ण, कब्जीना चूर्ण, अविपत्तिकर चूर्ण।

विभिन्न रोगों में प्रयोग

रक्त पित्त : निशोथ की जड़ की छाल के चूर्ण में समभाग मिस्री मिलाकर पीस लें और एक चम्मच की मात्रा में शहद के साथ दिन में 3 बार सेवन कराएं।

ज्वर : सोंठ का चूर्ण इसकी जड़ की छाल के चूर्ण में समभाग मिस्री मिलाकर एक चम्मच की मात्रा शहद के साथ सुबह-शाम सेवन कराने से सभी प्रकार के ज्वर में पेट की गर्मी दूर होकर लाभ मिलता है।

व्रण, घाव : सुबह खाली पेट 4 चम्मच त्रिफला के काढ़े के साथ आधा चम्मच निशोथ की जड़ की छाल का चूर्ण सेवन करते रहने से रोग में पूर्ण आराम मिलता है।

बवासीर : रात में एक कप पानी में एक चम्मच त्रिफला चूर्ण मिलाकर रख दें और सुबह इसे आधा चम्मच निशोथ जड़ की छाल के साथ नियमित रूप से सेवन करें।

कब्ज़ : मिस्री और निशोथ की जड़ की छाल का चूर्ण समभाग मिलाकर एक चम्मच की मात्रा में दूध के साथ सोते समय सेवन करने से सबेरे पतले और पीले रंग का दस्त होगा और कब्जियत दूर होगी।

खांसी : आमाशय की खराबी से उत्पन्न कफ़ और खांसी की तकलीफ में जड़ की छाल का चूर्ण आधा चम्मच की मात्रा में शहद से लें।

पथरी : निशोथ की जड़ की छाल और इन्द्र जौ समभाग मिलाकर पीस लें। एक चम्मच की मात्रा में सुबह-शाम दूध के साथ कुछ माह नियमित सेवन करने से मूत्राशय या पित्ताशय में होने वाली पथरी का दर्द दूर होगा और धीरे-धीरे पथरी गल-गल कर निकल जाएगी।

सूजन पर : निशोथ की जड़ को पानी में पीसकर बनाए लेप को सूजन पर मलें।

71. निर्गुण्डी

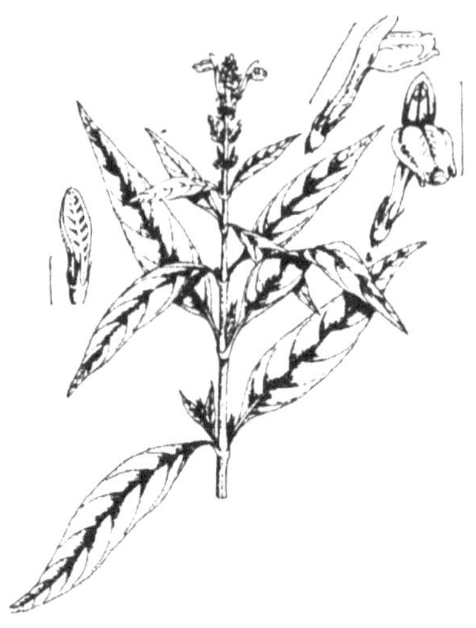

सामान्य परिचय

कहा गया है– *'निर्गुण्डति शरीर रक्षति रोगेभ्यः तस्माद् निर्गुण्डी'* अर्थात् जो रोगों से हमारे शरीर की रक्षा करती है, वह निर्गुण्डी कहलाती है। इसकी दो जातियां आमतौर पर देखने को मिलती हैं। निर्गुण्डी नीले फूल वाली को और सिन्दुबार सफेद फूल वाली को कहा जाता है। इसका पौधा सारे भारत में अपने आप उग आता है। उष्ण प्रदेशों में यह बहुतायत में मिलता है। खेतों की मेड़ों पर, बाग-बगीचों में, घरों पर भी इसे लगाया जाता है। इसके झाड़ीदार पौधों से एक प्रकार की तीव्र, अरुचिकर गंध आती रहती है। पौधे की ऊंचाई 6 से 12 फुट होती है। तने से पतली-पतली अनेक शाखाएं निकलती हैं। सारे पौधे पर सूक्ष्म रोम लगे होते हैं। पत्तियों के वृत्त 3 से 5 पत्तों से युक्त होते हैं। प्रत्येक पत्ता 2 से 6 इंच लंबा, एक इंच से कम चौड़ा और सफेद भूरे रोएंदार होता है। पत्तों को मसलने पर एक विशिष्ट प्रकार की अप्रिय गंध आती है। पुष्प लंबी मंजरी वाले, गुच्छों में, छोटे-छोटे, सफेद या नीली आभा लिए लगते हैं। फल छोटे-छोटे, गोल, एक इंच से छोटे, पकने पर काले रंग के होते हैं। उल्लेखनीय है कि सफेद फूल और नीले फूल वाली जाति के गुणों में प्रायः समानता पाई जाती है, अतः उपलब्ध निर्गुण्डी का उपयोग औषधि के रूप में ले सकते हैं।

गुण

आयुर्वेदिक मतानुसार निर्गुण्डी रस में कटु, तिक्त, गुण में लघु, रुक्ष, तासीर में गर्म, विपाक में कटु, वात, कफ शामक होती है। यह ज्वर, कृमि, शोथ, वेदना, आमवात, कुष्ठ, सिर दर्द, साइटिका, मूत्राघात, खुजली, बलवृद्धि हेतु, नेत्र रोग, स्त्री दुग्ध वृद्धि हेतु, खांसी, अजीर्ण, मस्तिष्क की दुर्बलता, शिश्न दौर्बल्यता एवं सौंदर्यवर्द्धन हेतु गुणकारी है।

यूनानी चिकित्सा पद्धति में निर्गुण्डी दूसरे दर्जे की गर्म और खुश्क है। यह दर्द निवारक, सूजन उतारने की उत्तम औषधि है। होम्योपैथिक मतानुसार इसे 'इंडियन आर्निका' का दर्जा प्रदान किया गया है, क्योंकि यह जोड़ों के दर्द को दूर करने में काफी प्रभावशाली सिद्ध हुई है।

वैज्ञानिक मतानुसार निर्गुण्डी का रासायनिक विश्लेषण करने पर ज्ञात होता है कि इसकी ताजी पत्तियों में हलके पीले रंग का तेल अल्प मात्रा में पाया जाता है। इस तेल में एल्डीहाइड 22.5 प्रतिशत, फीनौल 15 प्रतिशत और सिनीऑल 10 प्रतिशत होता है। इसके अलावा दो निशण्डीन और हाइड्रोकोटीलान नामक एल्केलाइड्स भी पाए जाते हैं। फलों में कार्बोनिक अम्ल, अम्ल राल, क्षार तत्त्व और रंग उपस्थित होते हैं। प्रति 100 ग्राम ताजी पत्तियों में 150 मिलीग्राम विटामिन सी और अल्प मात्रा में कैरोटिन पाया जाता है। इसके अलावा ग्लूकोसाइड और फ्लेवॉन, टैनिक एसिड, हाइड्रौक्सी बैंजोइक अम्ल भी सक्रिय रूप में मिलते हैं।

हानिकारक प्रभाव

निर्धारित मात्रा से अधिक सेवन करने से सिर दर्द, जलन व किडनी पर विपरीत प्रभाव पड़ सकता है।

मात्रा

पत्तों का रस 10 से 20 मिलीलीटर, जड़ की छालों का चूर्ण 1 से 3 ग्राम, बीज और फलों का चूर्ण 3 से 6 ग्राम।

उपलब्ध आयुर्वेदिक योग

निर्गुण्ड्यादि घृत, निर्गुण्ड्यादि क्वाथ, निर्गुण्ड्यादि तेल।

विभिन्न रोगों में प्रयोग

चोट, सूजन : निर्गुण्डी के पत्तों को पीसकर बना लेप चोट और सूजन पर लगाकर पट्टी बांधने से दर्द में आराम मिलता है और घाव शीघ्र ही ठीक हो जाता है।

मुंह के छाले : पत्तों के काढ़े से सुबह-शाम गरारे करने से छाले दूर होंगे। निर्गुण्डी का तेल मुंह के अंदर लगाने से भी वही लाभ मिलेगा।

पेट दर्द में : पत्तों का रस एक चम्मच की मात्रा में 4 काली मिर्च के चूर्ण के साथ दिन में 3-4 बार सेवन करने से दर्द दूर होगा।

विष का प्रभाव नष्ट करने के लिए : किसी भी कीड़े, जंतु द्वारा काटे हुए स्थान पर निर्गुण्डी के पत्ते, छाल और जड़ का समभाग पीसकर लेप करने और पत्तों का काढ़ा आंतरिक रूप से 2 चम्मच की मात्रा में 3-4 बार सेवन करने से विष के सारे दुष्प्रभाव दूर होंगे।

सिर दर्द : पत्तों का रस कपाल पर लगाकर मलने से सिर दर्द का कष्ट दूर होगा।

टिटेनस : 30 मिलीलीटर निर्गुण्डी के पत्ते का रस शहद के साथ दिन में 2-3 बार देने से टिटेनस जैसे घातक रोग में लाभ मिलता है।

कान के दर्द में : पत्तों का रस गर्म कर 2-3 बूद टपकाने से राहत मिलेगी।

मांसपेशियों, नाड़ियों और संधियों के दर्द में : निर्गुण्डी के तेल की मालिश करने और पत्तों का काढ़ा 4-4 चम्मच पीने से तुरंत आराम मिलता है।

शिश्न शैथिल्यता : निर्गुण्डी की जड़ को पानी में पीसकर बने लेप को शिश्न पर मलने से उसकी शैथिल्यता दूर होती है लेकिन प्रयोग कुछ हफ्ते नियमित रूप से करना जरूरी है।

साईटिका : दर्द दूर करने के लिए पीड़ित अंग पर निर्गुण्डी के पत्तों को गर्म करके पट्टी से बांधने पर आराम मिलेगा। साथ में पत्तों का रस 2 चम्मच की मात्रा में सुबह-शाम आंतरिक सेवन करें।

सौंदर्य वृद्धि हेतु : जड़ का चूर्ण आधा चम्मच की मात्रा में सुबह-शाम नियमित घी से सेवन करते रहने से कुछ हफ्तों के प्रयोग के बाद रूप खिल उठेगा।

पेडू की सूजन, गर्भाशय शोथ : निर्गुण्डी के ताजे पत्तों से तैयार लुगदी को गुनगुना गर्म कर पेडू पर सुबह-शाम बांधने से सारी सूजन दूर हो जाती है।

होंठों के कष्ट : निर्गुण्डी के सूखे पत्तों को चिलम में भरकर धूम्रपान करें और इसका तेल नाक में 2-3 बूंद टपकाएं, रोग में बहुत लाभ मिलेगा।

बिवाई फटने पर : तलवों की दरारों में कांटों की चुभन-सी तकलीफ में निर्गुण्डी का तेल सुबह-शाम मलें।

मस्तिष्क की दुर्बलता में : जड़ की छाल का चूर्ण आधा चम्मच की मात्रा में शुद्ध घी में मिलाकर एक कप दूध के साथ रोजाना नियमित रूप से सेवन करें।

72. नीम

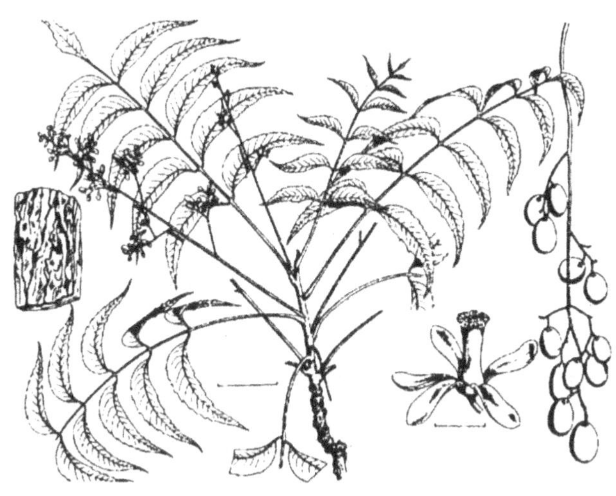

सामान्य परिचय

इसका वृक्ष सारे भारत में बहुतायत में मिलता है। नीम तीन प्रकार का होता है। पहला सर्वत्र पाया जाने वाला, दूसरा महानीम (बकायन) (Melia azadirachta), जिसमें फल गुच्छों के रूप में और पत्तियां कुछ बड़े आकार की होती हैं, तीसरा मीठा नीम (Murraya koenigil spreng), जिसकी पत्तियां कढ़ी में डाली जाती हैं। सामान्य नीम का वृक्ष 40 से 50 फुट ऊचा होता है। अनेक शाखाओं, प्रशाखाओं में विभक्त वृक्ष टहनियों के कारण यह सघन और छायादार बन जाता है। तना मोटा और छालयुक्त होता है। पत्ते 9 से 15 की संख्या में एक दूसरे के सामने 1 से 3 इंच लंबे और आधे से डेढ़ इंच चौड़े, नुकीले, दंतुर होते हैं। सफेद रंग के छोटे-छोटे पुष्प मंजरियों में लगते हैं। फल अंडाकार, गोल, कच्चे, हरे और पकने पर पीले रंग के लगते हैं, जिन्हें आम भाषा में निम्बोली के नाम से जाना जाता है। प्रत्येक निम्बोली से एक बीज निकलता है, जिससे तेल प्राप्त होता है। वृक्ष के सारे अंग स्वाद में कड़वे होते हैं। वसंत ऋतु में तांबे के समान नए पत्ते आते हैं, जबकि ग्रीष्म ऋतु में पत्तियां झड़ जाती हैं। वृक्ष के तने से गोंद भी प्राप्त होता है, जो पानी में घुल जाता है। औषधि के रूप में नीम के सारे अंग काम में आते हैं।

विभिन्न भाषाओं में नाम

संस्कृत–निम्ब। हिंदी–नीम। मराठी–कडूनिम्ब। गुजराती–लीमडो। बंगाली–निम गाछ। अंग्रेज़ी–नीम ट्री (Neem Tree)। मर्गोसा ट्री (Margosa Tree)। लैटिन–एजाडिरेक्टा इण्डिका (Azadirachta Indica)।

गुण

आयुर्वेदिक मतानुसार नीम गुण में हलका, ग्राही, रस में कटु, तिक्त, कषाय, तासीर में शीतल, विपाक में कटु, वात, पित्त और कफ़नाशक, रक्तशोधक, त्वचा रोग नाशक, कीटाणुनाशक होता है। यह मलेरिया, दंत रोग, कब्ज़, पीलिया, बालों के रोग, कुष्ठ, दाह, रक्त पित्त, सिर दर्द, नेत्र रोग, प्रदर आदि में गुणकारी होता है।

यूनानी चिकित्सा पद्धति के अनुसार नीम पहले दर्जे की गर्म और खुश्क होती है। अन्य मतानुसार यह पहले दर्जे की सर्द और खुश्क होती है। नीम का गोंद खून की गति को बढ़ाने वाला रक्तशोधक होता है। उपदंश और कुष्ठ की यह उत्तम औषधि है।

होम्योपैथिक मतानुसार नीम पुराने जीर्ण रोगों की उत्तम दवा है। त्वचा रोग, कुष्ठ, कुनैन के दुष्प्रभावों को नष्ट करने में यह कारगर औषधि है।

वैज्ञानिक मतानुसार नीम के रासायनिक तत्त्वों का विश्लेषण करने पर ज्ञात होता है कि इसकी छाल और पत्तों में कड़वा पदार्थ मार्गोसीन, सोडियम मार्गोसेट, निम्बिडिन, निम्बोस्टेरोल, निम्बिनिन, स्टियरिक एसिड, ओलिव एसिड, पामिटिक एसिड, उड़नशील तेल और टैनिन पाया जाता है। बीजों से प्राप्त स्थिर तेल 45 प्रतिशत निकलता है, जिसमें गंधक, राल, एल्केलाइड, ग्लूकोसाइड और वसा अम्ल पाए जाते हैं। अल्प मात्रा में लोहा, कैल्शियम और पोटेशियम के लवण भी उपस्थित होते हैं।

नीम का तेल गंध व स्वाद में कड़वा होता है, जो अनेक प्रकार के कीटाणुओं को नष्ट करने की क्षमता रखता है। यह वातहर, व्रणशोधक, गर्भरोधक, दुर्गन्धनाशक, उत्तेजक, पायरिया, कुष्ठ, शीतपित्त में काफी गुणकारी होता है। आग से जली त्वचा के घावों पर लगाने से वे शीघ्र ठीक हो जाते हैं। नीम की गोंद में 26 प्रतिशत पेन्टोसन्स, 12 प्रतिशत गेलेक्टीन व अल्प मात्रा में अन्य प्रकार के अल्ब्यूमिन्स, ऑक्साइड्स भी पाए जाते हैं।

हानिकारक प्रभाव

नीम का सेवन रुक्ष प्रकृति वाले व्यक्तियों के लिए हानिकारक होता है। जिनकी कामशक्ति निर्बल हो, उन्हें भी नीम का अधिक सेवन करने से बचना चाहिए।

मात्रा

पत्तों का रस 10 से 20 मिलीलीटर। छाल का चूर्ण 2 से 4 ग्राम। तेल 5 से 10 बूंद।

उपलब्ध आयुर्वेदिक योग

निम्बादि चूर्ण, निम्बादि तेल, निम्बारिष्ट, निम्ब घृत, निम्बहरिद्राखण्ड आदि।

विभिन्न रोगों में प्रयोग

बवासीर : नीम और कनेर के पत्तों को समभाग लेकर पीस लें। तैयार लुगदी को गुदा पर लगाकर लंगोट बांधने से कुछ दिनों में मस्सों का कष्ट कम होगा। नीम का तेल भी मस्सों पर लगाना गुणकारी होता है।

दाद : नीम के पत्तों को दही में पीसकर 2-3 बार नियमित रूप से दाद पर लगाएं।

कान का दर्द : नीम का तेल गुनगुना गर्म कर 2-3 बूंद टपकाने से कान दर्द दूर होगा।

स्तनों का दूध सुखाने के लिए : शिशु की मौत के बाद स्तनों के दूध को सुखाने के लिए निम्बोलियों का गूदा पीसकर गाढ़ा लेप दिन में 3 बार लगाकर ऊपर से ढीली ब्रा पहना दें। दो घंटे बाद पानी से साफ कर दें। नियमित प्रयोग से पूर्ण लाभ होगा।

फोड़े-फुंसी और घाव : नीम के पत्ते, छाल और निम्बोली समभाग पीसकर बने लेप को दिन में 3 बार लगाने से फोड़े-फुंसी और घाव शीघ्र ठीक हो जाते हैं।

ज्वर, मलेरिया : नीम के पत्ते, निम्बोली, काली मिर्च, तुलसी, सोंठ, चिरायता सभी समभाग मिलाकर एक गिलास पानी में इतना उबालें कि आधा पानी उड़ जाए। फिर छानकर एक-एक चम्मच की मात्रा में दिन में 3 बार पिलाएं।

दांत और मसूड़ों के रोग : नीम के फूलों से बने काढ़े से दिन में 3 बार गरारे करें और पतली टहनी को दांतों से चबा-चबाकर सुबह-शाम दातुन करते रहने से दांत और मसूड़ों के समस्त रोगों में आराम मिलेगा।

गर्भ निरोध हेतु : नीम के तेल में भिगोया रूई का फोहा तर करके योनि में संभोग के पहले रखने से गर्भ स्थापना की संभावना नगण्य होती है।

सिर दर्द : नीम के ताजे पत्तों का रस 2-3 बूंद की मात्रा में नाक में टपकाने से लाभ होगा।

बालों की जुएं : रात्रि में सोने से पूर्व बालों की जड़ों में उंगलियां घुमा-घुमाकर नीम का तेल लगाएं और सुबह नीम वाले साबुन से सिर धो लें। कुछ दिन नियमित प्रयोग करने से सारी जुएं और लीख दूर हो जाएंगी।

रक्त विकार : दूषित रक्त को शुद्ध करने के लिए नीम के पुष्पों का चूर्ण आधा-आधा चम्मच सुबह-शाम नियमित सेवन करें और दोपहर को 2 चम्मच नीम के पत्तों का रस एक बार लें। सभी त्वचा रोगों में इससे आश्चर्यजनक लाभ होगा।

मुंह के छाले : नीम की नई कोमल पत्तियां दिन में 3-4 बार चबाने से लाभ होगा।

कुष्ठ : नीम के सूखे पत्तों का चूर्ण और सम भाग हरड़ का चूर्ण मिलाकर एक चम्मच की मात्रा में 4-6 हफ्ते सुबह-शाम नियमित सेवन करने से रोग दूर होगा।

कृमि : पेट के कृमियों को नष्ट करने के लिए पत्तों के 2 चम्मच रस में एक चम्मच शहद मिलाकर सोते समय कुछ दिन नियमित सेवन करें।

73. पत्थरचटा

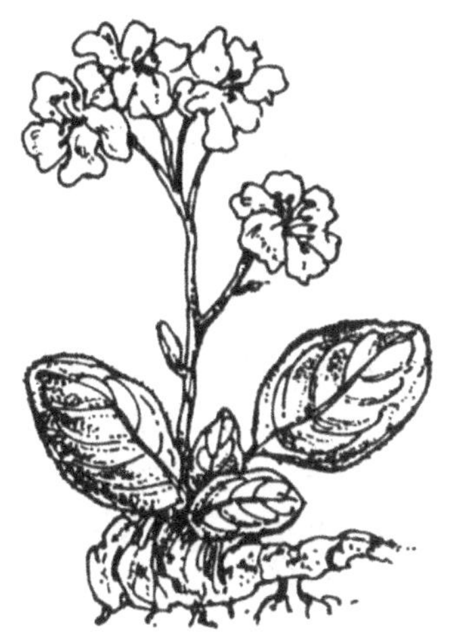

सामान्य परिचय

पत्थरचटा का पौधा हिमालय के गर्म स्थलों पर पैदा होता है। वैसे तो सारे भारत में इसका बहुवर्षीय पौधा चट्टानों के बीच की जो दरारें होती हैं, उनमें से इसका तना बाहर निकला दिखाई पड़ता है। इसके पत्ते मांसल, अंडाकार, 5-6 इंच व्यास के किनारों पर दंत युक्त, ऊपरी सतह पर हरे रंग के और निचली सतह पर मटमैले, लाल आभा लिए होते हैं। छोटे-छोटे पुष्प सफेद, गुलाबी या बैंगनी रंग के अप्रैल-मई महीने में लगते हैं। फल छोटे, नीली आभा लिए व सफेद रंग के होते हैं। वानस्पतिक भेद से निघण्टुरत्नाकर में इसके तीन भेद किए गए हैं। पहला–पाषणभेद, दूसरा–श्वेत पाषाणभेद और तीसरा–वटपत्री पाषाण भेद। पत्थरचटा की जड़ लाल रंग की, मोटी व 1-2 इंच लंबी होती है। इसके चारों ओर से अनेक छोटी-छोटी जड़ें निकलकर फैली होती हैं। जड़ के टुकड़े ही बिकते हैं।

विभिन्न भाषाओं में नीम

संस्कृत–पाषाण भेद। हिन्दी–पत्थरचटा, पथरचूर। मराठी–पखान भेद। गुजराती–पाखाण भेद। बंगाली–पाथुरचुरी। अंग्रेज़ी–इंडियन रॉकफोइल (Indian Rockfoil)। लैटिन–साक्सीफ्रेगा लिग्युलेटा (Saxifraga Ligulata)।

गुण

आयुर्वेदिक मतानुसार पत्थरचटा रस में तिक्त, कषाय, गुण में लघु, स्निग्ध, तीक्ष्ण, तासीर में शीतल, विपाक में कटु, वात, पित्त और कफ़नाशक, शोथ हर और स्तम्भक होता है। यह पथरी, श्वेत प्रदर, मूत्रकृच्छ्र, मूत्राघात, खांसी, आमातिसार, फेफड़ों के विकार, रक्तस्राव, चोट, घाव, सूजन, प्रमेह, वातरक्त, पीलिया उन्माद, रक्त प्रदर, ज्वर, विषनाशक, उदरशूल में गुणकारी है।

यूनानी चिकित्सा पद्धति में पत्थरचटा को दूसरे दर्जे का गर्म और रुक्ष माना जाता है। यह पथरी, शोथ, शुक्रमेह, पेट दर्द, पाण्डु की उत्तम औषधि है।

वैज्ञानिक मतानुसार पत्थरचटा की रासायनिक संरचना का विश्लेषण करने पर ज्ञात होता है कि इसकी जड़ में अल्ब्युमिन 73 प्रतिशत, ग्लूकोज़ 51 प्रतिशत, पिच्छिल द्रव्य 21 प्रतिशत, स्टॉर्च 19 प्रतिशत, टैनिक एसिड 14.2 प्रतिशत, खनिज लवण, गैलिक एसिड, मोम, भस्म सभी 12.87 प्रतिशत (जिसमें कैल्शियम आक्जलेट सबसे अधिक होता है), मेंमेटार्बिन और सुगंधित द्रव्य भी पाए जाते हैं।

मात्रा

मूल का चूर्ण 3 से 6 ग्राम। पत्तों का रस 10 से 20 मिलीलीटर। काढ़ा 50 से 100 मिलीलीटर।

उपलब्ध आयुर्वेदिक योग

पाषाण भेदादि क्वाथ, पाषाण भेदाद्य घृत, पाषाण भेदादि चूर्ण आदि।

विभिन्न रोगों में प्रयोग

सूजन पर : पत्थरचटा के पत्तों को तवे पर गर्म कर सूजन पर बांधने से आराम मिलेगा।

चोट, जख्म और रक्तस्राव में : पत्थरचटा के पत्तों को पीसकर लुगदी बांधने से रक्तस्राव रुकेगा और घाव शीघ्र भरेगा। चोट ठीक होने तक इसका प्रयोग दोहराते रहें।

नेत्र पीड़ा, आंखें आने पर : पत्तों को पीसकर बनी लुगदी आंखें बंद कर पलकों के ऊपर रखकर पट्टी बांध दें। इससे सूजन, आंखों की पीड़ा दूर होगी।

दंत रोगों में : पत्थरचटा की जड़, अजवायन और माजूफल सम भाग मिलाकर पीस लें। तैयार चूर्ण को एरण्ड के तेल में मिलाकर मसूड़ों और दांतों पर मलकर पांच मिनट बाद गुनगुने पानी से गरारे करने से समस्त दंत और मसूड़ों के रोगों में लाभ होता है।

दांत निकलने के कष्ट : पत्थरचटा के पत्तों का चूर्ण शहद के साथ मिलाकर मसूड़ों पर रोजाना मलते रहने से बच्चों के दांत आसानी से निकल आते हैं और मुंह के छालों की तकलीफ भी नहीं होती। अतिसार, ज्वर की तकलीफ दूर होती है।

रक्त प्रदर : आंवला, नागकेसर और पत्थरचटा की जड़ का चूर्ण समभाग मिलाकर पीस लें। एक चम्मच की मात्रा में दिन में 3 बार शहद के साथ सेवन करने से लाभ होगा।

पेशाब में जलन : दूध की लस्सी के साथ पत्थरचटा की जड़ का चूर्ण एक चम्मच की मात्रा में सेवन करने से जलन दूर होकर आराम मिलता है।

पथरी : पत्थरचटा के पत्ते, फूल, फल व जड़ सभी सम भाग मिलाकर एक गिलास पानी में पकाएं। जब आधा पानी रह जाए, तो इसको तीन मात्रा में विभाजित कर दिन में 3 बार नियमित रूप से कुछ हफ्ते सेवन से पथरी गल जाएगी।

पेट दर्द : 2-3 पत्तों को हलका नमक लगाकर सेवन कराएं या पत्तों के एक चम्मच रस में आधा चम्मच सोंठ का चूर्ण मिलाकर खिलाएं।

खांसी : पत्थरचटा के पत्तों और जड़ का समभाग चूर्ण मिलाकर एक चम्मच की मात्रा में दिन में 3 बार शहद के साथ चटाएं।

अतिसार : एक कप बकरी के दूध के साथ पत्थरचटा की जड़ के चूर्ण की एक चम्मच मात्रा दिन में 3 बार सेवन करने से अतिसार में लाभ होगा।

रक्तपित्त : पत्थरचटा की जड़ का चूर्ण, नागकेसर के चूर्ण में सम भाग मिलाकर एक चम्मच की मात्रा में दूब के 2 चम्मच रस के साथ दिन में 3 बार दें।

74. पान/ताम्बूल

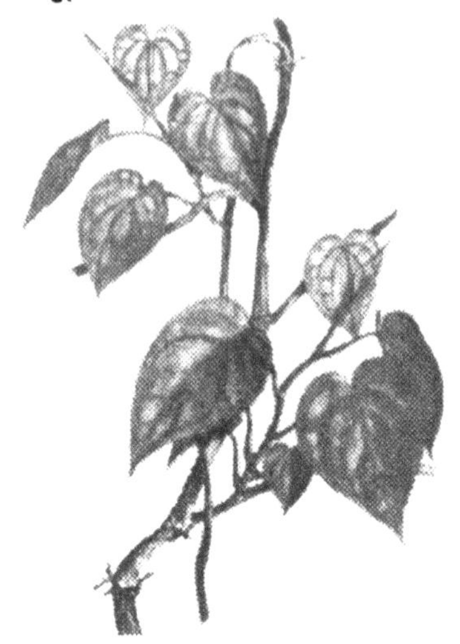

सामान्य परिचय

भारतीय संस्कृति में पान का इतना महत्त्व है कि पूजा, यज्ञ, हवन, सांस्कृतिक कार्यों, मेहमानों का स्वागत इसके बिना अधूरा समझा जाता है। इससे सभी परिचित हैं। इसकी खेती कश्मीर, हिमाचल प्रदेश, पंजाब और हरियाणा को छोड़कर प्रायः सभी प्रदेशों में की जाती है। अलग-अलग स्थानों पर पैदा होने के कारण पान मद्रासी, बंगला, कपूरी, महोबा, मालवी, मघई, विओला, महराजपुर, देशी प्रकार के पाए जाते हैं। पान की बेल 15 से 20 फुट लंबी बहुवर्षीय होती है, जिसका तना दृढ़, कड़ा व ग्रंथियुक्त स्थल पर मोटा होता है। पत्ते पीपल के पत्ते के समान हृदयाकार, आयताकार 4 से 8 इंच लंबे और 2 से 4 इंच चौड़े 5 से 7 शिराओं से युक्त, चिकने, मोटे पर्णवृत लगे होते हैं। पुष्प गुच्छों में लगते हैं। इसके फल मंजरी पर एक चौथाई इंच व्यास के व मांसल अनेक संख्या में लगते हैं। इसे पान पिप्पली के नाम से भी जाना जाता है। पुष्प की बहार वसंत ऋतु में और फल की बहार ग्रीष्म ऋतु में आती है।

भिन्न भाषाओं में नाम

संस्कृत–ताम्बूल। हिंदी–पान। मराठी–नागबेल। गुजराती–नागर बेल। बंगाली–ताम्बूल, पान। अंग्रेजी–बेटल लीफ (Betel Leaf)। लैटिन–पाइपर बेटल (Piper Betle)।

गुण

आयुर्वेदिक मतानुसार पान रस में कटु, चरपरा, कषाय गुण में लघु, विशद, तीक्ष्ण, प्रकृति में गर्म, रुचिकारक, दुर्गन्धनाशक, विपाक में कटु, वात और कफननाशक स्वरशोधक, घाव भरने वाला, कृमिनाशक, बलकारक, मुख़ दुर्गन्ध दूर करने वाला अम्लतानाशक, ज्वरनाशक, वेदनानाशक आदि गुणों से युक्त होता है।

यूनानी चिकित्सा पद्धति में पान दूसरे दर्जे का गर्म और रुक्ष माना जाता है। यह शांतिदायक, काम-शक्ति बढ़ाने वाला, दिल, जिगर और दिमाग को ताकत देने वाला, गला और आवाज साफ करने वाला, दमा और खांसी दूर करने वाला, शरीर में उत्तम खून पैदा कर विकारों को दूर भी करता है।

वैज्ञानिक मतानुसार पान के रासायनिक तत्त्वों का विश्लेषण करने पर ज्ञात होता है कि इसमें 6.1 प्रतिशत कार्बोहाइड्रेट, 3.1 प्रतिशत प्रोटीन, 2.3 प्रतिशत खनिज द्रव्य, 2 प्रतिशत टैनिन पाया जाता है। इसके अलावा अल्प मात्रा में कैल्शियम, फास्फोरस, आयोडीन, लोहा, पोटेशियम, विटामिन ए, बी, सी भी पाए जाते हैं। यह सुगंधित, तीक्ष्ण गंध वाला है। इसमें एक पीला या भूरे रंग का उड़नशील तेल 2 से 4 प्रतिशत की मात्रा में मिलता है, जिसमें फिनोल और टर्पिन नामक तत्त्व पाए जाते हैं। पान की गंध फिनाल के कारण ही होती है, जबकि टर्पिन के कारण तिक्तता और रुक्षता पैदा होती है। अत्यंत अल्प मात्रा में एलमीन, एसीलिन, पियोरिन, पियोरिडोन, पियरोवेटोन, एरिकोलीन नामक विष पान में पाए जाते हैं।

हानिकारक प्रभाव

पान का अति सेवन हानिकारक प्रभाव उत्पन्न करता है। इसके निरंतर सेवन से नेत्र, केश, दांतों के रोग, पुरुषार्थ शक्ति, स्मरण शक्ति, भूख का नाश जैसे कष्ट पैदा होते हैं। फेफड़ों में शुष्कता और आंतों में विषोत्पत्ति कत्थे की अधिकता के कारण होती है। चूने की अधिकता से दांतों को हानि पहुंचती है। सुपारी की अधिकता अरिकेन विष की उपस्थिति के कारण होती है। सारे शरीर में खुजली की शिकायत होती है। तम्बाकू मिलाकर सेवन किया गया पान कैंसर जैसे रोग का कारण भविष्य में बन सकता है। स्त्रियों की प्रजनन-शक्ति कमजोर होकर गर्भपात भी हो सकता है। अतः पान के अति सेवन से बचना चाहिए। भूखे पेट सेवन किया गया पान भी हानिकारक होता है।

मात्रा

पत्तों का रस 5 से 10 मिलीलीटर (एक से दो चम्मच), फलों का चूर्ण 1 से 2 ग्राम।

विभिन्न रोगों में प्रयोग

स्तन रोग : स्तनों पर पान के रस से मालिश कर सेंक करने से सूजन दूर होकर स्तनों का दूध शुद्ध होता है।

गर्भ निरोध हेतु : पान का रस और शहद बराबर की मात्रा में मिलाकर संभोग के कुछ समय पूर्व योनि में डूश करने से और पान की जड़ को काली मिर्च के साथ समभाग पीसकर एक चम्मच की मात्रा में नियमित रूप से सुबह-शाम सेवन करते रहने से गर्भधारण नहीं होता।

व्रणशोथ : पान के पत्तों को गर्म कर पुल्टिस बनाकर बांधने से सूजन का दर्द कम होगा।

मुंह के छालों में : पान के पत्तों का रस शहद मिलाकर छालों पर 2-3 बार लगाएं।

बिच्छू का दंश : पान के रस में सोंठ घिसकर दंश पर लगाने से राहत मिलती है।

तृष्णा : पान के रस में थोड़ा-सा पिपरमिंट मिलाकर सेवन करने से तृष्णा मिटती है।

खांसी : पान के फल को पीसकर तैयार चूर्ण को शहद के साथ खिलाने से कफ़ निकलकर खांसी में आराम मिलता है या फिर पान के पत्ते में एक लौंग, सिंकी हुई हलदी का टुकड़ा व थोड़ी-सी अजवायन डालकर 2-3 बार खाएं।

नपुंसकता : शिश्न पर पान के पत्ते बांधने और पान के पत्ते पर मालकांगनी का तेल 10 बूंद लगाकर दिन में 2-3 बार कुछ दिन खाने से नपुंसकता दूर होती है। प्रयोग के दौरान दूध, घी का अधिक मात्रा में सेवन जारी रखें।

चोट पर : पान के पत्ते पर चूना, कत्था लगाकर थोड़ी तम्बाकू डालकर पीस लें फिर गुनगुना गर्म कर चोट पर बांधने से दर्द दूर होता है और घाव शीघ्र भर जाएगा।

बच्चों की कब्ज़ियत : पान के डंठल में थोड़ा घी और नमक लगाकर गुदा में प्रवेश कराने से दस्त आएगा और कब्जियत हटेगी।

श्वास, दमा : पान में चूना, कत्था सामान्य मात्रा में लगाकर एक इलायची और दो काली मिर्चें डालकर धीरे-धीरे चबाकर चूसते रहें, आराम मिलेगा।

गला बैठने पर : पान की जड़ के टुकड़े मुंह में डालकर 3-4 बार चूसते रहने से गले में बैठी आवाज खुल जाएगी और स्वर शुद्ध होगा।

ज्वर में : पान के रस को गर्म करके एक चम्मच की मात्रा में दिन में 3 बार पिलाने से ज्वर में बहुत लाभ होता है।

हृदय रोग में : हृदय की अनियमित गति, उच्च रक्तचाप में पान का रस एक चम्मच तथा इतनी ही मात्रा में मिस्री मिलाकर सेवन करते रहने से हृदय गति नियंत्रित होकर, रक्तचाप कम होता है।

75. पुनर्नवा

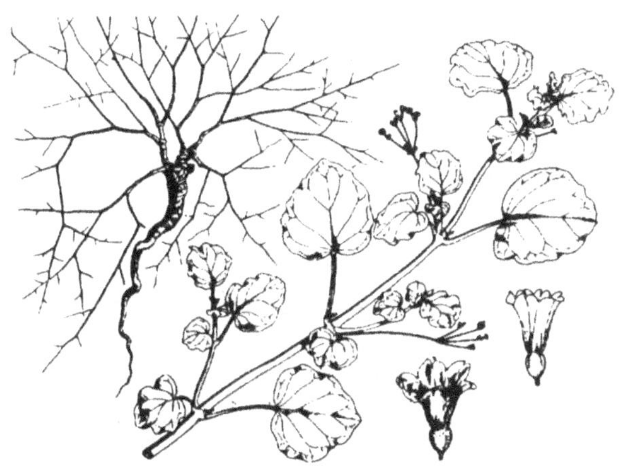

सामान्य परिचय

इसके संबंध में कहा जाता है कि जो फिर से प्रतिवर्ष नवीन हो जाए अथवा जो रसायन व रक्तवर्धक होने से शरीर को फिर से नया बना दे, उसे पुनर्नवा कहते हैं। इसका सूखा पौधा वर्षा ऋतु में पुनः नया जीवन पाकर फूलने-फलने लगता है। इसका पौधा खेतों में, उसके आसपास, खाली पड़ी जमीन पर, बागों में, सड़कों के किनारे स्वतः ही उग जाता है। यह संपूर्ण भारत में खासकर गर्म प्रदेशों में बहुतायत से प्राप्त होता है। इसकी दो जातियां मिलती हैं : पहली रक्त (लाल) पुनर्नवा और दूसरी श्वेत पुनर्नवा। रक्त पुनर्नवा घासनुमा होती है, जबकि श्वेत पुनर्नवा का पौधा बहुवर्षीय होता है। प्रतिवर्ष वर्षा में नए निकलना और ग्रीष्म ऋतु में सूख जाना इसकी विशेषता होती है। इसका पौधा 3 से 6 फुट ऊंचा होता है, जिसका तना लाल रंग लिए कड़ा पतला और गोल होता है। जोड़ों पर तना कुछ मोटा होता है। शाखाएं अनेक और पत्ते छोटें, बड़े दो तरह के होते हैं। पत्ते कोमल, मांसल, गोल या अंडाकार, निचला तल सफेद होता है। पुष्प सफेद या गुलाबी छोटे-छोटे, छतरीनुमा लगते हैं। फल छोटे, चिपचिपे बीज से युक्त तथा पांच धारियों वाले होते हैं। पुष्पों और फलों की बहार शीत ऋतु में आती है। जड़ 1 फुट लंबी, उंगली जितनी मोटी, गूदेदार, 2-3 शाखाओं से युक्त, उग्र गंध वाली तथा स्वाद में तीखी होती है। इसे तोड़ने पर दूध के समान स्राव निकलता है। औषधि प्रयोग के लिए इसकी जड़ और पत्ते काम में आते हैं। सफेद पुनर्नवा का उपयोग ही उत्तम होता है।

विभिन्न भाषाओं में नाम

संस्कृत–पुनर्नवा, शोथघ्नी। हिंदी–गदहपूरना। मराठी–घेटुली, खापरा। गुजराती–घोली, बसेड़ी। बंगाली–श्वेत गांदावले। अंग्रेज़ी–स्प्रैडिंग होगवीड (Spreading Hogweed)। लैटिन–बोअरहविंया डिफ्यूज़ा (Boerhaavia Diffusa)।

गुण

आयुर्वेदिक मतानुसार पुनर्नवा रस में मधुर, तिक्त, कषाय, गुण में लघु, रुक्ष, प्रकृति में गर्म, विपाक में मधुर, अग्नि प्रदीपक होती है। यह कफ़, विष, वायु विकार, उदर रोग, शोथ, ज्वर, मोटापा नाशक होती है। इसका उपयोग कामला, श्वास, हृदय रोग, सुजाक, मूत्राल्पता, बेरी-बेरी, यकृत रोग, खांसी, विष का दुष्प्रभाव दूर करने के लिए किया जाता है।

यूनानी चिकित्सा पद्धति के अनुसार पुनर्नवा दूसरे दर्जे की गर्म और रुक्ष होती है। गुर्दे के कार्यों में वृद्धि कर पेशाब की मात्रा बढ़ाना, खून साफ करना, सूजन उतारना, भूख बढ़ाना, हृदय रोगों को दूर करने में यह एक बेहतरीन दवा है।

वैज्ञानिक मतानुसार पुनर्नदा के रासायनिक संगठन का विश्लेषण करने पर ज्ञात होता है कि इसकी जड़ में पुनर्नवीन नामक एक एल्केलाइड 0.04 प्रतिशत और पोटेशियम नाइट्रेट 0.52 प्रतिशत पाए जाते हैं, जबकि अन्य एल्केलाइड्स 6.5 प्रतिशत उपस्थित होते हैं। इसके अलावा बीटा-साइटोस्टीराल, एल्फा टू साइटोस्टीराल, कुछ कार्बनिक अम्ल, लवण, सोडियम सल्फेट, क्लोराइड, एलेण्टाइन, फ्लोराइड भी पाए जाते हैं। उपरोक्त तत्त्वों के कारण मूत्र की मात्रा दोगुनी हो जाती है, हृदय संकोचन बढ़ता है, उसकी मांसपेशियों की कार्य-क्षमता में वृद्धि होती है, शिथिलता दूर होती है। यह विटामिन बी की कमी के कारण होने वाले बेरी-बेरी रोग में लाभदायक है। रक्त प्रदर में यह औषधि विशेष रूप से गुणकारी है।

मात्रा

पत्तों का रस 10 से 20 मिलीलीटर। जड़ का चूर्ण 3 से 5 ग्राम। बीजों का चूर्ण 1 से 3 ग्राम। पंचांग चूर्ण 5 से 10 ग्राम।

उपलब्ध आयुर्वेदिक योग

पुनर्नवासव, पुनर्नवादि घृत, पुनर्नदादि तेल, पुनर्नवादि गुग्गुल, पुनर्नवादि चूर्ण, पुनर्नवादि मंडूर आदि।

विभिन्न रोगों में प्रयोग

स्तन के रोग : पुनर्नवा की जड़ का बना लेप लगाने से स्तन का प्रदाह और घाव ठीक होगा।

गर्भ में शिशु की मृत्यु होने पर : पुनर्नवा की 50 ग्राम ताजी जड़ का चूर्ण बनाकर 200 मिलीलीटर पानी में इतना पकाएं कि 50 मिलीलीटर ही शेष रह जाए। इसे छानकर गर्भिणी को पिलाने से गर्भपात में मृत शिशु प्रसव होकर बाहर निकल आएगा।

नेत्र रोगों में : जड़ को गुलाब जल में घिसकर रोजाना सोते समय नेत्रों में लगाने से अनेक बीमारियां दूर होकर दृष्टि में सुधार होगा। आंतरिक रूप से पत्तों का रस 1 चम्मच की मात्रा में दिन में 3 बार शहद के साथ दें।

शोथ, सूजन : पुनर्नवा के पत्तों का शाक नियमित रूप से सेवन करते हुए इसकी जड़ का चूर्ण आधा चम्मच की मात्रा में 500 मिलीग्राम नौसादर के साथ गर्म जल के साथ सुबह-शाम लेने से शीघ्र आराम मिलता है।

पीलिया : पत्तों का 2 चम्मच रस सुबह-शाम भोजन के बाद शहद से नियमित सेवन करने से और साथ ही जड़ के 108 टुकड़ों से बनी माला को धारण करने से रोग में लाभ होता है।

घाव, चोट पर : पुनर्नवा की पत्तियों की लुगदी घाव, चोट पर बांधें, शीघ्र ही ठीक हो जाएंगे।

एनीमिया, रक्ताल्पता : जड़ का चूर्ण, मुनक्के और हलदी समभाग पीसकर एक चम्मच की मात्रा में नियमित रूप से सुबह-शाम एक कप दूध के साथ सेवन करें।

हृदय रोगों में : जड़ का चूर्ण और सूखे पत्तों का चूर्ण समभाग मिलाकर एक चम्मच की मात्रा में नियमित रूप से सुबह-शाम शहद के साथ सेवन करने से हृदय के अनेक रोगों में लाभ मिलता है।

रक्त प्रदर : पुनर्नवा के पत्तों का रस 2 चम्मच की मात्रा में सुबह-शाम शहद के साथ सेवन करें।

मूत्र रोगों में : जड़ का चूर्ण आधा चम्मच की मात्रा में शहद के साथ दिन में 3 बार सेवन करते रहने से पेशाब की जलन, संक्रमण, रुकावट और पथरी की शिकायत में लाभ होगा।

विष विकार निवारण हेतु : पत्ते, जड़ और बीज का समभाग चूर्ण 1 चम्मच की मात्रा में दिन में 3 बार सेवन कराएं।

मुंह के छाले : जड़ को दूध में घिसकर छालों में लगाने से आराम मिलेगा।

76. पीपल

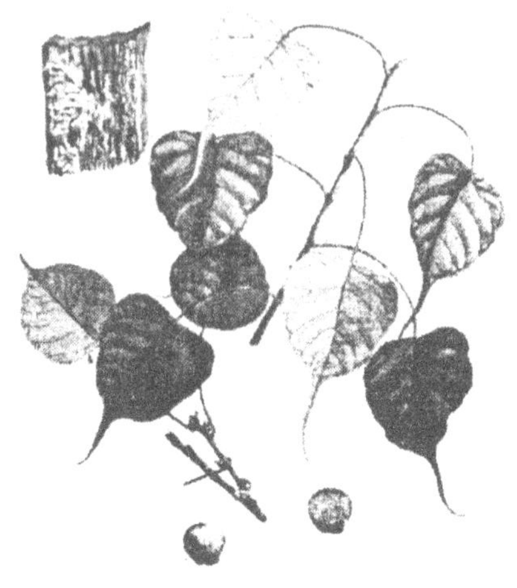

सामान्य परिचय

इसे अथर्ववेद में लक्ष्मी, संतान और आयु देने वाला वृक्ष बताया गया है। ऐसी मान्यता है कि इसकी 108 परिक्रमा रोज करने से आयु लंबी होती है। पीपल के वृक्ष सारे भारत में लगाए भी जाते हैं और अपने आप भी लग जाते हैं। इसका विशाल वृक्ष ऊंचाई में 50 से 80 फुट होता है। पत्ते चिकने, चौड़े, हृदय के आकार के, सिरे लंबे, नोकीले, पूंछदार होते हैं, जिसके डंठल लंबे होते हैं। कच्चे फल बेर के समान और पकने पर बैंगनी या काले लगते हैं। मार्च माह में पत्ते झड़ जाते हैं और ग्रीष्म ऋतु में फल की बहार आती है, जो वर्षा ऋतु में पकते हैं। पुराने पीपल के वृक्ष से लाक्षा (लाह, चपड़ा) भी प्राप्त होती है।

विभिन्न भाषाओं में नाम

संस्कृत–पिप्पल, अश्वत्थ। हिंदी–पीपल। मराठी–पीपल। गुजराती–पीपलो। बंगाली–अश्वत्थ। अंग्रेज़ी–सेक्रेड फ़िग (Sacred Fig)। लैटिन–फाइकस रित्तिजिओसा (Ficus Riligiosa)।

गुण

आयुर्वेदिक मतानुसार पीपल रस में मधुर, कषाय, गुण में गुरु, रुक्ष, प्रकृति में शीतल, विपाक में कटु, कफ-पित्त शामक होता है। यह दुर्बलता, घाव, हिस्टीरिया,

मूत्र रोगों, बांझपन, सिर दर्द, खांसी, हाथ-पांव फटने, उदर शूल, दमा, श्वेत प्रदर, शोथ, रक्तस्राव, सर्पविष, वातशूल, त्वचा रोग आदि में गुणकारी है। रक्तगत शर्करा कम करने, गर्भ स्थापना हेतु, बाजीकरण के लिए और रक्त-विकारों आदि में पीपल लाभप्रद पाया गया है।

यूनानी चिकित्सा पद्धति के अनुसार पीपल के पत्ते और छाल सर्द और खुश्क होता है। ताजी जड़ की छाल का चूर्ण पानी के साथ पीने से कमर दर्द दूर होकर कामेन्द्रियों में जोश उत्पन्न होता है, धातु गाढ़ी होने से स्तम्भन बढ़ता है। पेशाब की जलन, मसूढ़ों की सूजन, पुराने सूजाक में छाल का काढ़ा लाभप्रद होता है।

वैज्ञानिक मतानुसार पीपल की रासायनिक संरचना का विश्लेषण करने पर ज्ञात होता है कि इसकी छाल में टैनिन 4 प्रतिशत, रबड़, मोम आदि तत्व पाए जाते हैं, जबकि फलों में एल्ब्युमिनाइड्स 7.9 प्रतिशत, कार्बोहाइड्रेट्स 34.9 प्रतिशत, भस्म 8.3 प्रतिशत, रंजकतल 7.5 प्रतिशत, सिलिका 1.8 प्रतिशत, फास्फोरस 0.69 प्रतिंशत तक होते हैं।

मात्रा

छाल और फलों का चूर्ण 1 से 3 ग्राम। लाक्षा (गोंद का) चूर्ण 1 से 2 ग्राम। छाल, पत्तों का काढ़ा 50 से 100 मिलीलीटर। पत्तों का रस 10 से 20 मिली लीटर।

उपलब्ध आयुर्वेदिक योग

पिप्पलासव, पिप्पलघन सत्व।

विभिन्न रोगों में प्रयोग

हाथ-पांव का फटना : पीपल के पत्तों का रस या दूध पीड़ित अंग पर लगाएं।

दुर्बलता : पीपल के पत्तों का बना मुरब्बा खाने से शारीरिक शक्ति मिलेगी।

घाव, चोट पर : पीपल की छाल का महीन चूर्ण लगाने से रक्तस्राव बंद होकर घाव शीघ्र भर जाता है।

मुंह के छाले : छाल के काढ़े से सुबह-शाम गरारे करें और छाल के चूर्ण को शहद में मिलाकर छालों पर लगाएं, आराम मिलेगा।

दमा : पीपल की छाल और पके फल का चूर्ण समभाग मिलाकर पीस लें। आधा चम्मच की मात्रा में 3-4 बार शहद के साथ सेवन कराएं।

सूजन पर : वृक्ष का दूध लगाकर मालिश करें, सूजन कम होगी।

दंत रोगों में : पीपल की ताजी टहनी को दांतों से चबाकर दातुन करने से और छाल के काढ़े से गरारे करने से मुंह की दुर्गंध मिटेगी और दांतों का दर्द व मसूड़ों की सूजन दूर होकर मजबूत होंगे।

त्वचा रोगों में : पीपल के पत्तों को पानी में उबालकर उसके काढ़े से नहाने से त्वचा के अनेक रोग दूर होते हैं।

बांझपन दूर करने के लिए : सूखे फलों का चूर्ण कच्चे दूध के साथ आधा चम्मच की मात्रा में, मासिक धर्म शुरू होने के 5वें दिन से दो हफ्ते तक सुबह-शाम नियमित सेवन करने से बांझपन दूर होगा। लाभ न होने पर प्रयोग अगले माह भी जारी रखें।

हकलाहट : पके फलों का चूर्ण आधा चम्मच की मात्रा में शहद के साथ सुबह-शाम सेवन करने से हकलाहट में लाभ होगा और वाणी में सुधार आएगा।

मूत्र रोगों में : छाल का काढ़ा आधा कप की मात्रा में दिन में 2 बार पीने से पेशाब की जलन, पेशाब में तकलीफ आदि में आराम मिलता है।

वीर्य वृद्धि हेतु : फल को पीसकर आधा चम्मच की मात्रा में एक कप दूध के साथ दिन में 3 बार सेवन करते रहने से नपुंसकता दूर होकर बल, वीर्य, पौरुष बढ़ता है।

रक्तपित्त : फल का चूर्ण और मिस्री समभाग मिलाकर एक चम्मच की मात्रा दिन में 3 बार शीतल जल से लें।

संर्प दंश में : जब तक चिकित्सा सुविधा उपलब्ध न हो, पीपल के पत्तों का रस 2-2 चम्मच की मात्रा में 3-4 बार पिलाएं और मुंह में पत्ते चबाने के लिए देते रहें, विष का प्रभाव दूर होगा।

77. पिप्पली/पीपर

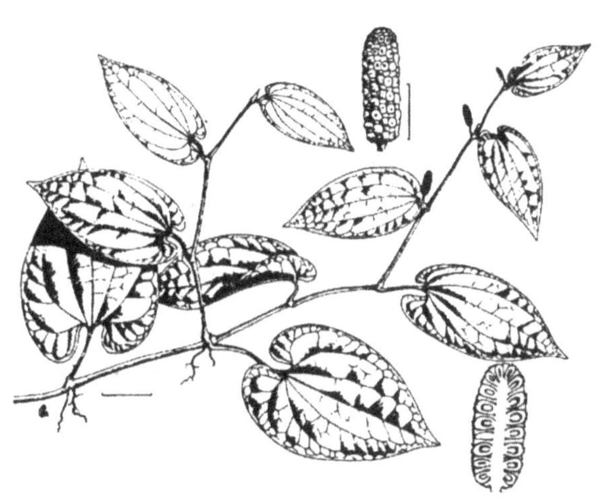

सामान्य परिचय

पिप्पली छोटी और बड़ी दो प्रकार की आमतौर पर व्यवहार में ली जाती है। हमारे देश में छोटी पिप्पली की पैदावार प्रचुरता में बिहार, बंगाल, कोंकण, आसाम, हिमालय की तराई, विशाखापट्टनम् जिले के पहाड़ी इलाकों में होती है, जबकि बड़ी पिप्पली सिंगापुर, मलेशिया, इंडोनेशिया, श्रीलंका से आयात करनी पड़ती है। इसकी बेल कोमल तने वाली अन्य पेड़-पौधों के सहारे या जमीन पर फैलकर बढ़ती है। शाखाएं सूक्ष्म रोम युक्त होती हैं। पत्ते 2 से 4 इंच लंबे और आधा से डेढ़ इंच चौड़े, हृदयाकार लिए, पान के पत्तों के समान चिकने, नोकीले और कोमल होते हैं। पुष्पदंडी पर पुष्प 1 से 3 इंच लंबे लगते हैं। गुच्छों में फल 1 से डेढ़ इंच लंबे, गोल, हरे रंग के शहतूत के समान दिखते हैं। पकने पर जब ये काले हो जाते हैं, तब इन्हें ही छोटी पिप्पली या पीपर के नाम से जाना जाता है। बेल में वर्षा ऋतु में फूलों की बहार आती है और फल शरद ऋतु में लगते हैं। इसकी जड़ पीपलामूल के नाम से बेची जाती है।

विभिन्न भाषाओं में नाम

संस्कृत–पिप्पली। हिंदी–पीपर, छोटी पीपल। मराठी–पिंपली। गुजराती–लेंडी पीपर। बंगाली–पिपुल। अंग्रेजी–लोंग पीपर (Long Pepper)। लैटिन–पाइपर लांगम (Piper Longum)।

गुण

आयुर्वेदिक मतानुसार पिप्पली स्वाद में कटु, चरपरी, गुण में लघु, हलकी, स्निग्ध, तीक्ष्ण, अग्नि दीपक, वात-कफ़ शामक, रक्तशोधक, ज्वरनाशक, बलवर्द्धक, शूल, शोथहर, रसायन, मूत्रल, मृदु, विरेचक, यकृत उत्तेजक, हृदय दुर्बलता नाशक, श्वास-कास विनाशक, प्लीहा वृद्धि सुधारक होती है। सूखी पिप्पली पित्त को कुपित करती है। यह कृमि रोग, अरुचि, पाण्डु रोग, मोटापे को दूर करने, दांत निकलने के कष्टों में, पेचिश, बवासीर, आमातिसार, साइटिका, हिचकी, जुकाम में भी गुणकारी है। श्रेष्ठ प्रभाव के लिए एक वर्ष पुरानी पिप्पली उपयोग में लेनी चाहिए।

वैज्ञानिक मतानुसार पिप्पली की रासायनिक संरचना का विश्लेषण करने पर ज्ञात होता है कि इसमें पाइपरीन 4 से 5 प्रतिशत, सुगंधित तेल 0.7 प्रतिशत, अल्प मात्रा में सिसेमिन, पिपला-स्टिरॉल, पिप्पलीन, पिपलार्टिन नामक एल्केलाइड्स, स्टॉर्च, राल, वसा, गोंद आदि भी पाए जाते हैं। पिप्पली की जड़ (पीपर मूल) में अल्प मात्रा में पाइपरीन, पिपलार्टिन, पाइपरलौंगुमिनिन, ग्लाइकोसाइड पाए जाते हैं।

हानिकारक प्रभाव

गर्म तासीर होने के कारण गर्मी के मौसम में इसका अधिक सेवन हानिकारक हो सकता है। अधिक मात्रा में निरंतर सेवन करते रहने से यह दोषों का संचय करने लगती है।

मात्रा

पिप्पली फल चूर्ण 500 मिलीग्राम से 2.5 ग्राम तक। जड़ का चूर्ण 2 से 5 ग्राम।

उपलब्ध आयुर्वेदिक योग

पिप्पली खंड, पिप्पल्यासव, वर्धमान पिप्पली, त्रिकुट चूर्ण, वर्धमान पिप्पली रसायन आदि।

विभिन्न रोगों में प्रयोग

शारीरिक दर्द में : पिप्पली की जड़ का चूर्ण आधा चम्मच की मात्रा में गर्म दूध या पानी से सेवन करने से किसी भी अंग के दर्द में शीघ्र ही आराम मिलता है और अच्छी नींद भी आ जाएगी।

हृदय की दुर्बलता में : पिप्पली फल का चूर्ण एक ग्राम की मात्रा में शहद के साथ रोज़ाना सुबह नियमित रूप से सेवन करते रहने पर हृदय की दुर्बलता दूर होकर कोलेस्ट्रोल की मात्रा नियंत्रित होगी।

दांत सुगमता से निकलने के लिए : बच्चों के मसूड़ों पर पिप्पली के फल का महीन चूर्ण दिन में 2-3 बार मलते रहने से सारे कष्ट दूर होंगे।

मोटापा कम करने के लिए : आधे ग्राम की मात्रा में पिप्पली के फलों का चूर्ण शहद के साथ दिन में 3 बार नियमित रूप से सेवन करने से कुछ हफ्ते में लाभ मिलेगा।

कृमि रोग में : पिप्पली फल का चूर्ण आधा चम्मच की मात्रा में छाछ से सोते समय दें।

यकृत बढ़ने पर : 2 पिप्पली का चूर्ण एक चम्मच शहद के साथ सुबह-शाम नियमित दें।

आमातिसार : पीपर और छोटी हरड़ सम मात्रा में मिलाकर पीस लें। एक चम्मच की मात्रा में सुबह-शाम गर्म पानी से सेवन करने से पेट दर्द, मरोड़, चिकने व दुर्गन्धयुक्त दस्त के बार-बार लगने में आराम मिलेगा।

साइटिका : पिप्पली फल का आधा चम्मच चूर्ण 2 चम्मच अरण्डी के तेल के साथ सुबह-शाम नियमित सेवन से साइटि़का रोग दूर होता है।

दुग्धवर्द्धन : पिप्पली फल का चूर्ण आधा चम्मच की मात्रा में शहद के साथ सुबह-शाम सेवन कराने से प्रसूता के स्तन में दुग्ध वृद्धि होती है। यही प्रयोग मलेरिया श्वास-दमा, खांसी में भी लाभदायक होता है।

बवासीर : पिप्पली फल का चूर्ण आधा चम्मच की मात्रा में, साथ इतनी ही मात्रा में भुना जीरा तथा थोड़ा-सा सेंधानमक मिलाकर छाछ के साथ सेवन करने से रोग में आराम मिलता है। पेट की गैस की तकलीफ में भी यही प्रयोग बहुत लाभप्रद है।

78. पोदीना/पुदीना

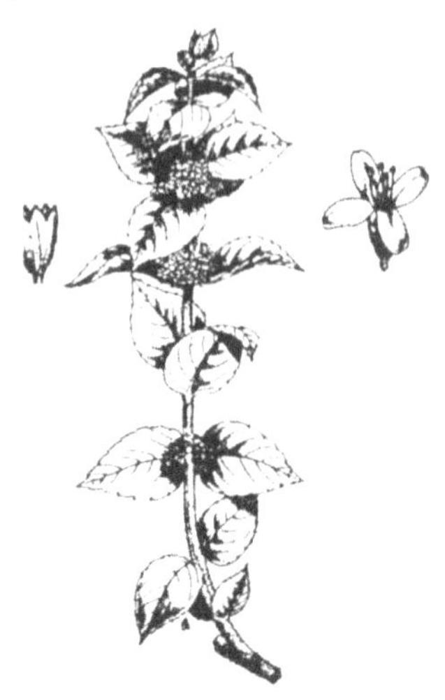

सामान्य परिचय

भारत के लगभग सभी प्रदेशों में उगाया जाने वाला पोदीना किसी परिचय का मोहताज नहीं, क्योंकि इससे सभी पहले से ही परिचित होते हैं। इसका पौधा एक वर्षीय, सुगंधित, खुशबूदार, गर्मियों में फलने-फूलने वाला होता है। इसकी शाखाएं लाल रंग लिए भूरी-सी दिखती हैं। पत्तियां कोमल, तुलसी की पत्तियों जैसी गहरे हरे रंग की होती हैं। पुष्प गुच्छों में, फैले हुए, कमजोर पुष्प दंड पर लगे होते हैं।

विभिन्न भाषाओं में नाम

संस्कृत–रोचनी, पूतिहा। हिंदी–पोदीना, पुदीना। मराठी–पंदिना। गुजराती–पुदीनो। बंगाली–पुदीना। अंग्रेज़ी–स्पीयर मींट (Spear Mint)। लैटिन–मेन्था स्पाइकेटा (Mentha Spicata)।

गुण

आयुर्वेदिक मतानुसार पोदीना स्वाद में कटु, रुचिकर, स्वादकारक, सुगंधित, गुण में लघु, रुक्ष, तीक्ष्ण, विपाक में कटु, प्रकृति में गर्म, वात, कफ नाशक, पित्तकारक होता है। यह अजीर्ण, अरुचि, मुंह की बदबू, गैस की तकलीफ, हिचकी, बुखार, पेट दर्द, उलटी, दस्त, जुकाम, खांसी में लाभप्रद होता है। इसके अलावा चेहरे

का सौंदर्य बढ़ाने, त्वचा की गर्मी दूर करने, बीमारियों के कीटाणुओं को नष्ट करने, दिल को ठंडक पहुंचाने, जहरीले कीड़ों के काटने पर, प्रसूति ज्वर में भी पोदीना गुणकारी होता है।

वैज्ञानिक मतानुसार पोदीने की रासायनिक संरचना का विश्लेषण करने पर ज्ञात होता है कि इसकी पत्तियों में जल 83.9 प्रतिशत, कार्बोहाइड्रेट 5.8 प्रतिशत, प्रोटीन 4.8 प्रतिशत, वसा 0.6 प्रतिशत, खनिज लवण 1.6 प्रतिशत, रेशा 2 प्रतिशत, कैल्शियम 0.20 प्रतिशत, लौह 15.6 मिलीग्राम/प्रति 100 ग्राम में, विटामिन ए 2700 आई यू प्रति 100 ग्राम में होता है। 27 कैलोरी ऊर्जा प्रति 100 ग्राम पोदीने से प्राप्त होती है।

हानिकारक प्रभाव

पित्तकारक प्रकृति होने के कारण पित्त प्रवृत्ति के लोगों को पोदीने का सेवन कम मात्रा में कभी-कभार ही करना चाहिए। नियमित रूप से अधिक मात्रा में इसका सेवन करना लाभदायक नहीं होता है।

मात्रा

पत्तों का रस 10 से 20 मिलीलीटर तेल 1 से 3 बूंद।

उपलब्ध आयुर्वेदिक योग

पोदीना वटी, अर्क पोदीना।

विभिन्न रोगों में प्रयोग

मुख की दुर्गन्ध : पोदीने की पत्तियों को थोड़े-थोड़े समय बाद चबाते रहने से मुंह की दुर्गन्ध दूर हो जाती है। 15-20 हरी पत्तियों को एक गिलास पानी में अच्छी तरह उबालकर उस पानी से गरारे करने से भी यही लाभ मिलेगा।

जहरीले कीड़ों के काटने पर : पत्तों को पीसकर दंश पर लगाएं और पत्तों का रस 2-2 चम्मच की मात्रा में दिन में 3 बार पिलाएं।

वमन : पोदीने का रस और नीबू का रस, दोनों समभाग मिलाकर एक चम्मच की मात्रा में 3-4 बार पिलाने से लाभ मिलेगा।

पेट दर्द : पोदीने के पत्तों का सूखा चूर्ण 2 चम्मच और एक चम्मच मिस्री या चीनी मिलाकर सेवन करने से पेट दर्द में आराम होगा।

चेहरे का सौंदर्य : पोदीने की पत्तियों को पीसकर गाढ़ा लेप तैयार करें और सोने पूर्व चेहरे पर मलें। सुबह चेहरा गर्म पानी से धो लें। कुछ हफ्ते नियमित रूप

से किए गए सेवन से चेहरे के दाग-धब्बे, झांइयां, मुंहासे, फुंसियां दूर होकर चेहरे पर निखार आ जाएगा।

हिचकी : पोदीने के पत्तों को चूसने और पत्तों को खोपरे (नारियल) के साथ चबाकर खाने से हिचकी दूर होगी।

गैस की तकलीफ में : 4 चम्मच पोदीने के रस में एक नीबू का रस और 2 चम्मच शहद मिलाकर पीने से गैस की तकलीफ में तुरंत आराम मिलता है।

त्वचा रोग : खाज, खुजली जैसे त्वचा रोगों में हलदी और पोदीने का रस बराबर की मात्रा में मिलाकर लगाएं।

सर्दी, खांसी, जुकाम, दमा, ज्वर : पोदीने की पत्तियों तथा काली मिर्च मिलाकर चाय बनाएं और गर्म-गर्म पिएं। सभी तकलीफों में आराम मिलेगा।

पेट के कृमि : आधा कप पोदीने का रस दिन में 2 बार नियमित रूप से कुछ दिन तक पिलाते रहने से पेट के कृमि नष्ट हो जाते हैं।

मूर्च्छा : पोदीने के पत्तों को मसलकर सुंघाने से मूर्च्छा दूर होगी।

बदहज़मी, भूख की कमी : 4-6 मुनक्के के साथ 8-10 पोदीने की पत्तियां सुबह-शाम खाने के बाद नियमित रूप से चबाते रहने से कष्ट में आराम मिलेगा।

79. बड़/बरगद

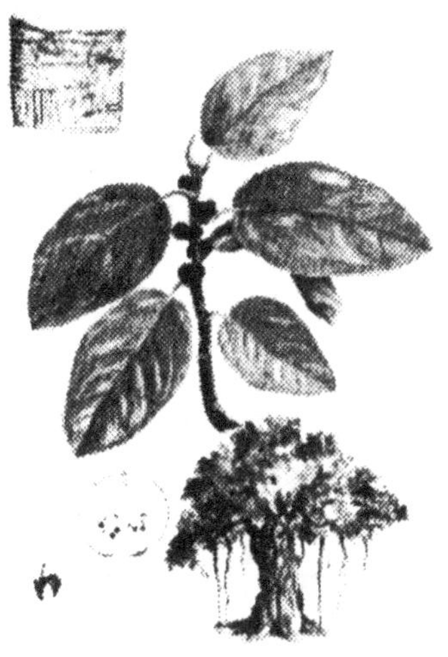

सामान्य परिचय

भारतीय संस्कृति में बड़ का वृक्ष पवित्र माना गया है। इसका वृक्ष विशाल, काफी चौड़ा, सघन, छाया देने वाला होता है, जिसकी शाखाओं से जटाएं लटककर भूमि तक पहुंचती हैं और तने का रूप धारण कर लेती हैं। जैसे-जैसे वृक्ष पुराना होता जाता है, वैसे-वैसे इसका घेरा बढ़ता ही जाता है। यह भारत में सार्वजनिक जगहों, मंदिरों, मंदिरों के आसपास, कुओं के पास अकसर पाया जाता है। इसके पत्ते कड़े, मोटे, अंडाकार, निचला भाग खुरदरा, ऊपरी भाग चिकनापन लिए होते हैं। इन्हें तोड़ने पर दूध निकलता है। फल की बहार वर्षा ऋतु में और पुष्पों की बहार वसंत ऋतु में आती है। फरवरी-मार्च में पत्तियां गिर जाती हैं और बाद में नए पत्ते निकलते हैं। पकने पर फलों के रंग लाल हो जाते हैं। वृक्ष की शाखाओं से जटाएं लटकने के कारण इसे आसानी से पहचाना जा सकता है।

विभिन्न भाषाओं में नाम

संस्कृत–वट, रक्तफल, स्कन्धज। हिंदी–बड़, बरगद। मराठी–बड़। गुजराती–बडली। बंगाली–बड़ गाछ। अंग्रेजी–बेनयन ट्री (Banyan Tree)। लैटिन–फाइकस इंडिकस (Ficus Indicus)।

गुण

आयुर्वेदिक मतानुसार बड़ वृक्ष के सभी अंग कसैले, मधुर, शीतल, भारी, ग्राही, कफ़, पित्त, व्रणों, धातु विकार, दाह, योनि विकार, ज्वर, वमन, विसर्प, दुर्बलता को नष्ट करने वाले होते हैं। यह दंत शूल, स्तन की शिथिलता, रक्त प्रदर, श्वेत प्रदर, स्वप्न दोष, कमर दर्द, जोड़ों का दर्द, बहुमूत्र, अतिसार, मूर्च्छा, योनि दोष, गलित कुष्ठ, घाव, बिवाई, सूजन, वीर्य का पतलापन, बवासीर, मूत्र में खून आना आदि रोगों में गुणकारी है।

मात्रा

पत्ते, छाल, फल, बीज और जटा का चूर्ण 3 से 6 ग्राम। इन सबका काढ़ा 50 से 100 मिलीलीटर। दूध 10 से 20 बूंद।

उपलब्ध आयुर्वेदिक योग

न्यग्रोधादि घृत, न्यग्रोधादि चूर्ण।

विभिन्न रोगों में प्रयोग

दंत रोग : बड़ का दूध दांतों में लगाने, मसूड़ों पर मलने से उनका दर्द दूर होगा। छाल के काढ़े से गरारे करने से दांत और मसूड़े मजबूत होते हैं। प्रयोग कुछ हफ्ते नियमित रूप से करें।

चोट लगने पर : बड़ का दूध चोट और मोच, सूजन पर मलने और दिन में 2-3 बार लगाते रहने से शीघ्र लाभ मिलता है।

पैरों की बिवाई : बिवाई की फटी हुई दरारों में बड़ का दूध भरकर मलते रहने से कुछ ही दिनों में वह ठीक हो जाती है।

बच्चों के हरे-पीले दस्त, अतिसार में : नाभि में बड़ का दूध लगाने और एक बताशे में 2-3 बूंद डालकर दिन में 2-3 बार खिलाने से सभी प्रकार के दस्तों में लाभ होगा।

कमर दर्द : पीड़ित अंग पर बड़ के दूध की मालिश दिन में 3 बार कुछ दिन करें।

बलवीर्य वृद्धि, शीघ्रपतन, वीर्य का पतलापन, स्पप्नदोष, प्रमेह, खूनी बवासीर, रक्त प्रदर में : सूर्योदय से पूर्व बड़ के पत्ते तोड़कर टपकने वाले दूध को एक बताशे में 3-4 बूंद टपकाकर खा लें। एक बार में ऐसा प्रयोग 2-3 बताशे खाकर पूरा

करें। हर हफ्ते 2-2 बूंद की मात्रा बढ़ाते हुए 5-6 हफ्ते तक प्रयोग जारी रखें। इसके नियमित सेवन से उपरोक्त सारे कष्ट शीघ्र दूर होंगे।

स्तनों का ढीलापन : बड़ की जटाओं के बारीक रेशों को पीसकर बने लेप को रोजाना सोते समय स्तनों पर मालिश करके लगाते रहने से कुछ हफ्तों में ढीलापन दूर हो जाएगा।

यौन शक्ति और स्तम्भन बढ़ाने हेतु : बड़ के पके फल छाया में सुखाकर कूट लें। इस चूर्ण को समभाग मिस्री के साथ पीस लें। एक चम्मच की मात्रा में सुबह खाली पेट और सोने से पूर्व एक कप दूध से नियमित रूप से सेवन करते रहने से कुछ हफ्तों में बहुत लाभ मिलेगा।

नपुंसकता : बताशे में दूध की 5-10 बूंदें सुबह-शाम नियमित सेवन करें।

पेशाब में जलन, रुकावट : बड़ के पत्तों से बना काढ़ा 50 मिलीलीटर की मात्रा में 2-3 बार सेवन करने से कष्ट दूर होंगे। यही प्रयोग **सिर का भारीपन, नजला, जुकाम** में भी लाभदायक होगा।

जलने पर : दही के साथ बड़ के कोमल पत्तों को पीसकर बने लेप को पीड़ित अंग पर लगाने से जलन शीघ्र शांत हो जाएगी।

बहुमूत्र में : बड़ की छाल का चूर्ण आधा चम्मच की मात्रा में एक कप पानी के साथ दिन में 3-4 बार नियमित सेवन करने से रोग में लाभ मिलेगा।

80. बबूल

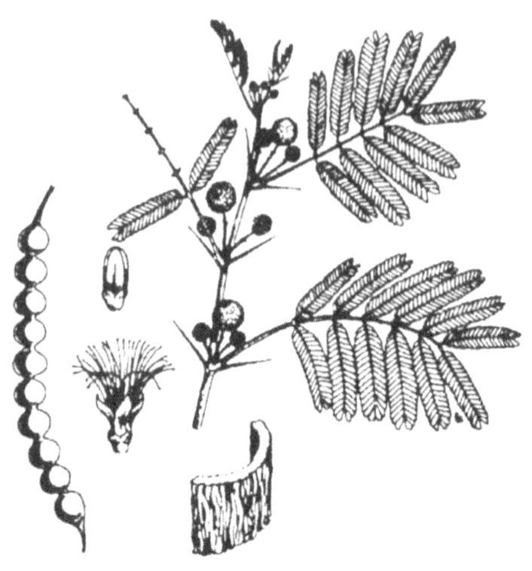

सामान्य परिचय

बबूल के छोटे और बड़े वृक्ष भारत में सर्वत्र पाए जाते हैं। ये आमतौर पर जंगलों में, गांव के बाहर खेत-खलिहानों के आसपास, सड़क के किनारों पर आसानी से देखने को मिल जाते हैं। इसका वृक्ष कांटेदार, 10 से 15 फुट ऊंचा होता है। तना मटमैला व कालापन लिए अनेक शाखाओं में विभक्त होता है, जहां से 2-2 के जोड़े में तीक्ष्ण कांटे निकले होते हैं। छाल खुरदरी और कालिमा लिए होती है। टहनियों को काट-काटकर दातुन के लिए उपयोग में लिया जाता है। इसके पत्ते इमली के पत्तों के समान छोटे-कांटेदार, संयुक्त रूप से और 10 से 18 जोड़ों में मिलते हैं। पीले रंग के फूल अगस्त-सितम्बर में, किन्हीं-किन्हीं वृक्षों में गर्मियों में आते हैं। फलियां चैत्र माह में 3 से 6 इंच लंबी, आधा इंच चौड़ी, चपटी, कुछ टेढ़ी, खाकी रंग की लगती हैं, जिसमें 8 से 12 बीज होते हैं। बीजों के उभार के आसपास दबी होने के कारण फलियां देखने पर माला के समान नजर आती हैं। इसके तने से लाल आभा लिए सफेद-सा गोंद निकलता रहता है। जहां पर काटने, खरोंच, चोट के निशान होते हैं, वहां से अधिक गोंद निकलता है। गर्मियों के दिनों में अधिक और पुराने वृक्ष की अपेक्षा नए वृक्ष से गोंद अधिक निकलता है। चिकित्सा की दृष्टि से यह गोंद काफी उपयोगी होता है।

विभिन्न भाषा में नाम

संस्कृत—बब्बूल। हिंदी—बबूल, कीकर। मराठी—बाबूल, बाभूल। गुजराती—बाबल। बंगाली—बाबला गाछ। अंग्रेज़ी—एकेशिया ट्री (Acacia Tree)। लैटिन—एकेशिया अरेबिका (Acacia Arabica)।

गुण

आयुर्वेदिक मतानुसार बबूल रस में मधुर, कषाय, गुण में स्निग्ध, गुरु, रुक्ष, विपाक में कटु, प्रकृति में शीतल, कफ-पित्त नाशक, रक्त शोधक, संकोचक, जलन शांत करने वाला, घाव भरने वाला, स्तम्भक, विषनाशक, मूत्रजनक, शक्तिवर्द्धक, पौरुष शक्तिवर्द्धक, गर्भाशय की सूजन और स्राव को ठीक करने वाला होता है। यह वीर्य विकार, स्वप्नदोष, शीघ्रपतन, श्वेत प्रदर, खांसी, दंत रोग, खूनी दस्त, प्रमेह, मुंह के छालों में गुणकारी है।

वैज्ञानिक मतानुसार बबूल की रासायनिक संरचना का विश्लेषण करने पर ज्ञात होता है कि इसकी फलियों और छाल में टैनिन (कषाय द्रव्य) अत्यधिक पाया जाता है। गोंद में कैल्शियम, पोटेशियम, मैग्नीशियम, एरेबिक एसिड, मेलिक एसिड, शर्करा, क्षार आदि तत्त्व पाए जाते हैं।

मात्रा

पत्तों का चूर्ण 2 से 4 ग्राम। फलियों का चूर्ण 3 से 6 ग्राम। छाल का काढ़ा 10 से 20 मिलीलीटर। गोंद 3 से 6 ग्राम।

उपलब्ध आयुर्वेदिक योग

बब्बूलारिष्ट, लवंगादि वटी आदि।

विभिन्न रोगों में प्रयोग

स्वप्न दोष : बबूल की छाल, पत्ती, फल, फूल सबको समभाग मिलाकर पीस लें और आधी मात्रा में मिस्री मिलाकर एक चम्मच की मात्रा में सुबह-शाम नियमित सेवन करने से कुछ ही दिनों में रोग ठीक होगा।

पीलिया : बबूल के फूलों को छाया में सुखाएं। फूल और मिस्री बराबर की मात्रा में मिलाकर एक चम्मच की मात्रा में दिन में 3 बार नियमित सेवन से रोग में लाभ होगा।

श्वेत प्रदर : बबूल की छाल का काढ़ा 2 चम्मच की मात्रा में सुबह-शाम पीने और इस काढ़े में थोड़ी-सी फिटकिरी का चूर्ण मिलाकर योनि में डूश करने से

योनि मार्ग स्वच्छ, शुद्ध होकर, निरोगी बनेगा और योनि सशक्त पेशियों वाली तंग होगी। बबूल के गोंद को देसी घी में तलकर एक चम्मच की मात्रा में एक कप दूध के साथ सुबह-शाम नियमित सेवन करने से भी उपरोक्त लाभ मिलेगा।

खूनी दस्त : हरी कोमल पत्तियों के 4 चम्मच रस में एक चम्मच शहद मिलाकर 2-3 बार पिलाने से खूनी दस्त लगने बंद हो जाएंगे।

दंत रोग : बबूल की पतली-पतली टहनियों को दांतों से चबाते रहने से दांत और मसूड़े मजबूत होते हैं। इसके छाल, पत्ते, फूल और फलियों का समभाग मिलाकर बनाए चूर्ण से मंजन करने से भी दांतों के अनेक कष्ट दूर होकर वह मजबूत बनते हैं।

खांसी : छाल का काढ़ा आधा कप में 4-5 काली मिर्च पीसकर डाल दें। इसकी एक चम्मच की मात्रा आधे चम्मच शहद के साथ दिन में 3-4 बार पीने से खांसी में तुरंत लाभ होगा। बबूल के गोंद का टुकड़ा मुंह में रखकर चाकलेट की तरह चूसते रहने से खांसी और गले की तकलीफों में आराम मिलता है।

पलकों के बाल पैदा करने के लिए : कोमल, कच्ची पत्तियों को मसलने से जो चिकना-सा द्रव निकले, उसे बालविहीन पलकों पर सुबह-शाम मलते रहने से कुछ ही दिनों में बाल निकल आएंगे।

मुंह के छालों में : बबूल की छाल के काढ़े से 2-3 बार गरारे करने से लाभ होगा। गोंद के टुकड़े को चूसते रहने से भी आराम मिलेगा।

शीघ्रपतन, प्रमेह : कोमल कोंपलों को छाया में सुखाकर पीस लें इसमें समभाग मिस्री मिलाकर एक चम्मच की मात्रा में पानी से 3-4 हफ्ते सुबह-शाम सेवन करें।

टूटी हड्डी जोड़ने के लिए : फलियों का चूर्ण एक चम्मच की मात्रा में शहद के साथ सुबह-शाम नियमित रूप से सेवन करने से टूटी हड्डी शीघ्र जुड़ जाती है। एक चम्मच गोंद आधे चम्मच मिस्री के साथ सुबह-शाम खाने से भी यह लाभ मिलता है।

पसीने की अधिकता : बबूल के पत्ते और बाल हरड़ को समभाग मिलाकर महीन पीस लें। तैयार चूर्ण को सारे बदन पर मलकर मालिश करें। कुछ समय रुककर स्नान कर लें। नियमित रूप से यह प्रयोग कुछ दिनों तक जारी रखने से कष्ट दूर होगा।

वीर्य विकार, धातु दुर्बलता में : फलियों को सुखाकर पीस लें और समभाग मिस्री मिलाकर एक चम्मच की मात्रा में सुबह-शाम जल के साथ नियमित रूप से सेवन करते रहने से कुछ हफ्ते में वीर्य गाढ़ा होगा और उसके सारे विकार दूर हो जाएंगे।

कमर दर्द : बबूल की छाल, फली और गोंद समभाग मिलाकर पीस लें। एक चम्मच की मात्रा में दिन में 3 बार सेवन करते रहने से कमर दर्द में आराम मिलेगा।

रक्त प्रदर : गोंद और गेहूं समभाग मिलाकर पीस लें। 2 चम्मच की मात्रा में सुबह-शाम सेवन करने से मासिक धर्म में खून अधिक जाने की शिकायत दूर होगी।

81. बहेड़ा

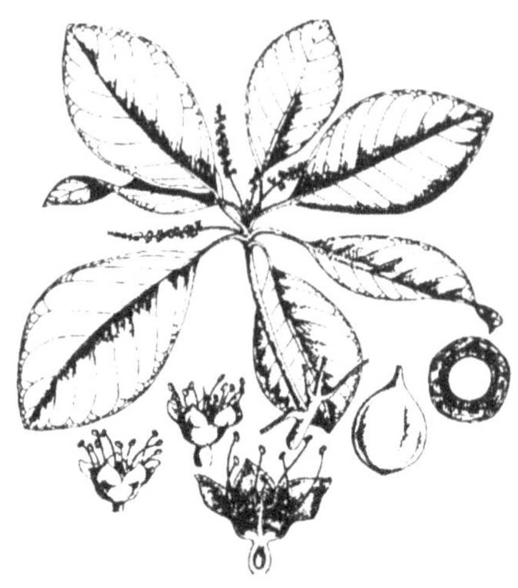

सामान्य परिचय

प्रसिद्ध योग त्रिफला का एक घटक बहेड़ा होता है। इसका वृक्ष लगभग सभी प्रदेशों में पाया जाता है। वृक्ष की ऊंचाई 60 से 100 फुट होती है, जिसका तना गोल, सीधा, सरल और मोटा होता है। मटमैली व हलके पीले रंग की छाल लगभग आधा इंच मोटी होती है। इसके पत्ते 3 से 8 इंच लंबे और 2 से 3 इंच चौड़े महुए के सदृश होते हैं। वसंत ऋतु में पत्ते झड़कर नए पत्तों का जन्म होता है। पुष्प लंबे पुष्पदंडों पर छोटे-छोटे मंजरियों में हलके हरे रंग या खाकी रंग के लगते हैं। फल अंडाकार, गोल और लंबाई में एक इंच का होता है, जो बहेड़ा के नाम से जाना जाता है। इसके अंदर एक मींगी निकलती है, जो मीठी होती है। अधिकतर औषधि प्रयोग में फल का छिलका काम में लिया जाता है। आकार के हिसाब से बहेड़ा छोटा और बड़ा दो प्रकार का मिलता है।

विभिन्न भाषाओं में नाम

संस्कृत–विभीतक। हिंदी–बहेड़ा। मराठी–बेयड़ा। गुजराती–बहेडां। बंगाली–बहेड़े। अंग्रेज़ी–बेलेरिक मिरोबोलम (Beleric Myrobolam)। लैटिन–टर्मिनेलिया बेलेरिका (Terminalia Belerica)।

गुण

आयुर्वेदिक मतानुसार बहेड़ा रस में मधुर, कषाय, गुण में हलका, खुश्क, प्रकृति में गर्म, विपाक में मधुर, त्रिदोश नाशक, दीपन, धातुवर्धक, पोषक, रक्त स्तम्भक, वेदनाहर और आंखों के लिए गुणकारी होता है। यह कब्ज़, उदर कृमि, श्वास, खांसी, बवासीर, अग्निमांद्य, गले के रोग, कुष्ठ, स्वर भेद, आमवात, चर्म रोग, कामशक्ति की कमी, बालों के रोग, जुकाम, हाथ-पैर की जलन में लाभप्रद है।

वैज्ञानिक मतानुसार बहेड़ा की रासायनिक संरचना का विश्लेषण करने पर ज्ञात होता है कि इसके फल में 17 प्रतिशत टैनिन, 25 प्रतिशत मींगी में हलके पीले रंग का तेल, सैपोनिन, राल पाए जाते हैं।

हानिकारक प्रभाव

फल की मींगी का अधिक मात्रा में किया गया सेवन विषैला प्रभाव उत्पन्न करता है। नशा भी उत्पन्न कर सकता है।

मात्रा

फल के छिलकों का चूर्ण 2 से 8 ग्राम।

उपलब्ध आयुर्वेदिक योग

विभीतकासव, बहेड़े का मुरब्बा, त्रिफला, मंडूर लवण।

विभिन्न रोगों में प्रयोग

कामशक्ति बढ़ाने हेतु : रोजाना एक बहेड़े का छिलका खाएं।

हाथ-पैर की जलन में : बहेड़े की मींगी (बीज) को पानी में पीसकर हाथ-पैर पर मलें।

आंखों की ज्योति बढ़ाने के लिए : बहेड़े का छिलका और मिस्री समभाग मिलाकर एक चम्मच की मात्रा में सुबह-शाम गर्म पानी से सेवन करते रहने से कुछ हफ्ते में नेत्र ज्योति बढ़ती है।

कब्ज़ : बहेड़े का अधपका फल चूर्ण कर लें। सोते समय रोजाना एक-दो चम्मच आवश्यकतानुसार पानी से सेवन करें। सुबह पेट साफ हो जाएगा।

श्वास, दमा रोग : बहेड़े और धतूरे के पत्ते समभाग में चूर्ण कर चिलम में भर कर धूम्रपान करने से रोग में शीघ्र आराम मिलता है। साथ में बहेड़े के फल का छिलका तवे पर सेंककर चूर्ण बनाएं और उसमें तवे पर सेंका हुआ नौसादर का चूर्ण दस और एक के अनुपात में यानी दस भाग छिलका चूर्ण और एक

भाग नौसादर चूर्ण मिलाकर आधा चम्मच की मात्रा में सुबह-शाम शहद के साथ खिलाने से स्थाई आराम मिलेगा।

बालों के रोग : बहेड़े के फल का चूर्ण बनाकर 2 चम्मच की मात्रा एक कप पानी में रात्रि में भिगोकर रख दें और सुबह इसे बालों की जड़ों पर मल कर लगाएं। एक घंटे बाद नहाते समय धो लें। इस प्रयोग से बालों का असमय गिरना रुकेगा। बीजों की गिरी के 25 मिलीलीटर तेल में 75 मिलीलीटर नारियल का तेल मिलाकर रोजाना सुबह-शाम बालों में लगाने से असमय बालों का पकना, सफेद होना, झड़ना रूसी में फायदा होगा।

अतिसार : फलों को जलाकर तैयार की भस्म में, एक चौथाई मात्रा में सेंधा नमक मिलाकर एक चम्मच की मात्रा में 2-3 बार सेवन करने से शीघ्र लाभ होगा।

पाण्डु रोग में : बहेड़ा के छिलके का चूर्ण एक चम्मच की मात्रा में शहद के साथ सुबह-शाम नियमित खिलाने से रोग दूर होगा।

मुंहासे : बीजों की गिरी का तेल रोजाना सोते समय मुंहासों पर और पूरे चेहरे पर मलने से रौनक बढ़ेगी।

खांसी : मंद आंच पर बहेड़े के फल को भून लें। फिर उसे तोड़कर छिलके के टुकड़े को मुंह में चाकलेट की तरह चूसते रहने से कफ ढीला होकर खांसी में आराम मिलेगा और आवाज में सुधार आएगा।

शक्ति वर्द्धन के लिए : आंवले की तरह ही तैयार किए बहेड़े के फल का मुरब्बा नियमित रूप से सुबह-शाम खाते रहने से शारीरिक शक्ति बढ़ती है।

बच्चों का मलावरोध होने पर : पत्थर पर जल के साथ बहेड़े का फल घिसकर आधा चम्मच की मात्रा में एक चम्मच दूध के साथ सेवन कराने से मलावरोध दूर होगा।

82. बावची/बाकुची

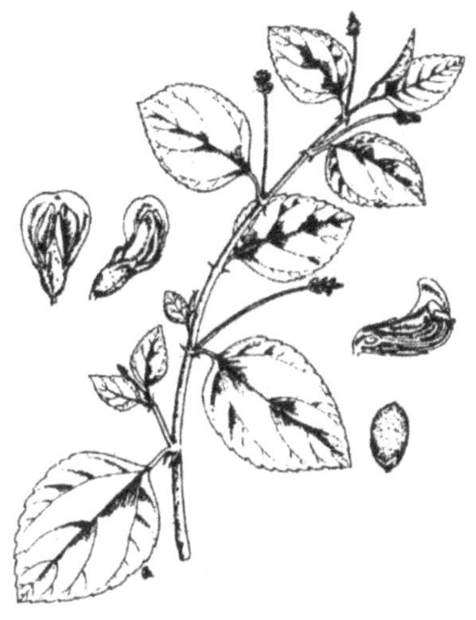

सामान्य परिचय

बावची के पौधे सारे भारत वर्ष में खाली पड़ी कंकरीली भूमि में अन्य झाड़ियों के आसपास अपने आप उग आते हैं, लेकिन कहीं-कहीं इनकी खेती भी की जाती है। इसके पौधे की आयु एक वर्ष, ऊंचाई 1 से 4 फुट होती है। पत्ते की लंबाई 1 से 3 इंच, गोलाकार लिए, दोनों तरफ से चिकने, चमकदार, काले बिंदुओं जैसे धब्बे युक्त होते हैं। पत्ते की बगल से निकली मंजरी पर छोटे 10 से 30 की संख्या में, इकट्ठे समूह में बैंगनी या जामुनी रंग के पुष्प लगते हैं। काले रंग की लंबी फली में मसूर के दाने के समान काले बीज, बेल फल की खुशबू लिए निकलते हैं।

विभिन्न भाषाओं में नाम

संस्कृत–बाकुची। हिंदी–बावची। मराठी–वावची। गुजराती–बावची। बंगाली–हाकुच, सोमराज। अंग्रेज़ी–एस्क्यूलियूट फिएकोर्टिया (Esculeut Fiacourtia)। लैटिन–सोरेलिआ कोरिलीफोलिआ (Psoralia Corylifolia)।

गुण

आयुर्वेदिक मतानुसार बावची रस में कटु, तिक्त, गुण में हलकी, रुक्ष, विपाक में चरपरी, प्रकृति में गर्म, वात-कफ नाशक, रुचिकारक, पित्तजनक, रक्त पित्त

का नाश करने वाली, बाजीकारक, हृदय के लिए हितकारी होती है। यह ज्वर, कृमि, कुष्ठ, प्रमेह, श्वास, बवासीर, खांसी, सूजन, पाण्डुरोग, वमन, दांत के कीड़े में गुणकारी है।

वैज्ञानिक मतानुसार बावची के रासायनिक संगठन का विश्लेषण करने पर ज्ञात होता है कि इसके फल में उड़नशील तेल, स्थिर तेल, तारपीन की तरह का तेल, रवेदार पदार्थ सोरलेन और आइसो सोरलेन पाए जाते हैं। बाकुची के बीजों से प्राप्त तेल सफेद दाग, दाद, खाज, मुंहासों, झांई जैसे चर्म विकारों में बहुत लाभदायक पाया गया है। उपरोक्त तत्वों के कारण बावची कृमिनाशक और जीवाणुनाशक भी होती है।

मात्रा

बीजों का चूर्ण 1 से 3 ग्राम तक। कृमिरोग नाशक मात्रा 4 से 6 ग्राम। तल केवल वाह्य प्रयोग हेतु।

विभिन्न रोगों में प्रयोग

सफेद दाग, कुष्ठ : बावची के बीज और खाने वाले काले तिल समभाग मिलाकर पीस लें। एक चम्मच की मात्रा में ठंडे पानी से सुबह नियमित रूप से एक वर्ष सेवन करने और बावची का तेल सुबह-शाम लगाते रहने से रोग में पूर्ण लाभ होगा।

दंत कृमि पीड़ा : बावची की जड़ को पीसकर जरा-सी मात्रा में भुनी हुई फिटकिरी मिला लें। सुबह-शाम इससे मंजन करने से दांत के कीड़े नष्ट हो जाएंगे। दर्द दूर होकर दांत मजबूत होंगे।

खांसी : आधा चम्मच बीजों का चूर्ण अदरक के रस के साथ दिन में 2-3 बार सेवन करने से खांसी में आराम मिलेगा। कफ ढ़ीला होकर निकल जाएगा।

दस्त और पेचिस में : बावची के पत्तों का साग दही और अनारदाने के साथ सुबह-शाम सेवन कराएं।

मुंहासे, दाद, खाज : बावची के बीजों का तेल सुबह-शाम नियमित रूप से कुछ हंफ्ते लगाते रहने से बहुत लाभ होता है।

माथे की बिंदिया का सफेद दाग : बावची के कुछ बीजों को पीसकर बने लेप को रोजाना सोते समय माथे के धब्बे वाले स्थान पर 3-4 हफ्ते तक लगाएं। दाग, धब्बा दूर हो जाएगा। इसी जगंह बावची का तेल लगाने से भी यही लाभ मिलता है।

गांठ पर : बाकुची के बीजों को पीसकर गांठ पर बांधते रहने से वह बैठ जाएगी।

पीलिया : 10 मिलीलीटर पुनर्नवा के रस में आधा चम्मच पिसी हुई बावची के बीजों का चूर्ण मिलाकर सुबह-शाम रोजाना सेवन करने से लाभ होगा।

बवासीर : हरड़, सोंठ और बावची के बीच समभाग मिलाकर पीस लें। आधा चम्मच की मात्रा में गुड़ के साथ सुबह-शाम रोजाना सेवन करने से लाभ मिलेगा।

83. ब्राह्मी

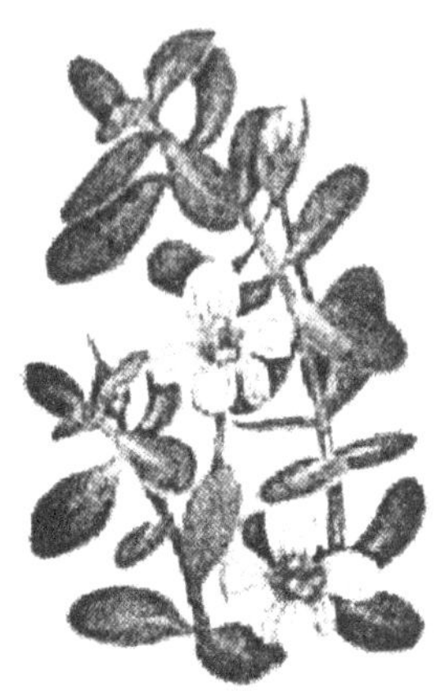

सामान्य परिचय

हिमालय की तराइयों में हरिद्वार से बद्रीनारायण तक के रास्ते में ब्राह्मी का पौधा बहुतायत में मिलता है, जो बहुत उत्तम किस्म का होता है। यों तो ब्राह्मी सारे भारत में गीली तर भूमि या जलाशय के किनारों पर आमतौर पर पाई जाती है। पौधे का तना जमीन पर फैलता जाता है, जिसके जोड़ों से जड़, पत्तियां, पुष्प और बाद में फल लगते हैं। इसकी मांसल, चिकनी, वृक्काकार, कुछ गोल, 7-8 शिराओं से युक्त पत्तियां एक इंच लंबी और 10 मिलीमीटर तक चौड़ी होती हैं। पत्तियां स्वाद में कड़वी और सूक्ष्म काले चिह्नों से युक्त होती हैं। पुष्प छोटे, सफेद, नीले या गुलाबी रंग के लगते हैं। फलों का आकार गोल, लंबाई लिए, आगे से नोकीलेदार होता है, जिसमें छोटे-छोटे पीले बीज निकलते हैं। जड़ें छोटी और धागे की तरह पतली होती हैं। पुष्पों की बहार ग्रीष्म ऋतु में आती है, उसी के बाद फल लगते हैं। ब्राह्मी का सुखाया हुआ पंचांग (पत्ते, फूल, फल, बीज और जड़) पंसारियों की दुकान पर आसानी से उपलब्ध हो जाता है। औषधि के रूप में पंचांग और पत्तियों का ज्यादा उपयोग किया जाता है।

विभिन्न भाषाओं में नाम

संस्कृत–कपोतवंका, सोमवल्ली। हिंदी, मराठी, गुजराती–ब्राह्मी। बंगाली–ब्राह्मी शाक, थुलकुडी। अंग्रेज़ी–बकोपा मोनिएरा (Bacopa monniera)। लैटिन–सेण्टेला एशियाटिका (Centella Asiatica)।

गुण

आयुर्वेदिक मतानुसार ब्राह्मी स्वाद में कसैली, तिक्त, मधुर गुण में हलकी, तासीर में शीतल, विपाक में मधुर, रसायन, स्वरशोधक, बलवर्द्धक, त्रिदोष नाशक, हृदय को बल देने वाली, आयु और स्मृतिवर्द्धक, मूत्रल, स्तन-दुग्धवर्द्धक, मस्तिष्क को शांति देने वाली होती है। यह रक्त विकार, बुखार, उन्माद, अतिसार, पीलिया, हिस्टीरिया, मिर्गी, नाड़ी दौर्बल्यता, स्मृतिनाश, प्रमेह, खांसी, सूजन, कोढ़, उच्च रक्तचाप में गुणकारी है। महर्षि चरक ने ब्राह्मी को मानस रोगों की एक अचूक औषधि बताया है। जन्मजात तुतलाहट में भी ब्राह्मी लाभप्रद है।

वैज्ञानिक मतानुसार ब्राह्मी के रासायनिक संगठन का विश्लेषण करने पर ज्ञात होता है कि इसमें ब्राह्मीन (Bramhine) नामक एल्केलाइड 0.01 से 0. 02 प्रतिशत पाया जाता है, जिसके प्रभाव से स्नायुतन्त्र उत्तेजित होता है। इसके अलावा अल्प मात्रा में सेपोनिन, हरपेस्टिन, बोटूलिक अम्ल, स्टिग्मा स्टेनॉल, डी-मैनिटाल, बीटा-साइटोस्टीराल, सेण्टोइक एसिड, सेण्टेलिक एसिड, स्टीग्मास्टीरॉल, टैनिन, ग्लूकोसाइड, एसियाटिक एसिड और उड़नशील तेल भी पाए जाते हैं।

ब्राह्मी एक प्रकार का नर्वटानिक माना जाता है। यह मस्तिष्क को शांति प्रदान करने के अलावा स्नायु कोषों का पोषण भी करती है, ताकि हमें स्फूर्ति का अनुभव मिले। यह मस्तिष्क विकार को दूर करने, बढ़े हुए उच्च रक्तचाप को घटाने, अनिद्रा रोग दूर करने में एक उत्तम औषधि है।

हानिकारक प्रभाव

निर्धारित मात्रा से अधिक ब्राह्मी का किया गया सेवन क्षुधामांद्य, सिर दर्द, घबराहट, चक्कर आना, त्वचा का लाल होना, अवसाद यहां तक कि बेहोशी का कारण भी बन सकता है। अतः सेवन में सावधानी से काम लें।

मात्रा

पत्तों का रस 1 से 3 चम्मच (5 से 15 मिलीलीटर)। ताजी हरी पत्तियां 10 से 15 तक। सुखाया हुआ चूर्ण 1 से 2 ग्राम। पंचांग चूर्ण 3 से 5 ग्राम। जड़ का चूर्ण आधा से डेढ़ ग्राम।

उपलब्ध आयुर्वेदिक योग

ब्राह्मी घृत, ब्राह्मी रसायन, ब्राह्मी पाक, ब्राह्मी तेल, सारस्वतारिष्ट, सारस्वत चूर्ण आदि।

विभिन्न रोगों में प्रयोग

याददाश्त बढ़ाने के लिए : ब्राह्मी की पत्तियों का 2 ग्राम चूर्ण 3-4 काली मिर्च के साथ पीसकर सुबह-शाम नियमित रूप से एक कप दूध के साथ सेवन करने से याददाश्त बढ़ेगी।

अनिद्रा में : ब्राह्मी और शंखपुष्पी का सूखा चूर्ण समभाग मिलाकर एक चम्मच की मात्रा में सोने से पूर्व एक कप दूध के साथ रोजाना सेवन करें और ब्राह्मी तेल को सिर के बालों की जड़ों में मलकर लगाएं। अच्छी नींद आ जाएगी।

मस्तिष्क की दुर्बलता : ब्राह्मी का सूखा चूर्ण और बादाम की गिरी 50-50 ग्राम लेकर 15 ग्राम काली मिर्च मिलाकर पीस लें। एक चम्मच की मात्रा में एक कप दूध के साथ रोजाना नियमित रूप से सेवन करने और बालों की जड़ों में ब्राह्मी तेल की मालिश करते रहने से मस्तिष्क की दुर्बलता, स्मृति के दोष दूर होंगे। भूली हुई बातें याद आ जाएंगी।

श्वेत प्रदर : ब्राह्मी के पंचाग का चूर्ण 2 ग्राम की मात्रा में शहद के साथ दिन में 3 बार नियमित सेवन करें।

मूत्रावरोध : ब्राह्मी का रस 2 चम्मच में एक चम्मच मिस्री मिलाकर सेवन करें।

रक्त विकार : तुलसी की पत्तियों और ब्राह्मी की पत्तियों का रस समभाग मिलाकर त्वचा रोग जैसे—दाद, खाज, खुजली पर लगाएं।

उच्च रक्तचाप में : ब्राह्मी के पत्तों का रस एक चम्मच की मात्रा में आधे चम्मच शहद के साथ दिन में 3 बार कुछ दिन नियमित रूप से सेवन करने से उच्च रक्तचाप सामान्य हो जाएगा।

मिर्गी, उन्माद, पागलपन में : पत्तों का रस 2 चम्मच और शहद एक चम्मच मिलाकर नियमित रूप से सुबह-शाम पिलाएं। कुछ हफ्तों में लाभ मिलेगा।

खांसी और गला बैठने पर : एक चम्मच ब्राह्मी के पत्ते के रस में 2 काली मिर्च और आधा चम्मच शहद मिलाकर दिन में 3 बार सेवन करने से कष्ट में आराम मिलेगा।

ज्वर में : ब्राह्मी के पंचांग और तुलसी के सूखे पत्तों का चूर्ण समभाग मिलाकर पीस लें। फिर इसमें एक चौथाई चूर्ण काली मिर्च का मिलाएं। तैयार चूर्ण की एक चम्मच मात्रा दिन में 3-4 बार शहद के साथ दें। ज्वर ठीक हो जाएगा।

बाल झड़ने पर : ब्राह्मी के पंचांग का चूर्ण एक चम्मच की मात्रा में सुबह-शाम नियमित रूप से कुछ हफ्ते सेवन करें। यही प्रयोग निर्बलता निवारण में भी लाभप्रद होता है।

84. बेल/बिल्व

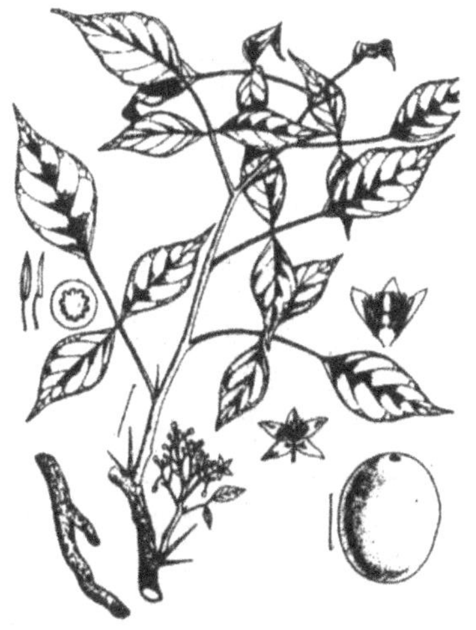

सामान्य परिचय

धार्मिक दृष्टिकोण से बेल के वृक्ष का अत्यंत महत्त्व है, क्योंकि शिवजी की पूजा के लिए इसके तीन पत्ते वाले गुच्छे चढ़ाए जाते हैं। ऐसी मान्यता भी है कि भगवान शिव इस वृक्ष के तले ही वास करते हैं। इसके वृक्ष प्रायः समस्त भारत में मिलते हैं। इसकी छाया बड़ी शीतल और आरोग्यकारक मानी जाती है। वृक्ष की ऊंचाई आमतौर पर 20 से 30 फुट होती है। इसकी डालियों पर लगभग एक इंच लंबे कांटे लगे होते हैं। टहनियों पर पत्ते संयुक्त रूप से 3-3 की संख्या में, अंडाकार व नोकदार लगते हैं। पत्ते रंग में गहरे हरे और सुगंधित होते हैं। गर्मियों में पत्ते झड़ जाते हैं और मई के बाद नए पत्ते और पुष्प लगने लगते हैं। पुष्प हरापन लिए सफेद रंग के सुगंधित 4-5 पंखुड़ियों से युक्त होते हैं। फल अगले मार्च से मई के बीच हरे रंग के कठोर आवरण युक्त, आमतौर पर 3 से 6 इंच व्यास के लगते हैं, जो पकने पर पीले रंग के हो जाते हैं। फल का गूदा पीला, सुगंध लिए, बीजों से युक्त होता है। बेल के फल स्थान-भेद के कारण दो प्रकार के मिलते हैं। कलमी किए हुए वृक्ष का फल बड़ा, छिलका कम कठोर, गूदा स्वादिष्ठ, कम बीजों वाला और सुगंध युक्त होता है, जबकि जंगलों में अपने आप उग आने वाले वृक्षों में लगे फल छोटे, कठोर आवरण युक्त, अधिक बीजयुक्त, स्वादहीन और मादक होते हैं। बेल को बिल्व कहने का कारण यह है कि रोगों को नष्ट करने की इसमें अद्‌भुत क्षमता होती है। इसके पत्ते, छाल, कच्चा फल, पका फल, बीज, फूल, जड़ सभी औषधि के रूप में काम आते हैं।

विभिन्न भाषाओं में नाम

संस्कृत–बिल्व, श्रीफल। हिंदी–बेल, बील। मराठी–बेल। गुजराती–बिली। बंगाली–बेल। अंग्रेज़ी–बेल फ्रूट ट्री (Bael Fruit Tree)। लैटिन–ईगल मार्मेलोस (Aegle Marmelos)।

गुण

आयुर्वेदिक मतानुसार बेल कें पत्ते वात, कफ़, शूल, शोथ, आम ज्वर को नष्ट करने वाले और संकोचक होते हैं। फूल वमन, तृष्णा और अतिसार में लाभदायक होते हैं। कच्चा फल रस में कटु, तिक्त, कषाय, गुण में हलका, स्निग्ध, तासीर में गर्म, विपाक में कटु, पाचक, वात, कफ, शूल नाशक, संकोचक, हृदय के लिए हितकारी, आंतों को शक्ति पहुंचाने वाला होता है, जबकि पका फल मीठा, मधुर, गुण में भारी, स्निग्ध, तासीर में शीतल, रुचिकर, मृदु, विरेचक, वात कारक, अग्नि को मंद करने वाला, दुर्गन्धयुक्त अधोवायु पैदा करने वाला होता है। बीज चूर्ण विरेचक और तेल गरम व वातनाशक होता है। जड़ हलकी, मधुर, त्रिदोष नाशक, वमन, शूलनाशक और वात, नाड़ी संस्थान पर शामक प्रभाव डालती है। आयुर्वेद के प्रसिद्ध योग 'दशमूल क्वाथ' में इसकी जड़ का समावेश किया जाता है।

वैज्ञानिक मतानुसार बेल के रासायनिक संगठन का विश्लेषण करने पर ज्ञात होता है कि इसकी जड़ और छाल में शर्करा, टैनिन, कई विशिष्ट एल्केलाइड्स के यौगिक, खनिज लवण पाए जाते हैं। पत्तों में इगेनिल, इगेलिनिन नामक एल्केलाइड्स, एक हरा-पीला तेल भी पाया जाता है। भस्म में अनेक लवण मिलते हैं। बीजों में हलके पीले रंग का तेल 12 प्रतिशत तक, शर्करा 4.6 प्रतिशत, उड़नशील तेल व तिक्त सत्व पाया जाता है। फल के गूदे में 19.5 प्रतिशत म्यूसिलेज पेक्टिन, 19 प्रतिशत शर्करा, 18.22 प्रतिशत प्रोटीन, 1.7 प्रतिशत खनिज लवण, 2 प्रतिशत चिकनाई और 7 प्रतिशत रेशे मिलते हैं। अल्प मात्रा में गोंद टेनिन्स, मार्मेलोसिन रसायन, विटामिन सी, कैल्शियम, फास्फोरस, लोहा, एलोइम्पेरेटोरिन भी पाए जाते हैं। ऊर्जा के रूप में प्रति 100 ग्राम बेल के गूदे से 137 कैलोरी प्राप्त होती है।

बेल मज्जा में स्थित म्यूसिलेज पेक्टिन के कारण दस्त में आंतों के अंदर के घाव को स्वस्थ करने की अद्‌भुत क्षमता होती है, जिसके कारण आंतें कमजोर होने से बच जाती हैं, मल संचित नहीं होता और बड़ी आंत में पाए जाने वाले हानिकारक जीवाणुओं को भी यह नष्ट कर देता है। हुकवर्म को मारकर बाहर निकालने की विशेष क्षमता बेल में पाई जाती है। बेल का फल पतले दस्तों को जहां बांधता है, वहीं कब्ज़ को दूर भी करता है।

मात्रा

फल के गूदे का चूर्ण 3 से 6 ग्राम। गूदे का रस 10 से 20 मिलीलीटर। शरबत 20-40 मिलीलीटर। तेल 2 से 4 बूंद।

उपलब्ध आयुर्वेदिक योग

बिल्व तेल, बिल्वादि चूर्ण, बिल्वमूलादि गुटिका, बिल्व पंचक क्वाथ, बिल्व फलासव, बेल शरबत, बेल मुरब्बा।

विभिन्न रोगों में प्रयोग

आमातिसार, पेचिस : कच्चे फल के गूदे को सेंककर या सुखाकर आधी मात्रा में मिस्री मिलाकर चूर्ण कर लें। दिन में 3 बार 2-2 चम्मच की मात्रा में सेवन करें।

अतिसार में : कच्चे फल का सूखा गूदा चूर्ण कर एक चम्मच की मात्रा में एक कप दही के साथ दिन में 3 बार लेने से पतले दस्तों में आराम मिलेगा। यही प्रयोग **आमातिसार, रक्त वाले दस्त, प्रवाहिका** में भी गुणकारी है।

पेशाब की रुकावट : फल के गूदे का चूर्ण और कबाब चीनी समभाग पीस कर एक चम्मच की मात्रा एक कप दूध के साथ दिन में 3 बार सेवन करें।

कान के रोग : बिल्व का तेल कानों में 2-3 बूंद टपकाने और गर्म कपड़े से सिंकाई करने से कान दर्द में आराम मिलेगा। कुछ दिन नियमित रूप से डालने से बहरेपन में लाभ होगा, कान में मैल जमा हो गया हो, तो वह बाहर आ जाएगा।

फोड़े, घाव पर : बेल के हरे पत्तों की लुगदी फोड़े, घाव पर बांधने से वे शीघ्र ठीक हो जाते हैं।

दमा और श्वास की तकलीफ में : बेल की पत्तियों से बना काढ़ा आधा कप की मात्रा में 2 चम्मच शहद मिलाकर 2-3 बार सेवन करने से लाभ मिलेगा।

खूनी बवासीर : बेल का कच्चा गूदा 50 ग्राम, सौंफ 25 ग्राम और सोंठ 15 ग्राम मिलाकर पीस लें। 2 चम्मच की मात्रा शहद के साथ दिन में 3 बार लें।

कब्ज़ : बेल के पके फल का गूदा एक चम्मच की मात्रा में दूध के साथ लें। पुरानी कब्ज़ में 4 चम्मच चूर्ण 2 चम्मच मिस्री के साथ सेवन करें।

बहुमूत्र : पके बेल के गूदे को 2 चम्मच की मात्रा में शहद के साथ सुबह-शाम लें।

शारीरिक कमजोरी में : बेल के फल का चूर्ण 2 चम्मच मिस्री मिले दूध के साथ दिन में तीन बार नियमित रूप से सेवन करें।

मधुमेह : बेल के कोमल पत्तों का 10 मिलीलीटर (2 चम्मच) रस नियमित रूप से खाली पेट सुबह के समय पीने से पेशाब की चीनी धीरे-धीरे दूर हो जाएगी। बीच-बीच में जांच कराते रहें। जब तक पूर्ण रूप से चीनी आना बंद न हो जाए, प्रयोग जारी रखें।

विषैले कीड़ों के काटने पर : दंश पर बेल के पत्तों का रस बार-बार लगाएं और ऊपर से पत्तों की लुगदी बांध दें। सूजन, दर्द में अराम मिलेगा।

85. भटकटैया

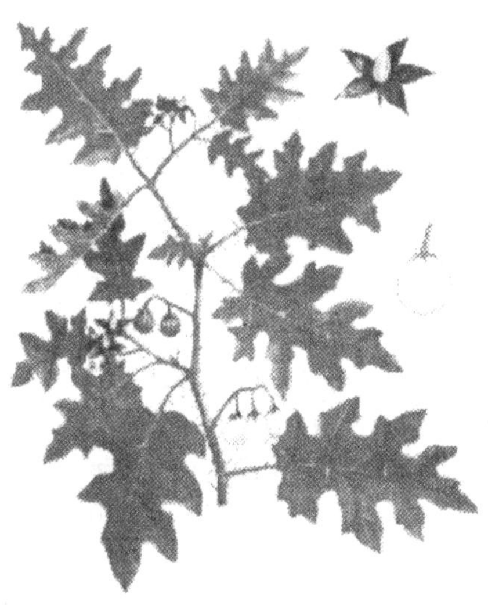

सामान्य परिचय

भटकटैया सारे भारत में विशेषकर गांवों और कसबों में खेतों के आसपास, सड़कों के किनारे, नालों के किनारों पर बहुतायत से छत्ते की तरह भूमि पर फैला हुआ मिलता है। कचरों के ढेर के आसपास भी यह अपने आप उग आता है। इसका पौधा टेढ़ी-मेढ़ी शाखाओं, छोटे-छोटे कांटों से युक्त 5-6 फुट के घेरे में फैलता है। पौधे पर कांटों की संख्या इतनी अधिक होती है कि पौधे को हाथ लगाने में भी कांटे चुभने का भय होता है। लगभग आधा इंच लंबे कांटे दिखने में पीले, चमकदार होते हैं। पत्ते खंडित, डिम्बाकृति, टेढ़ी-मेढ़ी आकृति के 4-5 इंच लंबे और 2-3 इंच चौड़े होते हैं। पुष्प गुच्छों में, छोटे-छोटे, नीले, बैंगनी या जामुनी रंग के लगते हैं। फल लगभग पौन इंच व्यास के लगते हैं। ये कच्ची हालत में हरे रंग के, सफेद धारियों से युक्त और पकी अवस्था में पीले रंग के, हरी धारियों से युक्त होते हैं। बैंगन के समान इसके बीज अनेक संख्या में छोटे और चिकने निकलते हैं। भटकटैया दो प्रकार की मिलती है—पहली छोटी कटेरी और दूसरी बड़ी कटेरी। यद्यपि दोनों के गुणों में समानता मिलती है, फिर भी औषधीय प्रयोग के लिए छोटी कटेरी, यानी भटकटैया का ही प्रयोग अधिक किया जाता है। फूलों के रंग भेद से भटकटैया नीले रंग के अलावा सफेद पुष्प वाली भी मिलती है।

विभिन्न भाषाओं में नाम

संस्कृत–कण्टकारी। हिंदी–भटकटैया, छोटी कटेरी। मराठी–भुईरिंगणी। गुजराती–भोयरींगणी। बंगाली–कण्टकारी। अंग्रेज़ी–यलो बरीड नाइट शेड (Yellow Barried Night Shade)। लैटिन–सोलेनन जैन्थोकार्पम (Solanum Xanthocarpum)।

गुण

आयुर्वेदिक मतानुसार भटकटैया स्वाद में कटु, तिक्त, गुण में हलकी, तीक्ष्ण, प्रकृति में गर्म, विपाक में कटु, कफ़ निस्सारक, पाचक, अग्निवर्द्धक, वातशामक होती है। यह दमा, खांसी, ज्वर, कृमि, दांत दर्द, सिर दर्द, मूत्राशय की पथरी नपुंसकता, नकसीर, मिर्गी, उच्च रक्तचाप में गुणकारी है।

यूनानी चिकित्सा पद्धति क़े अनुसार भटकटैया दूसरे दर्जे की गर्म और खुश्क होती है। यह पित्त विकार, कफ़, खांसी, दमा, पेट दर्द, मंदाग्नि, पेट के अफारे में गुणकारी है।

वैज्ञानिक मतानुसार भटकटैया की रासायनिक संरचना का विश्लेषण करने पर ज्ञात होता है कि इसके पंचांग में सोले कार्पिडिन एल्केलाइड पोटेशियम नाइट्रेट और पोटेशियम क्लोराइड अल्प मात्रा में पाए जाते हैं। इसका काढ़ा सुजाक में लाभप्रद होता है।

मात्रा

जड़, फल और पुष्प का चूर्ण 1 से 3 ग्राम। पत्तों का रस आधा से एक छोटा चम्मच (लगभग 5 मिलीलीटर)। काढ़ा 20 से 40 मिलीलीटर।

उपलब्ध आयुर्वेदिक योग

कंटकार्यादि क्वाथ, कंटकार्यादि चूर्ण, कंटकारी घृत, कंटकारी तेल आदि।

विभिन्न रोगों में प्रयोग

फोड़े-फुंसी : बीजों को महीन पीसकर नारियल के तेल में फेंटें। इसे फोड़े-फुंसियों पर लगाते रहने से कुछ ही दिनों में वे ठीक हो जाएंगे।

कुकर खांसी : फूलों के मध्य पीले रंग के पुष्प केसर का चूर्ण बनाकर शहद के साथ 800-900 मिली ग्राम मात्रा में, सुबह-शाम देने से सामान्य और कुकर खांसी में लाभ मिलेगा।

स्तनों का ढीलापन : भटकटैया और अनार की जड़ को समभाग लेकर पीस लें। पानी में इससे लेप तैयार कर स्तनों पर सुबह-शाम नियमित रूप से मालिश करें, स्तनों में कठोरता आ जाएगी।

दंतशूल में : भटकटैया के बीजों को चिलम में भरकर जलाएं और उसका धुआं मुंह में खींचकर कुछ क्षण अंदर रोककर छोड़ने से दांत, दाढ़ का दर्द व कृमि आदि नष्ट होकर कष्ट दूर हो जाएगा। भटकटैया के पंचांगों से निर्मित काढ़े से गरारे करने से भी दांत दर्द ठीक हो जाता है।

पेशाब की रुकावट : पत्तों के रस की एक चम्मच की मात्रा को आधे कप मट्ठे (छाछ) के साथ सुबह-शाम पिलाने से रुकावट दूर होगी।

नकसीर : पत्तों को पीसकर बने लेप को कपाल पर लगाएं और पत्तों का 2-3 बूंद रस नथुनों में टपकाएं।

दमा : फलों से निर्मित काढ़े में चुटकी भर सेंधानमक और हींग मिलाकर 6 चम्मच की मात्रा में दिन में 3 बार सेवन करते रहने से दमे में लाभ होगा।

मिर्गी : नाक के नथुनों में भटकटैया का दूध 2-3 बूंदें सुबह-शाम टपकाने से लाभ होगा।

नपुंसकता : भटकटैया के बीजों को पानी के साथ पीसकर लेप बनाएं और शिश्न के ऊपर उससे मालिश करके ऊपर से पान का गरम पत्ता बांध दें। प्रयोग कुछ हफ्ते नियमित करें।

मूत्राशय की पथरी : जड़ का चूर्ण आधा चम्मच की मात्रा में 4 चम्मच दही के साथ दिन में 3 बार नियमित रूप से कुछ हफ्ते सेवन करने से पथरी निकल जाएगी।

आमवात : पत्तों के एक चम्मच रस में 2 काली मिर्चें पीसकर मिला लें। इसकी एक खुराक सुबह-शाम कुछ दिन सेवन करने से लाभ होगा।

86. भृंगराज

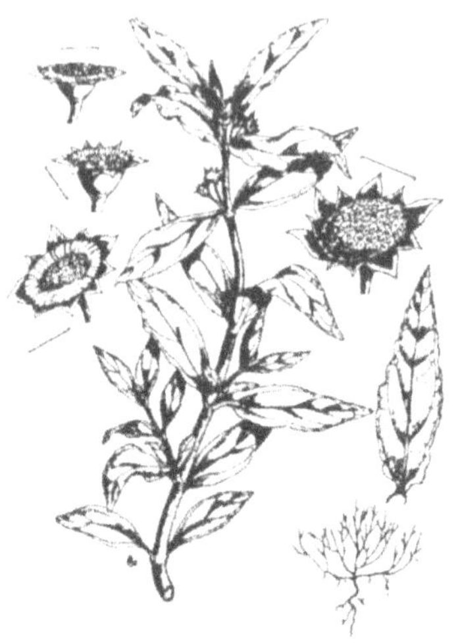

सामान्य परिचय

बालों को काला करने और उन्हें बढ़ाने की औषधि के रूप में भृंगराज आयुर्वेद जगत की एक प्रसिद्ध वनस्पति है। इसके पौधे सारे भारत में जलाशयों के निकट की नम भूमि में अकसर पाए जाते हैं। इसके छोटे-छोटे पौधे झाड़ी की तरह जमीन पर फैलकर या थोड़ा उठकर 6 से 8 इंच ऊंचाई के होते हैं। शाखाएं कालापन लिए रोमयुक्त, ग्रंथियों से जड़युक्त होती हैं। पत्तियां आयताकार, भालाकार, 1 से 4 इंच लंबी और आधा से एक इंच चौड़ी, बहुत दन्तुर होती हैं, जिनको मसलने से हरा कालापन लिए हलका सुगंध युक्त रस निकलता है, जो स्वाद में कडुवा, चरपरा लगता है। पुष्प सफेद, पीले और नीले रंगों में लगते हैं। औषधि प्रयोग के लिए सफेद और पीले फूलों वाले पौधों का उपयोग किया जाता है। घड़ी के आकार के गोल व सफेद पुष्प छोटे-छोटे पुष्प दंड पर लगते हैं। फल एक इंच लंबे तथा अग्र भाग पर रोम युक्त होते हैं, जिसमें छोटे, लंबे, काले जीरे के समान अनेक बीज निकलते हैं। शरद् ऋतु में पुष्प और फलों की बहार आती है। रंग भेद के अनुसार कुछ जातियों में पुष्प वर्षा ऋतु में और फल हेमन्त में लगते हैं। इसकी जड़ की लंबाई 2 से 7 इंच तक होती है, जो कई छोटी-छोटी जड़ों से जुड़ी होती है।

विभिन्न भाषाओं में नाम

संस्कृत–भृंगराज। हिंदी–भांगरा। मराठी, गुजराती–भांगरो। बंगाली–केसुरिया। अंग्रेजी–ट्रेलिंग इक्लिप्टा (Traling Eclipta)। लैटिन–इक्लिप्टा आल्बा (Eclipta alba)।

गुण

आयुर्वेदिक मतानुसार भृंगराज रस में कटु, तिक्त, गुण में हलका, तीक्ष्ण, प्रकृति में गर्म, वात-कफ़ नाशक, दीपन, पाचक, यकृत को उत्तेजित करने वाला, वेदना नाशक, नेत्रों और त्वचा के लिए हितकर, केशों को काला करने और बढ़ाने वाला, व्रण शोधक, बलवर्धक, रक्तशोधक, बाजीकारक, रसायन, मूत्रल होता है। यह रक्त विकारों, सिर दर्द, पाण्डु, कामला, सूजन, आंव, दंत रोग, उच्च रक्तचाप, उदर विकार, खांसी, श्वास रोग में गुणकारी है।

वैज्ञानिक मतानुसार भृंगराज की रासायनिक संरचना का विश्लेषण करने पर ज्ञात होता है कि इसमें प्रचुर मात्रा में एक्लिप्टिन नामक एल्केलाइड और राल के अलावा वेडेलोलेक्टोन अल्प मात्रा में पाया जाता है। बीजों में विशेष रूप से मूत्रल गुण पाए जाते हैं। ऐसा माना जाता है कि इसकी पत्तियों में प्रचुर मात्रा में प्रोटीन पाया जाता है, अतः कुछ लोग इसकी सब्जी बनाकर भी सेवन करते हैं। औषधि प्रयोग के लिए इसके पंचांग का प्रयोग अधिक लाभकारी पाया गया है।

मात्रा

पत्तों का रस 5 से 10 मिलीलीटर (1 से 2 चम्मच)। पंचांग का चूर्ण 3 से 6 ग्राम।

सावधानी : भृंगराज के रस को गर्म करने और उबालने से इसके गुण नष्ट हो जाते हैं।

उपलब्ध आयुर्वेदिक योग

भृंगराज घृत, भृंगराज तेल, षड्‌बिंदु तेल, भृंगराजादि चूर्ण आदि।

विभिन्न रोगों में प्रयोग

फोड़े-फुंसी : भृंगराज की पत्तियों को पीसकर फोड़े-फुंसी पर दिन में 2-3 बार लगाते रहने से कुछ ही दिन में ठीक हो जाएंगी।

नए बाल उगाने के लिए : उस्तरे से सिर मुड़वा लेने के बाद उस पर भृंगराज के पत्तों का रस दिन में 2-3 बार मलते रहने से कुछ हफ्तों में नए बाल घने निकलेंगे।

बाल काले, घने, लंबे बनाने के लिए : भृंगराज के पंचांग का चूर्ण और खाने वाले काले तिल सम मात्रा में मिलाकर सुबह खाली पेट 2 चम्मच की मात्रा में खूब चबा-चबाकर रोजाना खाते रहने से 4-6 महीनों में बालों का गिरना रुक कर वे स्वस्थ बन जाते हैं।

अनिद्रा : सोने से पूर्व भृंगराज के तेल की सिर में मालिश करने से अच्छी नींद आ जाएगी।

बिच्छू दंश पीड़ा : भृंगराज के पत्तों को पीसकर दंश पर लगाने से आराम मिलेगा।

यकृत पीड़ा में : पत्तों के एक चम्मच रस में आधा चम्मच अजवायन चूर्ण मिलाकर सुबह-शाम पिलाने से यकृत पीड़ा में लाभ मिलेगा।

जीर्ण उदरशूल : 2 चम्मच पत्तों के चूर्ण में आधा चम्मच काला नमक मिलाकर जल के साथ सेवन करने से आराम मिलेगा।

शक्ति वर्द्धक : भृंगराज के पत्तों का 100 ग्राम चूर्ण और 50-50 ग्राम खाने वाले काले तिल व आंवला चूर्ण मिलाकर 200 ग्राम मिस्री के साथ पीस लें। एक कप दूध के साथ सुबह-शाम 2 चम्मच की मात्रा में रोजाना सेवन करने से शरीर में शक्ति बढ़ती है और वीर्य में पुष्टता आती है।

आग से जलने पर : भृंगराज और तुलसी के पत्ते बराबर की मात्रा में मिलाकर पीस लें और तैयार लेप को आग के जले स्थान पर लगाएं, तुरंत आराम मिलेगा।

उच्च रक्तचाप में : भृंगराज के पत्तों का रस 2-2 चम्मच की मात्रा में एक चम्मच शहद के साथ दिन में दो बार नियमित सेवन करने से हाई ब्लडप्रेशर में कुछ ही दिनों में आराम मिलता है। एक बार बी.पी. नार्मल हो जाए, तो कब्जियत की शिकायत पैदा न होने देंगे, तो वह सामान्य बना रह सकता है।

सिर दर्द : सिर में भृंगराज के पत्तों का रस लगाकर मालिश करने से सिर दर्द में राहत मिलेगी।

87. मजीठ/मंजिष्ठा

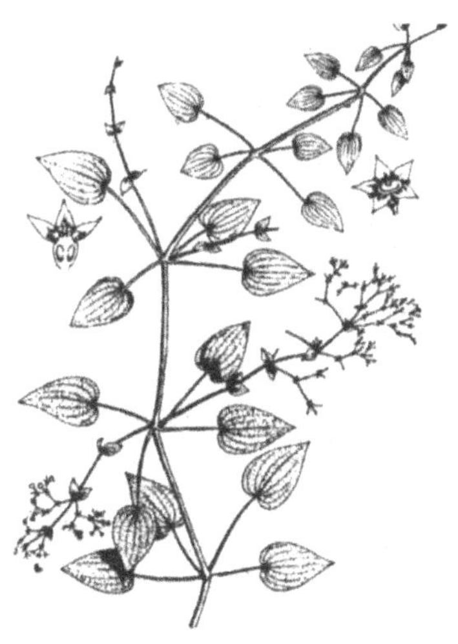

सामान्य परिचय

मजीठ भारत के पर्वतीय प्रदेशों में पाई जाती है। इसकी बेल झाड़ीनुमा होती है, जिसकी जड़ें जमीन में दूर-दूर तक फैली मिलती हैं। टहनियां कई फुट लंबी, नरम, खुरदरी और जड़ की तरफ कठोरतम रहती हैं। टहनियों का आंतरिक रंग तोड़ने पर जड़ की तरह ही लाल निकलता है। बेल अकसर दूसरे वृक्षों पर सहारा लेकर चढ़ जाती है। इसकी पत्तियां 4-4 के जोड़े में चारों तरफ लगती हैं, जिसकी दो छोटी और दो बड़ी पत्तियां होती हैं। पुष्प गुच्छों में, छोटे-छोटे और सफेद रंग के लगते हैं। चने के आकार के फल काले रंग के दो बीज युक्त होते हैं। जड़ लंबी और लाल रंग की होती है, जिसका औषधि के रूप में प्रयोग किया जाता है।

विभिन्न भाषाओं में नाम

संस्कृत–मंजिष्ठा। हिंदी–मजीठ। मराठी–मंजिष्ठा। गुजराती–मजीठ। बंगाली–मंजिष्ठा। अंग्रेज़ी–मेडर रूट (Madder Root)। लैटिन–रूबिआ कोर्डिफोलिया (Rubia Cardifolia)।

गुण

आयुर्वेदिक मतानुसार मजीठ रस में मधुर, तिक्त, कषाय, गुण में भारी, तासीर में गर्म, विपाक में कटु, विष, कफ़ और शोथनाशक होती है। यह कामला, प्रमेह,

रक्तविकार, आंख और कान के रोग, कुष्ठ, रक्तातिसार, पेशाब की रुकावट, वात रोग, सफेद दाग, मासिक धर्म के दोष, चेहरे की झांई, चर्म रोग, पथरी, आग से जलने में गुणकारी है।

वैज्ञानिक मतानुसार मंजीठ की रासायनिक संरचना का विश्लेषण करने पर ज्ञात होता है कि इसकी जड़ में राल, शर्करा, गोंद, चूने के योग, रंजक पदार्थ पाए जाते हैं। रंजक पदार्थों में मुख्य रूप से गेरेनसिन, पर्पुरिन, मंजिष्ठिन, अलाजरिन, जेंथीन मिलते हैं।

मात्रा

जड़ का चूर्ण 1 से 3 ग्राम। जड़ का काढ़ा 20 से 30 मिलीलीटर।

उपलब्ध आयुर्वेदिक योग

महामंजिष्ठादिरिष्ट, मंजिष्ठादि चूर्ण, मंजिष्ठादि क्वाथ।

विभिन्न रोगों में प्रयोग

चेहरे के दाग-धब्बे : मजीठ की जड़ का काढ़ा 4 चम्मच की मात्रा में सुबह-शाम कुछ दिन नियमित रूप से पीने और जड़ को शहद में घिसकर दाग-धब्बों पर लगाते रहने से चेहरे पर निखार आ जाएगा।

जले हुए घावों पर : मजीठ की जड़ तथा चंदन को घी में घिसकर बने लेप को जले हुए अंग पर 2-3 बार लगाएं। इससे जलन शांत होगी और घाव शीघ्र भर जाएगा।

चूहे के काटने पर : मजीठ, हलदी और नमक समभाग मिलाकर पानी के साथ पीस लें। तैयार लेप को चूहे के काटे अंग पर 2-3 बार लगाएं। विष का प्रभाव दूर होगा।

पथरी में : मजीठ की जड़ का चूर्ण 2 ग्राम की मात्रा में 4 चम्मच पानी के साथ दिन में 3 बार कुछ हफ्ते सेवन करने से पथरी गलकर निकल जाएगी।

दंत रोग : जड़ को पीसकर मंजन की तरह सुबह-शाम प्रयोग करने से दंत रोगों में बहुत लाभ होता है।

सूजन, शोथ पर : जड़ और मुलेठी समभाग मिलाकर पानी में पीस लें। तैयार लेप को सूजन पर मलने से सभी प्रकार की सूजन और दर्द में लाभ होगा।

हड्डी टूटने पर : जड़, महुए की छाल और इमली के पत्ते सभी समभाग मिलाकर पीस लें। इसे गुनगुना गर्म कर टूटी हड्डी के ऊपर लगाएं और बांध दें।

त्वचा रोगों में : जड़ को शहद में घिसकर चंदन की तरह बने पेस्ट को समस्त प्रकार के त्वचा विकारों पर नियमित रूप से 2-3 बार लगाने से आराम मिलता है।

सोरायसिस : मजीठ का काढ़ा 2-2 चम्मच की मात्रा में सुबह-शाम रोजाना पीते रहने से कुछ हफ्तों में पूर्ण आराम मिलेगा।

मासिक धर्म की गड़बड़ी में : मजीठ की जड़ का चूर्ण आधा चम्मच की मात्रा में सुबह-शाम नियमित रूप से कुछ दिन लेने से समस्त कष्ट दूर हो जाएंगे।

गर्भिणी का अतिसार : मजीठ, मुलेठी और लोध्र समभाग मिलाकर पीस लें। 2 चम्मच की मात्रा में दिन में 3 बार खिलाने से अतिसार और रक्तातिसार में आराम मिलेगा।

८८. महुआ

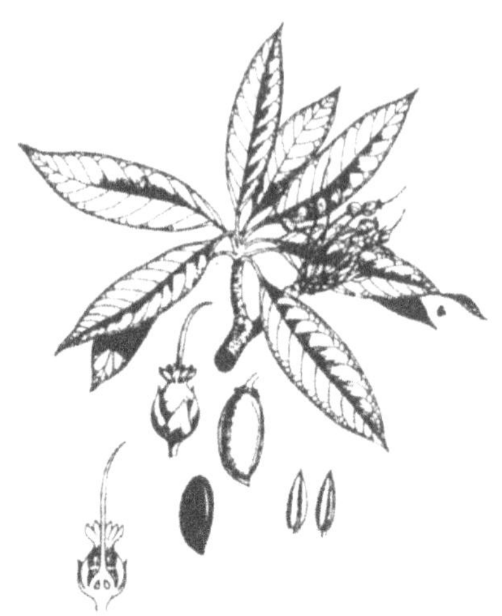

सामान्य परिचय

महुआ का वृक्ष सारे देश में पाया जाता है। अधिकांश वृक्ष जंगलों, गांवों में अपने आप उग आते हैं। खेत, खलिहानों, सड़कों के किनारों पर, बगीचों में इसे छाया के लिए विशेष तौर पर लगाया जाता है। वृक्ष की ऊंचाई 40 से 50 फुट होती है। पत्ते लंबाई में 5 से 7 इंच और चौड़ाई में 3 से 4 इंच होते हैं, जो ग्रुप में लगते हैं। पत्ते आकार में अंडाकार—कुछ आयताकार, नुकीली शिराओं से युक्त होते हैं, इनसे पत्तलें बनाने का काम भी किया जाता है। पुष्प गुच्छों में, मांसल, रसीले, मधुर गंध युक्त, सफेद रंग के लगते हैं, जिनका रंग सूखने पर लाल, मटमैला हो जाता है। पके पुष्प वृक्ष से अपने आप टपक जाते हैं, जिनकी सुवास से आसपास का वातावरण सुवासित हो जाता है। पुष्पों को इकट्ठा करके देशी शराब बनाई जाती है। मार्च-अप्रैल में फूलों की बहार आती है और मई-जून में इसके फल लगते हैं। फल लंबाई में एक से दो इंच और चौड़ाई में एक इंच के होते हैं, जिसका आवरण लाल रंग का होता है। पके फल में 1 या 2 बीज निकलते हैं, जिनकी गिरी से तेल निकलता है, जो कपड़े धोने का साबुन बनाने के काम आता है। पका फल स्वाद में मीठा होता है। वृक्ष के पत्ते, छाल, फूल, फल, बीज की गिरी सभी उपयोग में लिए जाते हैं।

विभिन्न भाषाओं में नाम

संस्कृत–मधूक, गुडपुष्प। हिंदी–महुआ, महुवा। मराठी–मोहड़ा। गुजराती–महुडो। बंगाली–महुया। अंग्रेजी–बटर ट्री (Butter Tree)। लैटिन–मधूका इंडिका (Madhuka Indica)।

गुण

आयुर्वेदिक मतानुसार महुआ रस में मधुर, कषाय, गुण में भारी, स्निग्ध, धातुवर्द्धक, होता है। पुष्प प्रकृति में नम, शीतल और शुष्क, गर्म, वात-पित्त शामक, नाड़ी बल प्रदायक, शक्तिप्रद, दाह शामक, शुक्रवर्द्धक, मादक, मूत्रल होता है। यह कमजोरी, नपुंसकता, खांसी, बवासीर, मासिक धर्म साफ न आना, खुजली, वातशूल कब्ज़, गैस विकार, स्तनदुग्ध की कमी, लो ब्लड प्रेशर, फोड़े फुंसी में गुणकारी है।

वैज्ञानिक मतानुसार महुआ की रासायनिक संरचना का विश्लेषण करने पर ज्ञात होता है कि इसके फूलों में आवर्त शर्करा 52.6 प्रतिशत, इक्षुशर्करा 2.2 प्रतिशत, अलव्युमिनाइड 2.2 प्रतिशत, सेल्युलोज 2.4 प्रतिशत, शेष जल और भस्म होती है। इसके अलावा अल्प मात्रा में कैल्शियम, लोहा, पोटास, एन्जाइम्स, एसिड्स यीस्ट भी पाए जाते हैं। बीजों की गिरियों से जो तेल प्राप्त होता है, उसका प्रतिशत 50 से 55 तक होता है।

हानिकारक प्रभाव

महुए के पुष्प अधिक मात्रा में सेवन करने से सिर दर्द की तकलीफ हो सकती है।

मात्रा

पुष्प का चूर्ण 20 से 50 ग्राम तक।

उपलब्ध आयुर्वेदिक योग

मधूक हिम, मधुकासव।

विभिन्न रोगों में प्रयोग

फोड़े-फुंसी पर : महुए के फूल को घी में पीसकर फोड़े-फुंसी पर बांधने से लाभ होगा।

दुग्धवर्द्धन हेतु : दूध की कमी को दूर करने के लिए महुए के फूल का रस 4 चम्मच की मात्रा में सुबह-शाम कुछ दिन नियमित सेवन कराने से लाभ मिलेगा।

मुंह, नाक से खून आने पर : महुए के फूल का रस 2 चम्मच की मात्रा में दिन में 3 बार लें।

खांसी : महुए के फूल का काढ़ा सुबह-शाम 2 चम्मच की मात्रा में सेवन करने से आराम मिलेगा।

वात पीड़ा : पत्तों को पीसकर गर्म करके पीड़ित अंग पर बांधने से पीड़ा दूर होगी।

चर्म रोग : महुए के बीजों का तेल खुजली आदि चर्म रोगों में लगाने से वे दूर होंगे।

शक्ति, वीर्यवर्द्धन हेतु : महुआ के फूलों का गुलकन्द 2 चम्मच की मात्रा में सुबह-शाम एक कप दूध के साथ नियमित रूप से सेवन करने से शारीरिक बल, वीर्य बढ़ता है।

मासिक धर्म विकार में : फलों की गुठली तोड़कर गिरी निकाल लें। इसे शहद के साथ पीसकर गोल मोमबत्ती जैसा बना लें। रात्रि में सोने से पूर्व, मासिक धर्म आने के समय के पहले से इसे योनि में उंगली की सहायता से प्रवेश करा दें। मासिक धर्म के विकार दूर होकर स्राव पर्याप्त आएगा।

बवासीर : महुआ के फूल छाछ में पीसकर एक कप की मात्रा में सुबह शाम रोजाना सेवन करने से बवासीर में लाभ मिलेगा।

हिचकियां आने पर : महुए के फूलों का चूर्ण एक चम्मच की मात्रा में शहद के साथ दिन में 3 बार सेवन करने से हिचकियां आनी बंद होंगी।

कमजोरी में : 50 ग्राम महुए के फूलों को एक गिलास दूध में उबालकर खाएं और ऊपर से वही दूध रोजाना सेवन करने से शारीरिक कमजोरी दूर होकर बल बढ़ेगा।

८९. मालकांगनी

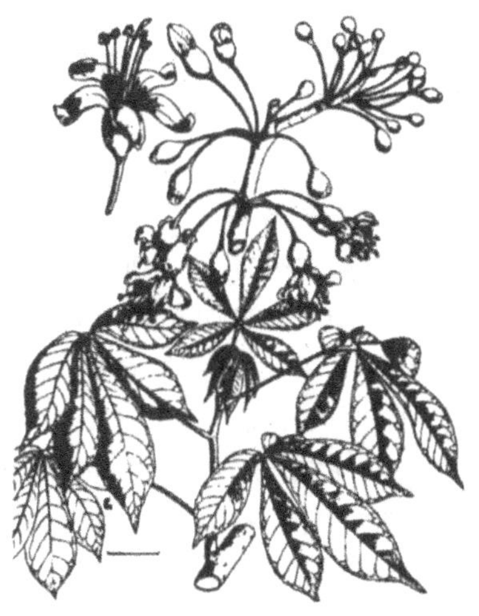

सामान्य परिचय

मालकांगनी की बेल सारे भारत में, विशेषकर पंजाब, कश्मीर आदि के पर्वतीय क्षेत्रों में बहुतायत से पैदा होती है। इसकी बेल दूसरे वृक्षों पर चढ़कर फलती-फूलती है। झुकी हुई नई शाखाओं पर सफेद बिंदु रूपी धब्बे होते हैं। पत्ते नोकीले, लट्टूवाकार, 2 से 4 इंच लंबे और डेढ़ से तीन इंच चौड़े होते हैं। पुष्प नई पत्तियों के साथ अप्रैल-जून में आते हैं और शरद् ऋतु में फल लगते और पकते हैं। पुष्प पीले हरे रंग के गुच्छों में लगते हैं। फल मटर के बराबर, हरे होने पर दृढ़ आवरण युक्त, 6 बीज लिए हुए लगते हैं, जो सूखने पर अपने आप फट जाते हैं।

विभिन्न भाषाओं में नाम

संस्कृत–ज्योतिष्मती। हिंदी–मालकांगनी। मराठी–मालकांगोणी। गुजराती–मालकांगणी। बंगाली–लताफटकी। अंग्रेजी–स्टाफ ट्री (Staff Tree)। लैटिन–सेलेस्ट्रस पन्निक्यूलेटस (Celastrus Panniculatus)।

गुण

आयुर्वेदिक मतानुसार मालकांगनी रस में कटु, तिक्त, गुण में तीक्ष्ण, स्निग्ध, प्रकृति में गर्म, विपाक में कटु, कफ़ और वात नाशक, वमनकारक, अग्निवर्द्धक, बुद्धि और स्मरणशक्तिवर्द्धक होती है। यह पक्षाघात, संधिवात, बेरी-बेरी, कास-श्वास,

मूत्र रोग, खुजली, अर्श, नपुंसकता, दाद, व्रण, सफेद दाग, शोथ, स्मृति की कमी में गुणकारी है। यह अफीम खाने की आदत छुड़ाने की एक उत्तम औषधि है।

यूनानी चिकित्सा पद्धति मतानुसार मालकांगनी तीसरे दर्जे की गर्म और रुक्ष होती है। इसका तेल पसली का दर्द, पक्षाघात, गठिया, स्नायु के रोग में लाभप्रद होता है। तेल प्रकृति में अत्यंत गर्म, रसायन, बुद्धिदायक, अग्निदीपक, वमनकारक, स्मरण-शक्तिवर्द्धक होता है।

वैज्ञानिक मतानुसार मालकांगनी की रासायनिक संरचना का विश्लेषण करने पर ज्ञात होता है कि इसके बीजों में 30 प्रतिशत तेल गाढ़ा, लाल-पीला रंग मिश्रित, तिक्त, गंध युक्त होता है, जिसमें सिलेस्ट्रीन व पैनीकुलेटीन नामक एल्केलाइड्स पाए जाते हैं। इसके अलावा एक तिक्त रालयुक्त तत्त्व, कषाय द्रव्य और 5 प्रतिशत क्षार भी मिलते हैं। अल्प मात्रा में टैनिन भी पाया जाता है। ये मस्तिष्क की समस्त नाड़ियों को पोषण प्रदान कर नाड़ी संस्थान को बल देता है। विटामिन बी की कमी से होने वाले रोग बेरी-बेरी की यह एक उत्तम औषधि है।

हानिकारक प्रभाव

निर्धारित मात्रा से अधिक किया गया बीजों का सेवन वमन, विरेचन का कारण बन सकता है। गर्म प्रकृति के लोगों को भी इसका सेवन हानि पहुंचा सकता है।

मात्रा

बीजों का चूर्ण 1 से 2 ग्राम और तेल 5 से 15 बूंद।

उपलब्ध आयुर्वेदिक योग

ज्योतिष्मती तेल, ज्योतिष्मत्यादि वटी आदि।

विभिन्न रोगों में प्रयोग

सफेद दाग : मालकांगनी और बावची के तेल को समभाग में मिलाकर एक शीशी में रख लें। इसको दागों पर सुबह-शाम नियमित रूप से लगाते रहें।

अफीम की आदत छुड़ाने के लिए : मालकांगनी के पत्तों का रस एक चम्मच की मात्रा में दो चम्मच पानी के साथ दिन में 3 बार पिलाते रहने से अफीम के प्रति घृणा उत्पन्न होकर आदत छूट जाएगी।

दाद पर–मालकांगनी को कालीमिर्च के बारीक चूर्ण के साथ पीसकर दाद पर मलने से कुछ ही दिनों में दाद ठीक हो जाएगी।

खूनी बवासीर : मालकांगनी के बीजों को पानी में पीसकर बनी लुगदी को मस्सों पर लगाते रहने से रक्तस्राव बंद होगा।

खुजली : बीजों को गोमूत्र में पीसकर खुजली वाले अंग पर नियमित लगाएं।

बेरी-बेरी : एक बताशे में मालकांगनी का तेल 2 बूंद टपका कर रोजाना खाने से यह रोग दूर हो जाएगा।

दमा, श्वास : मालकांगनी के बीज और छोटी इलायची, दोनों समभाग मिलाकर पीस लें, फिर आधा चम्मच की मात्रा में शहद के साथ सुबह-शाम चटाएं।

नपुंसकता : तेल को पान के पत्ते पर लगाकर शिश्न पर लपेटकर रात्रि में बांधें और 2 ग्राम बीजों को दूध की खीर के साथ सुबह-शाम सेवन करें।

बुद्धि और स्मृति बढ़ाने के लिए : मालकांगनी के बीच, बच, देवदारु, अतीस चारों समभाग मिलाकर पीस लें। एक चम्मच की मात्रा में सुबह-शाम रोजाना शुद्ध घी के साथ सेवन करें। तेल की 5-10 बूंद मक्खन के साथ सेवन करने से भी यही लाभ मिलेगा।

अनिद्रा : मालकांगनी के बीज, सर्पगन्धा, जटामांसी और मिस्री समभाग मिलाकर पीस लें और एक चम्मच की मात्रा में शहद से सेवन करें। रोग दूर होगा।

नेत्र ज्योति बढ़ाने के लिए : मालकांगनी के तेल की मालिश पैर के तलवों पर रोजाना करते रहने से नेत्र ज्योति बढ़ेगी।

दुर्बलता में : मालकांगनी के बीज गाय के घी में भूनकर समभाग मिस्री मिलाएं। एक चम्मच की मात्रा सुबह-शाम एक कप दूध के साथ 6 हफ्ते रोजाना सेवन करें। पूरा लाभ नजर आएगा।

सिर दर्द : मालकांगनी का तेल और बादाम का तेल दोनों समभाग मिलाकर 2-2 बूंद की मात्रा में प्रातः खाली पेट एक बताशे में डालकर खा लें और ऊपर से एक कप दूध पिएं। कुछ दिन रोजाना सेवन करने से पुराने सिर दर्द और आधा शीशी के दर्द में आराम मिल जाएगा।

90. मेथी

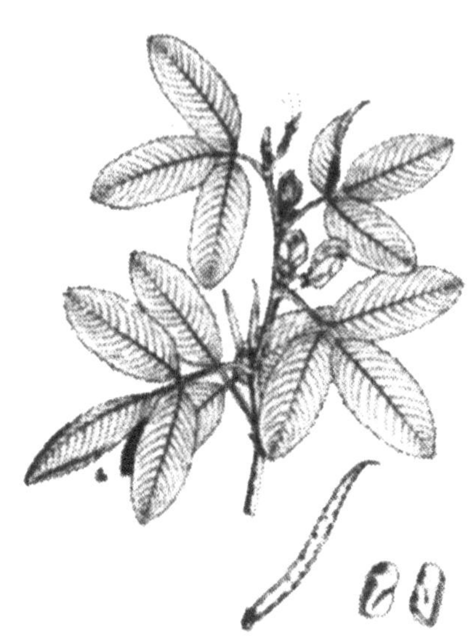

सामान्य परिचय

मेथी के पौधे की खेती प्रायः सभी प्रदेशों में की जाती है। इसके पत्तों से सब्जी और बीजों का उपयोग आहार के लिए विविध व्यंजनों में तथा औषधि के रूप में घर-घर किया जाता है। इसका पौधा 1 से 2 फुट ऊंचा संयुक्त पत्तों के साथ 3-3 पत्रक, गोलाकार, अग्रभाग युक्त आधे से डेढ़ इंच लंबे होते हैं। पुष्प सफेद या हलके पीले रंग के नए पत्तों के अक्ष पर लगते हैं। इसकी फलियां 3 से 4 इंच लंबी और 10 से 20 पीले रंग के आयताकार बीजों से युक्त होती हैं। इसमें पुष्प एवं फल जनवरी से मार्च के महीनों में लगते हैं।

विभिन्न भाषाओं में नाम

संस्कृत–मेथिका, मेथिनी, पीतबीजा। हिंदी–मेंथी। मराठी, गुजराती, बंगाली–मेथी। अंग्रेज़ी–फेनुग्रीक (Fenugreek)। लैटिन–ट्राइगोनेला फीनुम ग्रीकम (Trigonella Foenumgraecum)।

गुण

आयुर्वेदिक मतानुसार मेथी स्वाद में कटु, गुण में भारी, स्निग्ध, तासीर में गर्म, विपाक में कटु, वात, कफ, ज्वरनाशक, गर्भाशय संकोचक, स्तन एवं जनन पीड़ा, शोथहर, दीपन, पाचक, अग्निवर्धक, दाहनाशक होती है। यह कृमि, अजीर्ण, भूख

न लगना, कामशक्ति की कमजोरी, सूजन, गठिया, मधुमेह, बाल रोग, कब्ज़, वात रोग, अनिद्रा, मोटापा, रक्तातिसार, जलने पर गुणकारी है।

वैज्ञानिक मतानुसार मेथी की रासायनिक संरचना का विश्लेषण करने पर ज्ञात होता है कि पत्तियों में पानी 81.8 प्रतिशत, कार्बोहाइड्रेट 9.8 प्रतिशत, प्रोटीन 4.9 प्रतिशत, खनिज पदार्थ 1.6 प्रतिशत, रेशे 1.01 प्रतिशत, वसा 0.9 प्रतिशत, लोहा 16.19 मिली ग्राम प्रति 100 ग्राम में तथा अल्प मात्रा में कैल्शियम, फास्फोरस विटामिन ए, बी, सी भी पाए जाते हैं। मेथी दानों में 25 प्रतिशत फास्फोरिक एसिड, कोलाइन और ट्राइगोनेलिन एल्केलाइड्स, गोंद, लेसीथिन, स्थिर तेल, एलब्युमिन प्रोटीन, पीले रंग का रंजक पदार्थ पाए जाते हैं। सूखे पंचांग में तो प्रोटीन की मात्रा 16 प्रतिशत तक पाई गई है। इसमें खून और पेशाब में ग्लूकोज की मात्रा कम करने का विशेष गुण होने के कारण डायबिटीज में ये बहुत गुणकारी होते हैं।

मात्रा

मेथीदानों का चूर्ण 3 से 6 ग्राम।

विभिन्न रोगों में प्रयोग

जलन, दाह : पत्तों का रस 4 चम्मच की मात्रा में दिन में 3 बार पीने और उसे पीसकर बनाई लुगदी को बाह्य रूप से लगाने से आराम मिलेगा।

आमातिसार : मेथी के पत्तों को घी में तलकर खाने और 4 चम्मच रस एक चम्मच मिस्री के साथ पीने से रोग में शीघ्र लाभ मिलता है।

वायु विकार : पत्तों के पकौड़े बनाकर खाने से आराम होगा।

चोट, सूजन में : पत्तों को पीसकर लेप करने से दर्द में आराम मिलेगा।

कब्ज़ : सुबह-शाम के भोजन में मेथी की सब्जी खाने और सोते समय एक चम्मच साबुत दाने पानी से निगलने से कब्ज़ दूर होगी।

कमर दर्द : मेथी दानों के लड्डू बनाकर 3 हफ्ते तक सुबह-शाम सेवन करने और मेथी के तेल को दर्द वाले अंग पर मलते रहने से पूर्ण आराम मिलेगा।

बालों के रोग : मेथीदानों को पानी में पीसकर बालों में सोते समय लेप लगाने से रूसी, खुश्की आदि रोग दूर होते हैं।

सर्दी-जुकाम में : पत्तों की सब्जी सुबह-शाम खाने और बीजों को एक चम्मच मात्रा में गर्म दूध के साथ सुबह-शाम सेवन करने से सर्दी-जुकाम के सारे कष्टों में आराम मिलेगा।

गले की सूजन, दर्द, टान्सिल्स की तकलीफ में : मेथीदानों से बना काढ़ा तैयार करके दिन में 3-4 बार गरारे करने से लाभ मिलेगा।

स्तन रोगों में : स्तन अविकसित रह गए हों, तो मेथी की सब्जी और दानों के चूर्ण एक चम्मच की मात्रा में सुबह-शाम नियमित रूप से सेवन करते रहने से स्तनों में वृद्धि होगी। जिनके स्तनों में कम दूध आता हो, वे भी इसी प्रयोग का सेवन करेंगी, तो इच्छित लाभ होगा।

घुटने, जोड़ों के दर्द : मेथी दानों का चूर्ण एक चम्मच की मात्रा में सुबह-शाम नियमित रूप से सेवन करने से घुटने, जोड़ों का दर्द, आमवात, लकवा, कमर दर्द, गठिया में आराम मिलेगा।

मधुमेह (डायबिटीज) : मेथी दानों का चूर्ण 2-2 चम्मच की मात्रा में दिन में 3-4 बार सेवन करने से शरीर की चीनी और कोलेस्ट्रोल की मात्रा कम होती जाएगी।

आग से जलने पर : मेथी के दानों को पानी में पीसकर बने लेप को 3 बार लगाने से जलन, दर्द में राहत मिलेगी और घाव जल्द ठीक होगा।

भूख न लगने, बवासीर, प्रसव के बाद, मासिक धर्म न आना, दमा, पेट दर्द, मांसपेशियों के दर्द, साइटिका, बार-बार मूत्र आना, लू लगने पर मेथीदाना रोजाना एक चम्मच की मात्रा में दिन में 3 बार सेवन करने से लाभ होता है।

91. मुलेठी

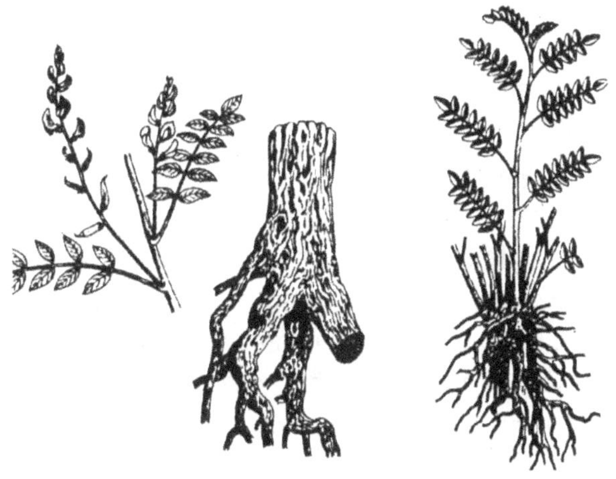

सामान्य परिचय

हमारे देश में मुलेठी जम्मू-कश्मीर, सहारनपुर, देहरादून, हिमालय के तराई वाले खुश्क भागों में पैदा होती है। इसे ईरान, इराक, अफगानिस्तान, साइबेरिया, ग्रीस, सीरिया से भी आयात किया जाता है। इसका बहुवर्षीय पौधा ऊंचाई में 3 से 6 फुट होता है। पत्ते अंडाकार, नोकदार, संयुक्त रूप से 4 से 6 जोड़े में और अंत में एक पत्ती पर समाप्त होते हैं। पुष्प आधे इंच से बड़े, लाल आभा लिए या बैंगनी रंग के लगते हैं। एक इंच लंबी, चपटी फलियों में 2 से 5 बीज निकलते हैं। जड़ और तना जो भूमिगत होता है, उसे छिलका हटाकर या वैसे ही सुखाकर औषधि प्रयोग में लिया जाता है। जड़ें अंदर से पीलापन लिए, स्वाद में मीठी, हलकी चरपरी लगती हैं। सूंघने पर इनसे हलकी सुगंध आती है। इसे दो वर्ष तक किसी भी मौसम में सेवन कर सकते हैं। बीज चमकदार, लाल रंग के, एक सिरे से काले निकलते हैं, जो रत्तियों के वजन तौलने के काम आते हैं।

विभिन्न भाषाओं में नाम

संस्कृत–मधुयष्टि, यष्टिमधु। हिंदी–मुलहठी, मुलेठी। मराठी–जयेष्ठमधु। गुजराती–जेठीमधु। बंगाली–यष्टिमधु। अंग्रेज़ी–लिकोरिस रूट (Liquorice Root)। लैटिन–ग्लिसराइजा ग्लेब्रा (Glycyrrhiza Glabra)।

गुण

आयुर्वेदिक मतानुसार मुलेठी रस में मधुर, गुण में भारी, शीतल प्रकृति की, विपाक में मधुर, स्निग्ध, वात-पित्त नाशक, वीर्यवर्धक, नेत्रों के लिए हितकारी, स्वादिष्ठ, त्वचा की रंगत निखारने वाली, स्वर को सुधारने वाली, केशों के लिए गुणकारी, बलवर्धक होती है। यह खांसी, दमा, कफ़ विकार, श्वास कष्ट, शुक्रदुर्बलता, मुंह के छालों, पेट दर्द, दाह, गले, चर्म रोग, ज्वर, जुकाम, स्तनदुग्धवर्धक, वमन, तृष्णा, अल्सर, अम्ल-पित्त, आंतों की ऐंठन, हिचकी, पेशाब की जलन, मिर्गी, कब्ज़ बवासीर, श्वेत प्रदर में गुणकारी है।

यूनानी चिकित्सा पद्धति में मुलेठी दूसरे दर्जे की गर्म और पहले दर्जे की खुश्क, मीठी, रूखी, मूत्रल, नेत्र रोग में गुणकारी; मासिकधर्म को नियमित करने वाली, फोड़े को पकाने वाली, ब्रोंकाइटिस, यकृत रोग, दमा, खांसी, सिरदर्द, पेट के दर्द, प्यास में गुणकारी होती है। पौष्टिक होने से शुक्रमेह, यौनदुर्बलता दूर करने में सक्षम है।

वैज्ञानिक मतानुसार मुलेठी की रासायनिक संरचना का विश्लेषण करने पर ज्ञात होता है कि इसमें ग्लिसीराइजिन नामक प्रमुख तत्व पाया जाता है, जो ग्लिसीराइजिक एसिड के रूप में विद्यमान होता है, जिसकी वजह से ही यह मीठी लगती है। इसका मीठापन चीनी से 59 गुना अधिक होता है। यह केवल जड़ में ही पाया जाता है और भिन्न-भिन्न प्रजातियों में 2 से 14 प्रतिशत तक होता है। इसके अलावा ग्लाइकोसाइड स्टेरॉयड इस्ट्रोजन (गर्भाशय उत्तेजक), ग्लुकोज, सुक्रोज, रेसिन, स्टार्च, उड़नशील तेल प्रोटीन और रंजक तत्व भी पाए जाते हैं। आइसोलिक्विरिटिन ग्लाइकोसाइड मुलेठी में 2.2 प्रतिशत होने के कारण जड़ का रंग अंदर से पीलापन लिए होता है। यह मुख की लार ग्रंथियों को उत्तेजित कर खाद्य पदार्थों के पाचन में मदद करता है।

हानिकारक प्रभाव

गुर्दा और प्लीहा के लिए मुलेठी हानिकारक होती है। यदि अधिक मात्रा में सेवन करने से इसके दुष्परिणाम दिखाई पड़ें, तो गुलाब के फूल का सेवन कराएं।

मात्रा

जड़ का चूर्ण 3 से 6 ग्राम। सत्व 500 मिली ग्राम से 1 ग्राम।

उपलब्ध आयुर्वेदिक योग

मधुयष्ट्यादि क्वाथ, मधुयष्ट्यादि चूर्ण, मधुयष्ट्यादि तेल।

विभिन्न रोगों में प्रयोग

मुंह के छाले : मुलेठी की जड़ का टुकड़ा शहद लगाकर चूसते रहें। लाभ होगा।

पेट, आंत के छाले (अल्सर) : जड़ का चूर्ण एक चम्मच की मात्रा में एक कप दूध के साथ दिन में 3 बार सेवन करते रहने से अल्सर के घाव कुछ ही हफ्तों में भर जाएंगे। मिर्च-मसालों से परहेज रखना जरूरी है।

पेट दर्द : पेट और आंतों की ऐंठन व क्षोभ से उत्पन्न दर्द में जड़ का चूर्ण एक चम्मच की मात्रा में शहद के साथ दिन में 3 बार सेवन करें।

हिचकी : जड़ के टुकड़े को चूसते रहने से हिचकी दूर होगी।

नेत्र विकार : जड़ के चूर्ण में समभाग सौंफ का चूर्ण मिला लें। एक चम्मच की मात्रा में दिन में 3 बार खाने से कुछ ही दिनों में आंखों की जलन, ज्योति की कमी दूर होगी।

सिर दर्द : बीजों को पीसकर सूंघने से सर्दी-जुकाम से उत्पन्न सिर दर्द में आराम मिलेगा।

मिर्गी के दौरे में : जड़ के महीन चूर्ण को घी में मिलाकर चटाने से दौरे में लाभ होगा।

दुग्धवर्द्धन के लिए : 2 चम्मच जड़ का चूर्ण और 3 चम्मच शतावर का चूर्ण एक कप दूध में मिलाकर उबालें। जब दूध आधा रह जाए, तो इसे आधा सुबह और आधा शाम को एक कप दूध के साथ पिलाएं। कुछ दिनों में ही अधिक दूध आने लगेगा।

रक्त वमन होने पर : एक चम्मच जड़ का महीन चूर्ण शहद के साथ सुबह-शाम दें।

बलवर्धन हेतु : एक चम्मच जड़ का चूर्ण आधा चम्मच शहद और एक चम्मच घी के साथ मिलाकर एक कप दूध के साथ सुबह-शाम रोजाना 5-6 हफ्ते तक सेवन करें।

शारीरिक जलन : लाल चंदन और मुलेठी समभाग पानी में पीसकर बने लेप को हाथ-पैर की जलन पर कुछ समय लगाकर रखें।

खांसी में : मुलेठी का टुकड़ा मुंह में रखकर चूसते रहें, राहत मिलेगी।

पेशाब में जलन : जड़ का चूर्ण एक चम्मच की मात्रा में एक कप दूध के साथ लें।

92. मूसली

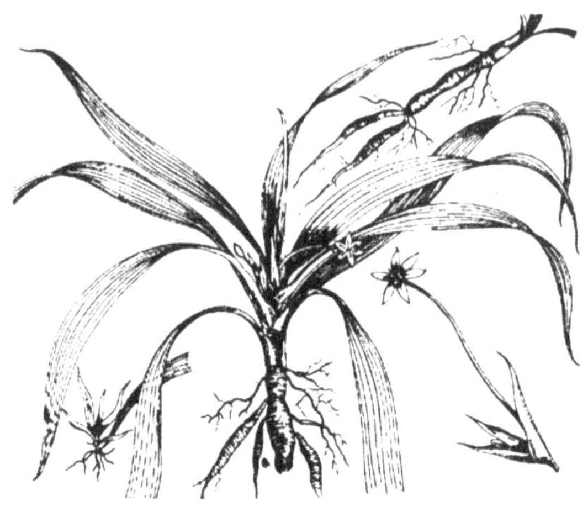

सामान्य परिचय

मूसली दो प्रकार की मिलती है, सफेद और काली। आमतौर पर सफेद मूसली का उपयोग औषधि के रूप में किया जाता है। सफेद मूसली मध्य प्रदेश, गुजरात, पंजाब, हिमालय, मुंबई आदि स्थानों पर पैदा होती है। इसका पौधा कांटेदार, मजबूत, झुकी हुई शाखाओं से युक्त, मटमैले रंग का नलीदार होता है। इसका मुख्य तना गोल, चिकना, मोटा और सीधा ऊंचाई तक जाता है। कांटे मोटे, सीधे और लगभग आधा इंच लंबे लगते हैं। मुख्य तने से जड़ों का गुच्छा कन्द के समान गोल-गोल निकलता है, जिसके ऊपर की छाल को निकालकर सुखाया जाता है। छाल झुर्रीदार, कठोर, आसानी से टूटने वाली, कुछ मोटी, कुछ मुड़ी, 2 से 3 इंच लंबी बिकने के लिए बाजार में भेजी जाती है। यह स्वाद में मधुर और लुआबदार होती है।

विभिन्न भाषाओं में नाम

संस्कृत—श्वेत मूसली। हिंदी—सफेद मूसली, मूसली। मराठी—पांढरी मूसली। गुजराती—धौली मूसली। बंगाली—तालमूली। अंग्रेजी—व्हाइट मूसली (White Mosle)। लैटिन—एस्पेरेगुस एडसेंडेंस (Asparagus Adscendens), हाइपोक्सिस आर्चिआइडिस (Hypoxis Orchioides)।

गुण

आयुर्वेदिक मतानुसार सफेद मूसली रस में मधुर, तिक्त, गुण में भारी, स्निग्ध, गर्म प्रकृति की, विपाक में मधुर, वीर्यवर्धक, बलवर्धक, स्नायविक संस्थान को बल देने वाली, स्तंभक, वात-पित्त रोग नाशक होती है। यह बवासीर, दमा, पेशाब में जलन, पेट दर्द, शारीरिक कमजोरी, बहुमूत्र, शीघ्रपतन, वीर्य की कमी, नपुंसकता व घावशोधन में गुणकारी है।

वैज्ञानिक मतानुसार सफेद मूसली की रासायनिक संरचना का विश्लेषण करने पर ज्ञात होता है कि इसमें एस्पेरिगिन (Asparagin) एल्बूमिन युक्त पदार्थ, सेल्युलोज और पिच्छिल द्रव्य होते हैं। जबकि काली मूसली में स्टार्च 43.48 प्रतिशत, रेशा 14.18 प्रतिशत, राख 8.6 प्रतिशत और टैनिन 4.15 प्रतिशत होता है। यद्यपि दोनों प्रकार की मूसली के गुणों में काफी समानता होती है, लेकिन मूत्र विकार और यौन विकारों में काली मूसली अधिक गुणकारी मानी जाती है।

मात्रा

जड़ का चूर्ण 6 से 12 ग्राम।

उपलब्ध आयुर्वेदिक योग

मूसली पाक, बृहतमूसली पाक, मूसल्यादि योग।

विभिन्न रोगों में प्रयोग

पेट दर्द : सफेद मूसली और दालचीनी, दोनों को समभाग मिलाकर पीस लें। एक चम्मच की मात्रा में पानी से सेवन करने से 2-3 खुराक में ही पूरा आराम मिल जाएगा।

पेशाब में जलन : सफेद मूसली और मिस्री समभाग मिलाकर पीस लें। दो चम्मच की मात्रा में चन्दन के तेल की 3-4 बूंद टपकाकर एक कप कच्चे दूध के साथ सुबह-शाम सेवन करने से कष्ट दूर होगा।

गुर्दे के दर्द में : काली मूसली का एक चम्मच चूर्ण तुलसी के एक चम्मच रस के साथ 2-3 बार सेवन करते रहने से दर्द से आराम मिलेगा।

दमा : पान के पत्ते में काली मूसली के कुछ टुकड़े चबाने और रस चूसने से रोग में लाभ मिलता है।

शारीरिक शक्ति, मैथुन शक्ति, वीर्यवर्द्धन, नपुंसकता, शीघ्रपतन, धातु क्षीणता, दुबलापन दूर करने हेतु : सफेद मूसली, मुलेठी, असगन्ध, शतावरी और मिस्री

समभाग मिलाकर पीस लें। 2 चम्मच की मात्रा में एक कप दूध के साथ रोजाना सुबह-शाम सेवन करते रहने से 4 से 6 हफ्ते में पूर्ण लाभ मिलता है।

बहुमूत्र : एक चम्मच काली मूसली का चूर्ण और आधा चम्मच जायफल का चूर्ण मिलाकर पानी के साथ 2-3 बार सेवन करते रहने से कुछ ही दिन में कष्ट दूर होगा।

घाव पर : सफेद मूसली का बारीक चूर्ण घाव पर बुरककर बांधने से वह शीघ्र भर जाता है।

कान दर्द : सफेद मूसली के काढ़े को समभाग तिल के साथ मिलाकर गर्म करें और गुनगुना गर्म ही कानों में डालें।

93. मेहंदी

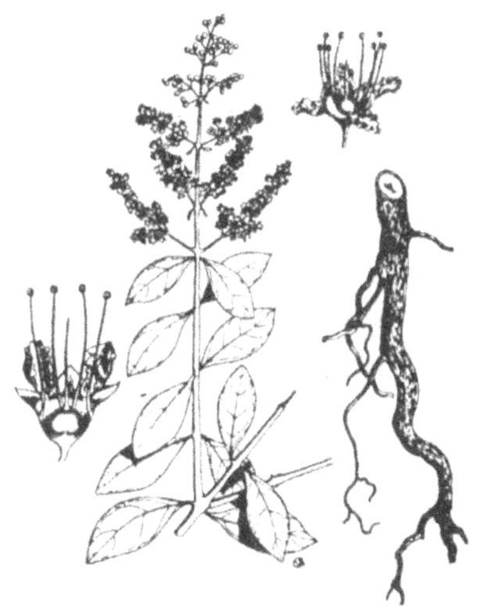

सामान्य परिचय

मेहंदी मुख्य तौर पर पंजाब, राजस्थान, गुजरात में पैदा की जाती है। वैसे इसका झाड़ीदार पौधा बाग-बगीचों, मैदानों तथा खेतों की बाड़ के लिए भारत में सर्वत्र लगाई जाती है, क्योंकि इसकी छोटी-छोटी शाखाओं की नोंक कंटीली होती है। वर्षा ऋतु में इसकी कलम भी आसानी से लग जाती है। इसके पत्ते देखने में सनाय के समान लगते हैं। पुष्प अत्यंत सुगंधित, गुच्छों में छोटे-छोटे, हरापन लिए तथा सफेद रंग के लगते हैं, जिनसे इत्र हिना बनता है। फल गोल, मटर के बीजों के समान, हरे, पकने पर लाल तथा चमकीले होते हैं। फल 4 खंडों में विभक्त गहरे भूरे रंग के लंबे बीज निकलते हैं। मेहंदी के पौधे के पत्तों को सुखाकर पीसने के बाद पैकेटों में बेचा जाता है।

विभिन्न भाषाओं में नाम

संस्कृत–मदयन्तिका, नखरंजनी। हिंदी–मेहंदी। मराठी, गुजराती–मेहंदी। बंगाली–शुदि। अंग्रेज़ी–हेना (Henna)। लैटिन–लासोनिया इनर्मिस (Lawsonia Inermis)।

गुण

आयुर्वेदिक मतानुसार मेहंदी रस में तिक्त, कषाय, गुण में हलकी, रुक्ष, विपाक में कटु, कफ़-पित्त नाशक, दाह, कुष्ठ रोग नाशक, वमन कारक, तासीर में शीतल,

त्वचा की रंगत में निखार लाने वाली होती है। यह उच्च रक्त चाप, मिर्गी, पथरी, हाथ-पैर फटने, अनिद्रा, गठिया, सिर दर्द, फोड़ा-फुंसी, पेशाब की जलन, नेत्र पीड़ा बालों के रोग, नकसीर में गुणकारी है।

वैज्ञानिक मतानुसार मेहंदी की रासायनिक संरचना का विश्लेषण करने पर ज्ञात होता है कि इसकी पत्तियों में ग्लुकोज, वसा, गैलिक एसिड, मैनिटाल, म्यूसिलेज, राल और रंजक द्रव्य पाए जाते हैं। एक गाढ़े रंग का सुगंधित तेल भी पत्तियों से अल्प मात्रा में मिलता है। इसके फूल सुगंधित, उत्तेजक, हृदय एवं मज्जा के तंतुओं को बल देने वाले होते हैं, जो शीतल प्रकृति के होने के कारण आंखों की गर्मी, बुखार और पैरों की जलन में गुणकारी हैं। बीज बुखार और उन्माद में लाभप्रद पाए गए हैं।

विभिन्न रोगों में प्रयोग

पैरों की जलन : किसी भी कारण से जब पैरों के तलवे में जलन हो, तो सोते समय तलवों पर मेहंदी लगाते रहने से आराम मिलेगा।

मुंह के छाले : मेहंदी के हरे पत्तों के काढ़े से गरारे करने या सूखे पत्तों का चूर्ण थोड़ी फिटकिरी मिलाकर छालों पर लगाकर राल टपकाने से छाले दूर होंगे।

पथरी : 2 चम्मच मेहंदी का चूर्ण 10 ग्राम हरे पत्तों को 200 मिलीलीटर पानी में इतना उबालें कि पानी 50 मिलीलीटर रह जाए। इसे छानकर गुनगुना ही रोगी को पिलाएं। कुछ दिन नियमित रूप से प्रयोग करने से पथरी गल कर निकल जाएगी और गुर्दे के रोग भी दूर हो जाएंगे।

आग से जलने पर : मेहंदी का चूर्ण शहद के साथ मिलाकर जले पर लगाएं। जलन में तुरंत आराम मिलेगा और फफोला भी नहीं बनेगा।

पेशाब की जलन और रुकावट : मेहंदी के पत्तों का रस 2 चम्मच की मात्रा में मिस्री मिलाकर सुबह-शाम सेवन करने से सारे कष्ट दूर होंगे।

पैरों की बिवाई में वैसलीन में मेहंदी का चूर्ण मिलाकर फेंटें और उन्हें पैरों की बिवाई पर 2-3 बार रोजाना लगाने से आराम मिलेगा।

नाक से खून आने पर : मेहंदी के ताजे पत्तों का रस 2 2 बूंद नाक में टपकाएं।

मिर्गी में : 4 चम्मच मेहंदी के पत्तों के रस में एक कप दूध मिलाकर रोजाना दोपहर में पिलाते रहने से रोग में लाभ होगा।

पैरों की उंगलियां गलने पर : मेहंदी का चूर्ण सरसों के तेल में मिलाकर लगाएं।

गर्मी की अलाइयां : मेहंदी का पतला लेप दिन में 2 बार लगाएं।

उच्च रक्तचाप, अनिद्रा, हाथों की जलन में : हाथ-पैरों के तलवों पर रोजाना मेहंदी का पतला लेप लगाते रहने से कष्ट में राहत मिलेगी।

फोड़ा, गठान पर : मेहंदी के पत्ते पीसकर फोड़े या गठान पर बांधने से वह बैठ जाएगा।

बालों के रोग : मेहंदी और आंवले को सम भाग मिलाएं। चूर्ण को 4 चम्मच की मात्रा में एक गिलास पानी में रात्रि को भिगोकर रखने और रोजाना सुबह सिर पर मलकर एक घंटे बाद धोने से बालों का सफेद होना, रूसी में लाभ होगा।

94. रीठा

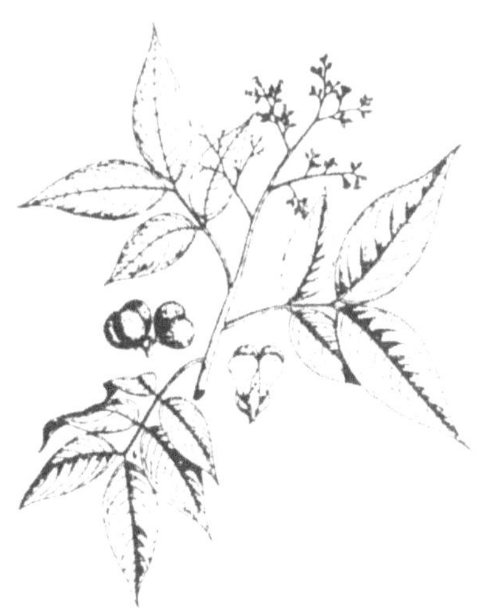

सामान्य परिचय

सिर के बाल और ऊनी-रेशमी कपड़े धोने में रीठे का प्रयोग आमतौर पर व्यापक रूप से किया जाता है, लेकिन इसके औषधीय उपयोग के बारे में बहुत कम लोगों को मालूम होता है। इसका वृक्ष हिमालय की ऊंचाइयों पर, दक्षिण भारत, आसाम, बंगाल, राजस्थान के जंगलों में ज्यादा पाए जाते हैं। सारे भारत के गांवों में इसे लगाया भी जाता है। इसके वृक्ष की ऊंचाई 20 से 30 फुट होती है, जिससे अनेक शाखाएं निकलने के कारण चारों ओर फैलने से घनी छाया बनती है। पत्ते एकांतर क्रम में प्रत्येक शाखा पर 5 से 10 की संख्या में, 6 से 18 इंच लंबे, नोकीले, पीलापन लिए, उग्र गंध युक्त होते हैं। पुष्प गुच्छों में, सफेद या हलके गुलाबी रंग के लगते हैं। पीलापन लिए हुए हरे रंग के कच्चे फल रोएंदार होते हैं। फल के पकने पर उनका रंग लालिमा लिए भूरा हो जाता है और उसके रोएं झड़ जाते हैं। फल गोलाकार, आधे से एक इंच व्यास का, पहले मीठा और बाद में अत्यंत तिक्त स्वाद का, काला चिकना बीज लिए होता है। शरद् ऋतु में फूलों की बहार आती है और फल बसंत में पकते हैं।

विभिन्न भाषाओं में नाम

संस्कृत—अरिष्टक, फेनिल। हिंदी—रीठा, अरीठा। मराठी, गुजराती और बंगाली—रीठा। अंग्रेजी—सोपनट (Soapnut)। लैटिन—सेपिन्डस ट्राइफोलिएटस (Sapindus Trifoliatus)।

गुण

आयुर्वेदिक मतानुसार रीठा लघु, स्निग्ध, तीक्ष्ण, प्रकृति में गर्म, वात, पित्त और कफ नाशक, वमन कारक, विष नाशक, रेचक, गर्भपातक, आमाशय, जिगर, कूल्हों की मांसपेशियों को शक्ति देने वाला, जठराग्नि को बढ़ाने वाला, पाचक होता है। यह अतिसार, दंत पीड़ा, सिर दर्द, मूर्च्छा, वीर्य की कमी, सर्पविष, चेहरे के धब्बे, बवासीर, मासिक धर्म की रुकावट, बहुमूत्र, बालों के रोग, फोड़ा-फुंसी, आमवात में गुणकारी है।

वैज्ञानिक मतानुसार रीठे की रासायनिक संरचना का विश्लेषण करने पर ज्ञात होता है कि इसके ताजे फल में सैपोनिन (Saponin) 14 प्रतिशत और सूखे में 11 प्रतिशत, 10 प्रतिशत द्राक्षा शर्करा और पेक्टिन तत्त्व पाए जाते हैं। बीजों के तेल में 30 प्रतिशत चर्बी होती है, जो साबुन बनाने में काम आती है।

हानिकारक प्रभाव

गर्म प्रकृति के लोगों के लिए रीठा हानिकारक होता है। बादाम का तेल सेवन कराने से इसके दुष्परिणाम दूर किए जा सकते हैं।

मात्रा

रीठे की मींगी का चूर्ण 2 से 4 ग्राम।

विभिन्न रोगों में प्रयोग

बिच्छू का विष : रीठे के फल की गिरी में समभाग गुड़ मिलाकर 2-2 घंटे के अंतर से आधा चम्मच की मात्रा में केवल 3 मात्राएं खिलाएं।

बवासीर : रीठे का छिलका तवे पर जलाकर राख कर लें। फिर पीसकर शहद के साथ मस्सों पर और गुदा के अंदर लगाने से खून गिरना बंद होगा। साथ में जले काले छिलकों का चूर्ण समभाग कत्थे के साथ पीसकर आधा चम्मच की मात्रा में दूध की मलाई के साथ सुबह-शाम 2-3 हफ्ते सेवन करने से रोग शीघ्र ही नष्ट हो जाएगा।

दंत रोगों में : रीठे के बीजों को तवे पर जलाकर पीस लें और इसमें सम भाग भुनी हुई फिटकिरी का पीसा चूर्ण मिला लें। सुबह-शाम इससे मंजन करते रहने से पायरिया, हिलते हुए दांत, मसूड़ों से खून निकलना और दांतों की पीड़ा दूर होकर वे मजबूत होंगे।

अफीम का जहर : पानी में रीठे को इतना उबालें कि झाग आने लगे। अब इस पानी को आधा कप की मात्रा में पिलाएं। जहर का असर खत्म हो जाएगा।

बालों के लिए : रीठे के छिलकों का चूर्ण 2 चम्मच की मात्रा में एक लोटे पानी में भिगोकर रात्रि में रख दें। सुबह मसलकर झाग पैदा करके इस पानी से मल-मलकर सिर धोने से बालों का मैल निकलकर वे साफ, चमकीले, मजबूत और मुलायम बन जाएंगे, रूसी भी दूर होगी।

वीर्य वृद्धि के लिए : रीठे की गिरी को पीसकर उसमें सम भाग चीनी मिलाकर एक चम्मच की मात्रा में सुबह-शाम रोजाना एक कप दूध के साथ सेवन करें।

सिर दर्द : रीठे का छिलका बारीक पीसकर बार-बार सूंघें और रीठे के फल को पानी में घिसकर गाढ़ा लेप नाक में 2-2 बूंद टपकाएं। मिर्गी, हिस्टीरिया या अन्य किसी कारण से आई मूर्च्छा में उपरोक्त प्रयोग दोहराएं, लाभ मिलेगा।

मासिक धर्म की रुकावट : रीठे के फल की गिरी के चूर्ण में शहद मिलाकर मोमबत्ती नुमा बनाकर योनि के अंदर रखने से मासिक धर्म शुरू होगा। प्रसव पूर्व रखेंगे, तो प्रसव शीघ्र होगा।

चेहरे के दाग-धब्बों, झाईं पर : रीठे के छिलके को पानी में घिसकर बनाए गाढ़े लेप को रोजाना सोते समय मल-मलकर लगाएं और सुबह धो लें, चेहरे पर निखार आ जाएगा।

फोड़े-फुंसी पर : रीठे को पानी में घिसकर बने लेप को दिन में 2-3 बार लगाएं।

सूंघने की शक्ति : रीठे का छिलका और काली मिर्च समभाग पीसकर बार-बार सूंघते रहने से नष्ट हुई शक्ति लौट आएगी।

95. लोध्र/लोध

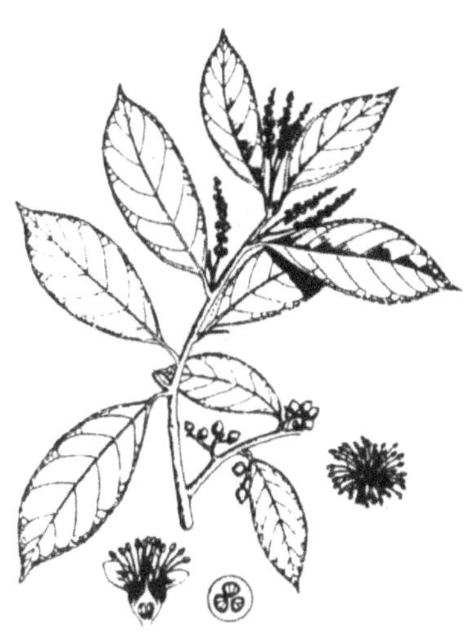

सामान्य परिचय

लोध का वृक्ष उत्तर और पूर्व भारत के पहाड़ी प्रदेशों में मुख्य रूप से मिलता है। इसके वृक्ष सदाबहार, बहुत बड़े और ऊंचे होते हैं, जो जंगलों में अपने आप उग आते हैं। पत्ते कंगूरेदार, अंडाकृति, 3 से 5 इंच लंबे होते हैं। पुष्प सुगंधित, पीलापन लिए सफेद या काले रंग के लगते हैं। फल अंडाकार, आधा इंच लंबा, चिकना, बैंगनी-काला रंग का 1 से 3 बीज युक्त होता है। वृक्ष की छाल मटमैली लाल रंग की होती है, जो औषधि के रूप में प्रयुक्त होती है।

विभिन्न भाषाओं में नाम

संस्कृत–लोध्र। हिंदी–लोध, पठानी लोध। मराठी और बंगाली–लोध। गुजराती–लोधर। अंग्रेज़ी–लोध ट्री (Lodh Tree)। लैटिन सिम्प्लोकास रेसीमोसा (Symplocos Recemosa)।

गुण

आयुर्वेदिक मतानुसार लोध की छाल स्वाद में कसैली, प्रकृति में शीतल, कफ-पित्त नाशक, नेत्र और मसूड़ों के रोग में हितकारी, पचने में हलकी, आंतों का संकोचन करने वाली, रक्त विकार, सूजन, कुष्ठ, अतिसार, गर्भपात में गुणकारी होती है। पुष्प मीठे, चरपरे, कसैले, कड़वे, शीतल और रक्त स्तम्भक होते हैं। जड़घाव भरने वाली, त्वचा विकार, श्वेत प्रदर, रक्तस्राव, गर्भपात, गर्भाशय की शिथिलता, आंखों की सूजन, लाली में, रक्तातिसार में लाभप्रद होती है।

मात्रा

छाल का चूर्ण 2 से 5 ग्राम।

विभिन्न रोगों में प्रयोग

स्तन रोग : छाल को पानी में पीसकर तैयार लेप को स्तनों पर सुबह-शाम मलतें रहने से स्तनों का दर्द, ढीलापन, शिथिलता दूर होकर कठोर हो जाएंगे।

मासिक धर्म की रुकावट : छाल का चूर्ण एक चम्मच की मात्रा में दिन में 3 बार रोजाना कुछ दिन जल से सेवन करते रहने से रुका मासिक धर्म जारी हो जाएगा।

मुंहासे, मुख सौंदर्यता हेतु : लोध की छाल, धनिया चूर्ण और वच। तीनों को समभाग मिलाकर पीस लें। पानी के साथ घिसकर तैयार लेप को सुबह नहाने के एक घंटा पूर्व और सोने से पहले लगाते रहने से मुंहासे, झांई, दाग-धब्बे दूर होकर त्वचा में निखार आ जाएगा।

घाव, फोड़े-फुंसी पर : छाल का चूर्ण लगाने और पानी में घिसकर लेप को 2-3 बार रोजाना लगाने से वे ठीक हो जाते हैं।

मसूड़ों के कष्टों में : छाल के काढ़े से गरारे करने से कुछ दिनों में मसूड़े का ढीलापन, उससे खून आना विकार दूर होकर वे मजबूत हो जाते हैं।

गर्भपात की संभावना होने पर : लोध और पिप्पली को समभाग मिलाकर पीस लें। एक चम्मच की मात्रा में शहद के साथ रोजाना सुबह-शाम सेवन कराते रहने से गर्भपात की संभावना टल जाएगी। सातवें-आठवें दिन में यह प्रयोग लाभप्रद होगा।

नेत्र रोग, सूजन व लाल होने पर : लोध का लेप आंखें बंद कर बाह्य रूप से लगाएं और एक घंटे बाद हटा दें। आराम मिलेगा।

श्वेत प्रदर : लोध और वट वृक्ष की छाल समभाग मिलाकर काढ़ा बनाएं।

2 चम्मच की मात्रा में सुबह-शाम रोजाना सेवन करने से कुछ दिनों में लाभ होगा।

रक्त-प्रदर : मासिक धर्म में अधिक रक्तस्राव होने पर लोध की छाल और मिस्री का समभाग मिला चूर्ण पीसकर एक चम्मच की मात्रा में दिन में 3 बार कुछ दिन नियमित सेवन करने से लाभ होगा।

अतिसार व रक्तातिसार में : छाल का चूर्ण एक चम्मच की मात्रा में दिन में 3 बार शहद के साथ 2-4 दिन सेवन करने से कष्ट दूर होगा।

कान बहने पर : कान में लोध की छाल का महीन चूर्ण बुरकें, इससे दर्द दूर होगा।

96. वच

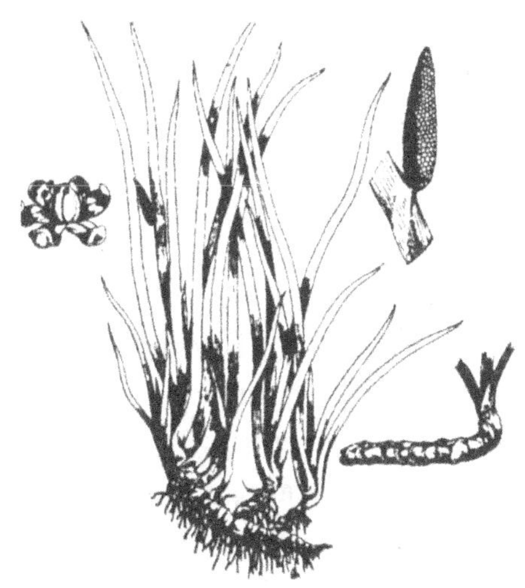

सामान्य परिचय

हमारे देश में वच का पौधा कश्मीर, मणिपुर, नागा पहाड़ी के नम, दलदली और जलीय भूमि पर अधिकता से पैदा होता है। अन्य स्थानों पर भी इसी प्रकार के वातावरण में उत्पन्न होता है। तालाब, झरनों के किनारों पर यह सदाबहार पौधा आसानी से देखने को मिल जाता है। इसका पौधा 3 से 5 फुट ऊंचा, अनेक शाखाओं से युक्त होता है। पत्ते तलवार के समान, गन्ने के पत्तों समान पतले, लंबे होते हैं। जड़ें जटाओं की तरह टेड़ी-मेढ़ी चारों तरफ फैली हुई होती हैं। अंगुली की तरह मोटी जड़ औषधि के रूप में काम आती है। इसका कंद, भूमि में अदरक की तरह फैलता है। कंद और जड़ से अधिक और पत्तों से कम मनोहर गंध निकलती रहती है, जबकि स्वाद में ये कड़वे होते हैं। जड़ें सूखने पर यह सफेद और भूरी हो जाती है।

विभिन्न भाषाओं में नाम

संस्कृत–वचा। हिंदी–वच, घोड़ वच। मराठी–वेखण्ड। गुजराती–घोड़ावच। बंगाली–वच। अंग्रेज़ी–स्वीट फ्लेग रूट (Sweet Flag Root) लैटिन–एकोरस केलमस (Acorus Calamus)।

गुण

आयुर्वेदिक मतानुसार वच रस में कटु, तिक्त, गुण में हलकी, तीक्ष्ण, तेज और उग्र गंधवाली , प्रकृति में गर्म, विपाक में कटु, वात, कफ नाशक होती है। यह मिर्गी, शोथ, श्वास, हकलाहट, तुतलाहट, चिंता, तनाव, बेचैनी, उद्वेग, वात, शूल, कब्ज़, वाक्शक्ति बढ़ाने वाली, पाचक, मल-मूत्र शोधक, कृमि, अफारा, स्वर शोधक, बुद्धिवर्द्धक, वमन, सिर दर्द, खांसी, उन्माद, अनचाहे बाल हटाने में गुणकारी है।

वैज्ञानिक मतानुसार वच के रासायनिक संगठन का विश्लेषण करने पर ज्ञात होता है कि इसकी जड़ के छिलकों में उड़नशील तेल होता है, जिसमें एमेरान कोरिन, असारिल अल्डिहाइड, कैफ़ीन, पूजीनॉल एल्केलाइड होता है। जड़ में एकोरिन नामक सुगंधित ग्लुकोसाइड, एकोरेटिन, केलेमिन एल्केलाइड, टेनिन, स्टार्च, गोंद, कैल्शियम ऑक्सलेट भी पाए जाते हैं। इन तत्वों के कारण वच बेहोशी, कामा, इस्चीमिक अटैक, सेरीब्रो वास्कुलर डिजीज आदि में रक्तवाही नलिकाओं को फैलाकर मस्तिष्कीय रक्त प्रवाह बढ़ा देती है।

हानिकारक प्रभाव

वच का सेवन पित्त प्रकृति के व्यक्तियों के लिए हानिकारक होता है। निर्धारित से अधिक मात्रा में सेवन करने से वमन, सिर दर्द की तकलीफ हो सकती है। इसे दूर करने में सौंफ और नीबू का रस लाभदायक होता है।

मात्रा

250 से 500 मिलीग्राम। वमन कराने के लिए 1 से 2 ग्राम।

उपलब्ध आयुर्वेदिक योग

मेध्य रसायन, सारस्वत चूर्ण।

विभिन्न रोगों में प्रयोग

उन्माद, पागलपन : 50 ग्राम ब्राह्मी में 5 ग्राम वच मिलाकर पीस लें। आधा चम्मच की मात्रा में शहद के साथ रोजाना सुबह-शाम कुछ हफ्ते खिलाएं।

व्रण, घाव : वच की जड़ का चूर्ण और कपूर समभाग पीसकर घाव पर लगाएं। शीघ्र भर जाएगा।

मिर्गी : वच की जड़ का चूर्ण 500 मिलीग्राम की मात्रा में शहद के साथ रोजाना दें।

कृमि रोग : बच्चों की कृमि में 200 मिलीग्राम वच एक चम्मच दूध के साथ सोते समय पिलाएं। बड़ों के कृमि में आधा ग्राम हींग और 2 ग्राम वच मिलाकर एक मात्रा सोने से पूर्व कुछ दिन खिलाएं।

सिर दर्द : वच की जड़ को चंदन की तरह पानी में घिसकर कपाल पर मलने से सिर दर्द दूर होगा।

याददाश्त की कमी : आधे ग्राम की मात्रा में वच की जड़ का चूर्ण एक कप दूध के साथ रोजाना सुबह-शाम सेवन करते रहने से याददाश्त बढ़ेगी। भोजन के बाद वच का 2 ग्राम का टुकड़ा चूसते रहने से बुद्धि और बल बढ़ता है।

आधासीसी का दर्द : वच की जड़ और पीपल की छाल का महीन चूर्ण समभाग में मिलाकर 2-3 बार सूंघने से दर्द दूर होगा।

नाड़ी दुर्बलता में : आधा ग्राम चूर्ण एक चम्मच शहद के साथ सुबह-शाम सेवन करते रहने से कुछ माह में न्यूराइटिस, न्यूरेल्जिया में बहुत लाभ मिलता है।

कफ़ निकालने के लिए : 2 ग्राम जड़ का चूर्ण गर्म पानी से सेवन करने पर उलटी होकर छाती में जमा कफ़ आसानी से निकल जाएगा। घी में महीन चूर्ण मिलाकर छाती, पीठ पर मलना भी लाभप्रद होता है।

खांसी : दूध में वच की जड़ घिसकर आधा चम्मच की मात्रा में 2-3 बार चटाने से बच्चों की खांसी दूर होगी।

बेहोशी में : जड़ का महीन चूर्ण नाक में लगाएं और सुंघाने की कोशिश करें। छींक आकर होश आ जाएगा।

शीघ्र प्रसूति के लिए : दो भाग पीपरामूल और एक भाग बच की मूल का चूर्ण मिलाकर आधा चम्मच की मात्रा में 3-4 बार देने से प्रसूति शीघ्र होती है।

नाक बंद होने पर : सर्दी-जुकाम के कारण नाक बंद हो गई हो, तो वच की जड़ के महीन चूर्ण को थोड़े-थोड़े समय के अंतर से सूंघने से नाक खुल जाएगी और सर्दी-जुकाम में भी आराम मिलेगा।

आवाज और गला साफ करने के लिए : वच की जड़ का टुकड़ा चूसते रहना लाभदायक होता है।

97. बायबिडंग

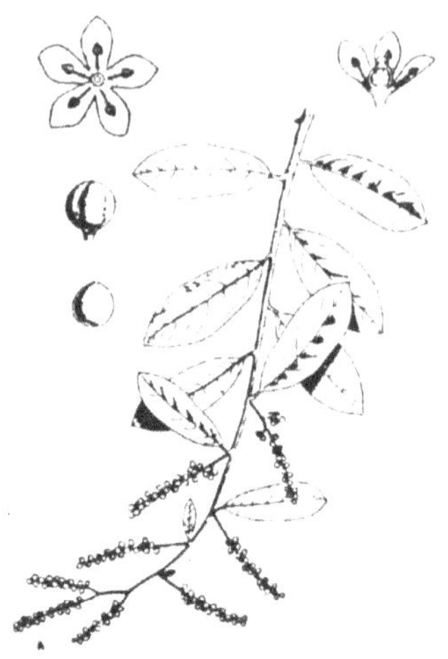

सामान्य परिचय

भारत के पर्वतीय क्षेत्रों में बायबिडंग की मोटी, बड़ी लताएं अपने आप उगकर पास के वृक्ष का सहारा लेकर ऊपर चढ़ती हैं। इसकी शाखाएं खुरदुरी, गठानों वाली, बेलनाकार, लचीली और पतली होती हैं। पत्ते 2 से 4 इंच लंबे, डेढ़ इंच चौड़े, अंडाकार, नोकीले, चिकने, छोटी बिंदुओं के समान ग्रंथियों के लाल चिन्ह युक्त होते हैं। पुष्प कुछ हरापन लिए सफेद या लाल रंग के छोटे-छोटे 4-5 मंजरियों पर गुच्छों में 5 पंखुड़ियों से युक्त होते हैं। फल भी गुच्छों में, काली मिर्च के समान गोल, झुर्रीदार या चिकने, गूदेदार लगते हैं। फल पकने और सूखने पर ललाई लिए मटमैले रंग का होता है, जो हाथ से दबाने पर आसानी से टूट जाता है। प्रत्येक फल से एक झिल्लीदार, सफेद दाग लिए बीज निकलता है।

विभिन्न भाषाओं में नाम

संस्कृत–बिडंग। हिंदी–बायबिडंग। मराठी–बावडिंग। गुजराती, बंगाली, अंग्रेजी–बायबिडंग। लैटिन–एम्बेलियारिबेस (Embeliaribes)।

गुण

आयुर्वेदिक मतानुसार बायबिडंग गुण में लघु, तीक्ष्ण, रस में कटु, कषाय, विपाक में कटु, प्रकृति में गर्म, वात-कफ नाशक, जठराग्नि को प्रदीप्त करने वाली, पाचक,

रंग निखारने वाली, मूत्रल, बलवर्द्धक होती है। यह कब्ज, अजीर्ण, अरुचि, मंदाग्नि, शूल, वायु विकार, मोटापे, प्रमेह, दंत रोग, वमन में गुणकारी है।

वैज्ञानिक मतानुसार बायबिडंग की रासायनिक संरचना का विश्लेषण करने पर ज्ञात होता है कि इसमें एक प्रकार का उड़नशील तेल, स्थिर तेल, रंजक पदार्थ, टैनिन, बिडंगाम्ल (एम्बेलिक एसिड) तथा राल युक्त पदार्थ पाए जाते हैं। उदर-आन्त्र कृमि नाशक औषधि के रूप में बायबिडंग का प्रचलन प्राचीन काल से चला आ रहा है। इसके अलावा यह क्षयरोग और कीटाणुनाशक के रूप में भी एक प्रसिद्ध औषधि है।

हानिकारक प्रभाव

बायबिडंग का अधिक दिनों तक ज्यादा मात्रा में किया गया सेवन आंतों के लिए हानिकारक होता है। अतः चिकित्सा में बीच-बीच में कुछ दिन प्रयोग छोड़ देना चाहिए।

मात्रा

फल का चूर्ण 1 से 2 ग्राम।

उपलब्ध आयुर्वेदिक योग

बिडंगादि चूर्ण, बिडंग तेल, बिडंगादि लेप, बिडंगारिष्ट, बिडंग लौह।

विभिन्न रोगों में प्रयोग

दंतशूल : बायबिडंग के फल के चूर्ण में थोड़ी हींग मिलाकर दांत की कोटर में रखने से दांत के दर्द में आराम मिलेगा।

पेट और आंत के कृमि : फल के महीन चूर्ण को 2 ग्राम की मात्रा में गुड़ के साथ मिलाकर रोज सोते समय खिलाने से कृमि नष्ट हो जाएंगे। एक चम्मच चूर्ण दही के साथ खिलाकर 3-4 घंटे बाद 4 चम्मच एरण्ड तेल के साथ एक कप दूध मिलाकर सेवन कराएं। कृमि मृत होकर बाहर आ जाएंगे।

गर्भ निरोध हेतु : फ़ल का चूर्ण और पिप्पली का चूर्ण समभाग मिलाकर मासिक धर्म प्रारंभ होने के 5वें दिन से 20वें दिन तक 1 चम्मच सुबह-शाम सेवन करें।

अग्निमांद्य, अजीर्ण, वमन में : फल का चूर्ण आधा चम्मच की मात्रा में छाछ (तक्र) के साथ सुबह-शाम खिलाने से रोग में लाभ मिलेगा।

बच्चों के रोगों में : छोटे बच्चों के समस्त रोगों में 5-6 बायबिडंग के दानों को पीसकर शहद के साथ रोजाना सेवन कराने से स्वास्थ्य उत्तम बनता है।

चर्म रोग : बायबिडंग के फल का चूर्ण पानी में पीसकर तैयार लेप को त्वचा रोगों में लगाने से लाभ मिलता है।

वात व्याधि में : आधा चम्मच फल का चूर्ण और एक चम्मच लहसुन का चूर्ण मिलाकर सुबह-शाम रोजाना सेवन करने से मस्तिष्क और नाड़ी दौर्बल्यता से उत्पन्न वात व्याधि में लाभ होगा।

प्रतिश्याय : फल का महीन चूर्ण बार-बार सूंघें।

98. विदारीकन्द

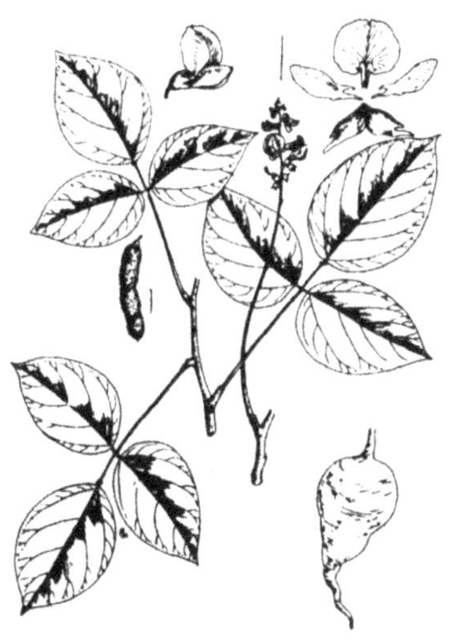

सामान्य परिचय

इसकी बेल पर्वतीय प्रदेशों में लंबी और फैली हुई लगती है, जिसका तना अंदर से खोखला और कमजोर होता है। छाल मोटी और भूरे रंग की होती है। पलास के पत्तों के समान इसके पत्ते तीन पत्रक युक्त होते हैं। 6 से 16 इंच लंबी मंजरियों में पुष्प नीले या नीले लाल रंग के लगते हैं। खाकी रंग के रोमों से आवृत फलियां 2 से 3 इंच लंबी, चपटी और 2 से 6 बीजों से युक्त होती हैं। तने से जुड़े अनेक कन्द आकार में छोटे-बड़े जमीन के अंदर लगते हैं, जो भूरे रंग के, गोल, 2 फुट लंबे और ढाई फुट व्यास के आकार के होते हैं। छोटे कन्द कम और बड़े कन्द अधिक गुणकारी माने जाते हैं।

विभिन्न भाषाओं में नाम

संस्कृत, हिंदी–विदारीकन्द। मराठी–भुईकोहला। गुजराती–भोपकोहलु। बंगाली–विदारीकन्द। लैटिन–पुएरेरिआ ट्यूबेरोसा (Pueraria Tuberosa)।

गुण

आयुर्वेदिक मतानुसार विदारीकन्द रस में मधुर, गुण में स्निग्ध, भारी, प्रकृति में शीतल, विपाक में मधुर, वायु और पित्त नाशक, बलवर्द्धक, पौष्टिक, दुग्धवर्द्धक, वीर्यवर्द्धक, रक्त विकार नाशक, स्वर शोधक, रसायन, मूत्र जनन, दाह नाशक

होता है। यह मासिक धर्म में रक्त अधिक जाने, खूनी बवासीर, स्तनों में दूध की कमी, रक्त पित्त, एनीमिया, वजन की कमी में गुणकारी है।

मात्रा

कंद का चूर्ण 2 से 5 ग्राम।

उपलब्ध आयुर्वेदिक योग

विदारी रसायन।

विभिन्न रोगों में प्रयोग

स्त्री दूध बढ़ाने के लिए : कंद का चूर्ण आधा चम्मच की मात्रा में एक कप दूध के साथ दिन में 3 बार पिलाने से कुछ दिनों में दूध बढ़ जाएगा।

खून साफ करने हेतु : कुछ दिन नियमित रूप से छोटे कन्द की सब्जी बना कर खाते रहने से खून साफ होता है और रक्त विकार दूर होते हैं।

खूनी बवासीर में : कंद के चूर्ण को तिल के समभाग में मिलाकर पीस लें। एक चम्मच पर की मात्रा में शहद के साथ मिलाकर एक कप दूध के साथ दिन में 3 बार सेवन करने से कुछ ही दिन में खून आना बंद हो जाएगा।

मासिक धर्म में अधिक खून जाना : कंद का चूर्ण और मिस्री समभाग मिलाकर पीस लें और 2 चम्मच की मात्रा में एक चम्मच घी के साथ सुबह-शाम सेवन करें।

वीर्य की दुर्बलता में : दो चम्मच कन्द का चूर्ण एक चम्मच की मात्रा में घी मिलाकर एक कप दूध के साथ नियमित रूप से कुछ हफ्ते सेवन करने से वीर्य पुष्ट होगा।

कामशक्ति की वृद्धि के लिए : कंद का एक चम्मच चूर्ण समभाग शहद के साथ सुबह-शाम नियमित रूप से सेवन करते रहने से कामशक्ति बढ़ती है।

पौष्टिक, बलवर्द्धक योग : कंद का चूर्ण 50 ग्राम, जौ और गेहूं का आटा 100-100 ग्राम लेकर उसे शुद्ध घी की 100 ग्राम मात्रा में पूरी तरह भून लें। फिर इसमें काजू, बादाम, चिरौंजी, सफेद मूसली, जायफल, लौंग, इलायची मिलाकर शहद के साथ लड्डू बना लें। रोजाना एक-एक लड्डू सुबह-शाम एक कप दूध के साथ सेवन करते रहने से शारीरिक, मानसिक कमजोरी दूर होकर बल बढ़ेगा।

99. शतावर

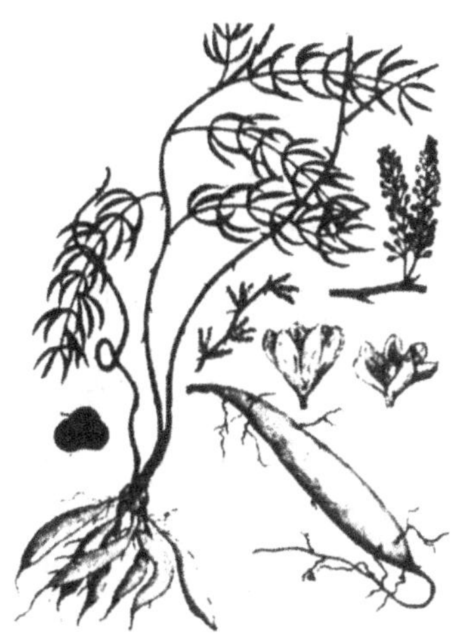

सामान्य परिचय

शतावर की बेल सारे भारतवर्ष में पाई जाती है, लेकिन उत्तरी भारत में ज्यादा पैदा होती है। यह बेल बाग-बगीचों, बंगलों में सौंदर्य वृद्धि हेतु भी लगाई जाती है। इसकी बेल वृक्ष का सहारा लेकर ऊपर बढ़ती है, जिसमें अनेक कांटे होते हैं। शाखा-प्रशाखाएं चारों ओर फैलकर इसे झाड़ीनुमा बना देती हैं। कांटे 6 से 12 मिलीमीटर लंबे, कुछ टेढ़े होते हैं। पत्तियां गुच्छों में एक साथ 4-6, लंबी, नोकदार, छोटी-छोटी व नलीदार होती हैं। पुष्प मंजरियों पर छोटे-छोटे, सुगंधित, गुच्छों में 3 से 5 मिलीमीटर व्यास के लगते हैं। एक साथ हजारों फूल लगने के कारण नवंबर के महीने में पूरी बेल सफेद नजर आती है। फल गोल, मटर के दाने जैसे पकने पर लाल रंग के लगते हैं, जिसमें एक-दो काले रंग के बीज निकलते हैं। मूल स्तम्भ से कंद के समान लंबा, गोल से उभार, उंगली जैसे मोटे सफेद, मटमैले, पीले रंग की सैकड़ों जड़ें निकलती हैं। इन जड़ों को ही औषधि के रूप में प्रयोग करते हैं।

विभिन्न भाषाओं में नाम

संस्कृत—शतावरी, शतवीर्या। हिंदी—शतावर, सतावर, सतमूली। मराठी—शतमूली, लघु सतावरी। गुजराती—से मुखा। बंगाली—शतमूली। अंग्रेज़ी—वाइल्ड एसपेरेगस (Wild Asparagus)। लैटिन—एसपेरेगस रेसीमोसस (Asparagus Racemosus)।

गुण

आयुर्वेदिक मतानुसार शतावर रस में मधुर, तिक्त, कषाय, गुण में भारी, स्निग्ध, स्वादिष्ठ, विपाक में मधुर, प्रकृति में शीतल, वीर्यवर्द्धक, वात, पित्तनाशक, बुद्धिवर्द्धक, स्तन और दुग्धवर्द्धक, कामोद्दीपक, शूल, शोथहर, हृदय संकोचक होती है। यह दूध की कमी, प्रदर, रक्तातिसार, बांझपन, हिस्टीरिया, अतिसार, प्रमेह, स्वप्नदोष, नपुंसकता, मिर्गी, अनिद्रा, नेत्ररोग, पित्त प्रकोप से उत्पन्न रोग–गला, जीभ, तालु, आंत्र, मलद्वार, योनि, गर्भाशय आदि किसी अंग पर फोड़ा (अल्सर) में, रक्तपित में गुणकारी है।

वैज्ञानिक मतानुसार शतावर की रासायनिक संरचना का विश्लेषण करने पर ज्ञात होता है कि इसमें शर्करा 7 प्रतिशत, श्लेष्मक (म्यूसिलेज पिच्छिल द्रव्य), सैपोनिन अमीनो अम्ल आदि पाए जाते हैं। यूनानी मतानुसार शतावर पहले दर्जे की शीतल व व स्निग्ध होती है। बलवर्द्धक के रूप में इसका प्रयोग उत्तम होता है।

मात्रा

जड़ (कंद) का रस 10 से 20 मिलीलीटर। कंद का चूर्ण 3 से 6 ग्राम। जड़ का काढ़ा 50 से 100 मिलीलीटर।

उपलब्ध आयुर्वेदिक योग

शतावरी तेल, शतावरी चूर्ण, शतावरी मोदक, शतावरी घृत, शतावरी गुग्गुल, शतावरी मंडूर, शतमूल्यादि क्वाथ आदि।

विभिन्न रोगों में प्रयोग

माता का दूध बढ़ाने के लिए : शतावर की जड़ का चूर्ण समभाग मिस्री मिलाकर पीस लें। एक चम्मच की मात्रा में दिन में 3 बार एक कप दूध के साथ पिलाते रहने से न केवल मां के दूध में वृद्धि होगी, बल्कि प्रसव के बाद आई कमजोरी दूर होगी।

प्रदर में : शतावर के रस को 2 चम्मच की मात्रा में शहद के साथ मिलाकर सुबह-शाम पिलाते रहने से कुछ दिनों में लाभ होगा।

रतौंधी : शतावर के कोमल पत्तों की सब्जी घी में बनाकर कुछ हफ्ते सुबह शाम सेवन करते रहने से रोग दूर होगा।

मिर्गी : शतावर की जड़ का रस 2 चम्मच की मात्रा में एक कप दूध के साथ सुबह-शाम पीते रहने से कुछ माह में रोग में आराम मिलेगा।

हिस्टीरिया : इसमें भी यही प्रयोग लाभप्रद होता है।

100. शंखपुष्पी

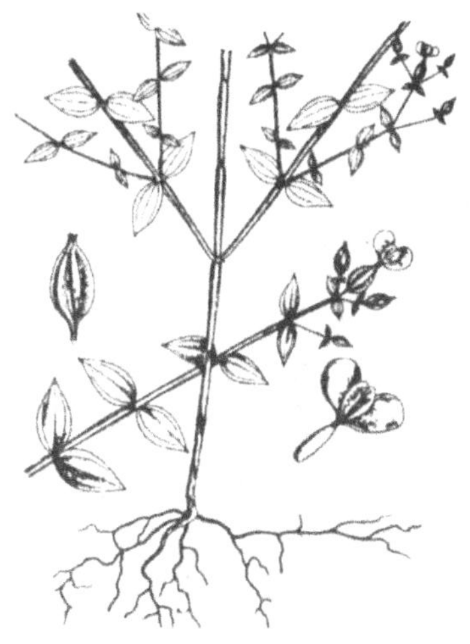

सामान्य परिचय

इसका पौधा सारे भारत में जंगली रूप में पथरीली जमीन पर पाया जाता है। पौधा लगभग एक फुट ऊंचा होता है। पत्तियां डंठल रहित, 1 से 4 सेंटीमीटर लंबी, तीन शिराओं वाली होती हैं, जिसको मलने पर मूली के पत्तों जैसी गंध निकलती है। तना और शाखाएं पतली, सफेद रोमों से युक्त होती हैं। पुष्पभेद से शंखपुष्पी की 3 जातियां श्वेत, रक्त, नील पुष्पी यानी सफेद, लाल और नीले रंग के पुष्पों वाली पाई जाती हैं, लेकिन सफेद पुष्प वाली शंखपुष्पी ही औषधि प्रयोग के लिए श्रेष्ठ मानी गई है। कनेर के फूलों से मिलती-जुलती खुशबू वाले एक या दो फूल सफेद या हलके गुलाबी रंग के लगते हैं। फल छोटे, गोल, चिकने, चमकदार भूरे रंग के लगते हैं, जिनमें भूरे या काले रंग के बीज निकलते हैं। जड़ उंगली, जैसी मोटी, चौड़ी और संकरी लगभग एक इंच लंबी होती है।

विभिन्न भाषाओं में नाम

संस्कृत–शंखपुष्पी, क्षीरपुष्पी, मांगल्य कुसुमा। हिंदी–शंखाहुली। मराठी–शंखावड़ी। गुजराती–शंखावली। बंगाली–डाकुनी, शंखाहुली। लैटिन–प्लेडेरा डेकूसेटा (Pladera Decussate)। कन्वाल्कुलस प्लुरिकालिस।

गुण

आयुर्वेदिक मतानुसार शंखपुष्पी कड़वी रसवाली, स्निग्ध, विपाक में मधुर, प्रकृति में शीतल, त्रिदोष नाशक, कांति, बुद्धि, बलवर्द्धक, शांतिदायक, स्मरण शक्ति बढ़ाने वाली, तेजवर्द्धक, मस्तिष्क दोषहर, मानसिक कमजोरी नाशक होती है। यह हिस्टीरिया, अनिद्रा, याददाश्त की कमी, उन्माद (पागलपन), भ्रम, मिर्गी, दस्तावर, कृमि, कुष्ठ, विषहर, मानसिक रोग, शुक्रमेह, उच्च रक्तचाप, बिस्तर पर पेशाब करने की आदत में गुणकारी है।

यूनानी चिकित्सा पद्धति में शंखपुष्पी तर और बल्य रसायन होती है। नाड़ियों को शक्ति देने, स्मृति बढ़ाने, मस्तिष्क की क्रियाशीलता बढ़ाने, पागलपन, मिर्गी, भ्रम और अनिद्रा दूर करने की यह एक उत्तम औषधि है।

वैज्ञानिक मतानुसार शंखपुष्पी की रासायनिक संरचना का विश्लेषण करने पर ज्ञात होता है कि इसका सक्रिय तत्त्व एक स्फटिकीय एल्केलाइड शंखषुष्पीन होता है। इसके अलावा इसमें एक एशेंसियल ऑइल भी पाया जाता है। चूंकि सारे अंगों में ये तत्त्व पाए जाते हैं, अतः इसके पंचांग का औषधि में अधिक प्रयोग किया जाता है। दिमागी ताकत को बढ़ाने वाले उत्तम रसायनों में शंखपुष्पी को सर्वश्रेष्ठ माना गया है। दिमागी काम करने वालों के लिए तो यह एक उत्तम टानिक है। मानसिक उत्तेजनाओं, तनावों को शांत करने में यह कारगर साबित हुई है।

मात्रा

पंचांग चूर्ण 3 से 6 ग्राम। पंचांग का रस 20 से 40 मिलीलीटर।

उपलब्ध आयुर्वेदिक योग

शंखपुष्पी वटी, शंखपुष्पी तेल, शंखपुष्पी शर्बत।

विभिन्न रोगों में प्रयोग

बिस्तर में पेशाब करने की आदत : पंचांग का आधा चम्मच चूर्ण शहद में मिलाकर आधा कप दूध से सुबह-शाम रोजाना 6 से 8 हफ्ते सेवन कराएं।

शुक्रमेह में : पंचांग का एक चम्मच चूर्ण, आधा चम्मच काली मिर्च का चूर्ण मिलाकर सुबह-शाम दूध के साथ कुछ हफ्ते सेवन करने से रोग दूर होगा।

स्मरण शक्ति बढ़ाने के लिए : पंचांग चूर्ण 200 ग्राम में इतनी ही मात्रा मिस्री और 30 ग्राम काली मिर्च का चूर्ण मिलाकर पीस लें। एक चम्मच की मात्रा में

सुबह-शाम रोजाना एक कप दूध के साथ सेवन करते रहने से स्मरण शक्ति, बुद्धि बल, दिमागी ताकत बढ़ेगी।

उच्च रक्तचाप : शंखपुष्पी के पंचांग का काढ़ा 2-2 चम्मच की मात्रा में सुबह-शाम रोजाना सेवन करते रहने से कुछ दिनों में लाभ मिलेगा।

हिस्टीरिया : शंखपुष्पी 100 ग्राम, वच 50 ग्राम, ब्राह्मी 50 ग्राम मिलाकर पीस लें। एक चम्मच की मात्रा में शहद के साथ रोजाना 3 बार कुछ हफ्ते लें।

बुखार में बड़बड़ाना : शंखपुष्पी के पंचांग का चूर्ण और मिस्री समभाग मिलाकर पीस लें। एक-एक चम्मच की मात्रा में पानी से 2-3 बार सेवन कराने से तेज बुखार के कारण बिगड़े मानसिक नियंत्रण पर लाभ होगा।

उन्माद (पागलपन) में : ताजी शंखपुष्पी के पंचांग का रस 20 मिलीलीटर (4 चम्मच) की मात्रा में रोजाना सेवन कराने से बहुत लाभ मिलता है।

केशवर्द्धन हेतु : शंखपुष्पी का सिद्ध तेल नियमित रूप से लगाना चाहिए।

बवासीर : जड़ का चूर्ण एक चम्मच की मात्रा में 3 बार रोजाना पानी के साथ कुछ दिन सेवन करें

मिर्गी में : ताजी शंखपुष्पी के पंचाग का रस 4 चम्मच की मात्रा में शहद के साथ सुबह-शाम रोजाना सेवन करने से कुछ माह में लाभ मिलेगा।

थायराइड ग्रंथि के अतिस्राव से उत्पन्न दुष्प्रभावों में : शंखपुष्पी के पंचांग का चूर्ण समभाग मिस्री के साथ मिलाकर एक चम्मच की मात्रा में सुबह-शाम सेवन करते रहने से घबराहट, धड़कन बढ़ने, कंपन, अनिद्रा में लाभ होगा।

स्वर भंग : शंखपुष्पी के पत्तों को चबाकर रस चूसने से बैठा गला ठीक होकर स्वर सुधरता है।

101. हरड़

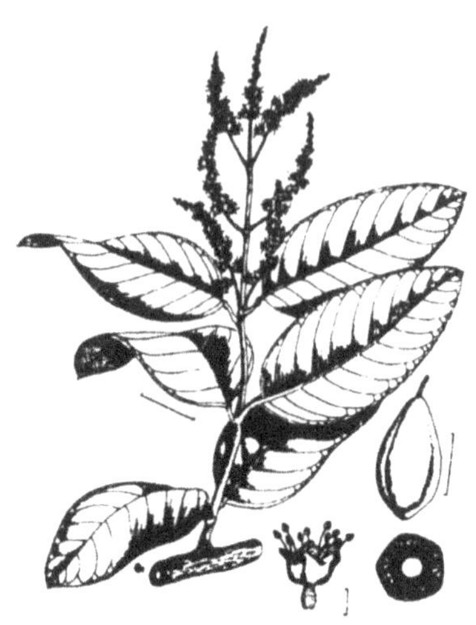

सामान्य परिचय

हरड़ का वृक्ष भारत में सर्वत्र पाया जाता है। आमतौर पर इसका वृक्ष 60 से 80 फुट ऊंचा होता है। कहीं-कहीं 100 फुट ऊंचे वृक्ष भी मिलते हैं। तना मजबूत, लंबा, सीधा और मटमैली छाल युक्त होता है। पत्ते 3 से 8 इंच लंबे, लगभग 2 इंच चौड़े अडूसा के पत्तों के समान चमकदार, अंडाकार, खुरदरे, नोकदार होते हैं। अप्रैल-मई में पुराने पत्ते झड़कर नए पत्ते आते हैं। पुष्प छोटे-छोटे आम की मंजरियों के समान सफेद या हलके पीले रंग के, उग्र गंध लिए लगते हैं। फल 1 से 2 इंच लंबे, अंडाकार, 5 उन्नत शिराओं से युक्त, एक बीज लिए हुए लगते हैं। गुठली पड़ने के पहले कच्ची हालत में वृक्ष से गिरने वाले फल सूखने पर काले पड़ जाते हैं, उसे छोटी हरड़ (बाल हरड़) कहते हैं। जो फल गुठली पड़ने के बाद, लेकिन पूरी तरह पकने के पहले तोड़ लिए जाते हैं, वे पीली हरड़ के नाम से जाने जाते हैं। वृक्ष पर पूरी तरह पकने के बाद जो फल तोड़े जाते हैं, उन्हें बड़ी हरड़ कहते हैं। 15 ग्राम से अधिक वजन वाली, भारी, पुष्ट, बिना छिद्र की, पानी में डूब जाने वाली हरड़ को उत्तम प्रकार की माना जाता है।

विभिन्न भाषाओं में नाम

संस्कृत–हरीतकी। हिंदी–हरड़, हर्र। मराठी–हिरडे, हरडा। गुजराती–हरडे। बंगाली–हर्तकी। अंग्रेजी–मायरोबेलन्स (Myrobalans)। **लैटिन–टर्मिनेलिया केबुला** (Terminalia Chebula)।

गुण

आयुर्वेदिक मतानुसार हरड़ में केवल लवण रस को छोड़कर पांचों रस—मधुर, तिक्त, कटु, कषाय और अम्ल पाए जाते हैं। यह स्वाद में कसैली, गुण में हलकी, रूखी, प्रकृति में गर्म, विपाक में मधुर, त्रिदोषनाशक, आयुवर्द्धक, अग्निवर्द्धक, पुष्टिकारक, बुद्धि प्रदायक, बलवर्द्धक, पाचक, मलशोधक, मूत्रल, वायु दूर करने वाली, नेत्रों के लिए हितकारी, वृद्धावस्था दूर करने वाली होती है। यह अनेक उदर विकार, वमन, हिचकी, शूल, कृमि, बवासीर, कब्ज़, खांसी, श्वास, यकृत-प्लीहा रोग, ज्वर, मलेरिया, अतिसार, पथरी, नेत्र रोग, पीलिया, प्रमेह में गुणकारी है।

वैज्ञानिक मतानुसार हरड़ की रासायनिक संरचना का विश्लेषण करने पर ज्ञात होता है कि इसके फल में चेबुलिनिक एसिड 30 प्रतिशत, टैनिक एसिड 30 से 45 प्रतिशत, गैलिक एसिड, एन्थ्राक्वीनिन जाति के ग्लाइकोसाइड, राल और रंजक पदार्थ पाए जाते हैं। ग्लाइकोसाइड्स कब्ज़ दूर करने में महत्त्वपूर्ण भूमिका निभाते हैं। ये तत्त्व शरीर के सभी अंगों से अनावश्यक पदार्थों को निकाल कर प्राकृतिक दशा में नियमित करते हैं।

हानिकारक गुण

परिश्रम कर अधिक थकने पर, कमजोर, दुबले-पतले, शक्तिहीन, खुश्क, उपवास किए या भूखी अवस्था, अधिक पित्त वाले, रक्तस्राव से उत्पन्न कमजोरी, गर्भवती को हरड़ हानि पहुंचा सकता है, अतः इन अवस्थाओं में सेवन से बचें।

मात्रा

छोटी हरड़ का चूर्ण 1 से 3 ग्राम। बड़ी हरड़ का चूर्ण 2 से 4 ग्राम। कब्ज़ में 3 से 6 ग्राम। रसायन प्रभाव हेतु 2 से 3 ग्राम।

उपलब्ध आयुर्वेदिक योग

त्रिफला चूर्ण, अभयारिष्ट, हरीतकी खण्ड, चित्रक हरीतकी, अभयामोदक, अगस्त्य हरीतकी, पन्ती हरीतकी आदि।

विभिन्न रोगों में प्रयोग

कब्ज़ : छोटी हरड़ का आधा चम्मच चूर्ण सुबह-शाम भोजन के बाद और सोते समय 1 चम्मच की मात्रा में जल के साथ सेवन करने से पेट साफ होगा।

अधिक पसीना आना : हरड़ को पानी में घिसकर बने लेप को 2-3 बार रोजाना लगाएं।

वमन : भुनी हुई हरड़ का आधा चम्मच चूर्ण शहद के साथ सेवन कराएं।

गैस की तकलीफ में : छोटी हरड़ एक-एक की मात्रा में दिन में 3 बार पूरी चूस लें।

मुंह के छालों में : छोटी हरड़ को पानी में घिसकर छालों पर 3 बार रोज लगाएं

अजीर्ण, अफारा, उदर शूल में : छोटी हरड़ को भूनकर काले नमक के साथ आधा चम्मच की मात्रा में सेवन करने से सारे कष्ट दूर होंगे।

नेत्र रोगों में : त्रिफला चूर्ण के साथ आधा चम्मच हरड़ का चूर्ण घी के साथ लें।

अम्लपित्त : हरड़ एक चम्मच की मात्रा में 2 किशमिश के साथ लें।

एक्जिमा : गौ-मूत्र में हरड़ को पीसकर तैयार लेप को रोजाना 2-3 बार लगाएं।

बच्चों के उदर विकारों में : हर हफ्ते हरड़ को घिसकर एक चौथाई चम्मच की मात्रा में शहद के साथ सेवन कराते रहने से सारे विकार दूर होंगे।

कृमि होने पर : रात्रि में हरड़ का चूर्ण एक चम्मच की मात्रा में रोजाना लें।

बुद्धि और बल वृद्धि हेतु : भोजन के दौरान सुबह-शाम आधा चम्मच की मात्रा में हरड़ का चूर्ण सेवन करते रहने से बुद्धि और शारीरिक बल में वृद्धि होगी।

भूख बढ़ाने के लिए : हरड़ के टुकड़ों को चबाकर खाने से भूख बढ़ती है।

अतिसार : कच्चे हरड़ के फलों को पीसकर बनाई चटनी एक चम्मच की मात्रा में 3 बार सेवन करने से पतले दस्त बंद होंगे।

www.ingramcontent.com/pod-product-compliance
Lightning Source LLC
LaVergne TN
LVHW020535100826
845148LV00010B/1475

* 9 7 8 9 3 8 1 4 4 8 4 5 8 *